歩きながら論文を読む法：治療編　　　　　　　　　　　　　　(p.101)

1. 論文のPECO
2. ランダム化か
3. intention-to-treat (ITT) 解析か
4. 一次アウトカムの結果は何か

歩きながら論文を読む法：コホート研究編　　　　　　　(p.137, 169)

1. 論文のPECO
2. 交絡因子の調整がされているか
3. 代表的な集団が選ばれているか
4. アウトカムの測定は客観的で独立して行われているか
5. 追跡率は十分か

歩きながら論文を読む法：メタ分析編　　　　　　　　　(p.148, 172)

1. 論文のPECO
2. ランダム化比較試験のメタ分析か
3. 一次アウトカムの結果は何か

歩きながら論文を読む法：診断編　　　　　　　　　　　　　(p.286)

1. 論文のPECO
2. 標準検査は適切か
　　確定診断のための検査法が適切か
　　標準検査測定の際に，検討する検査がマスキングされているか
3. 標準検査に対し，独立して評価されているか
　　検討する検査を測定する際に，標準検査がマスキングされているか
4. 適切な対象患者が選ばれているか
　　臨床上診断が問題となる患者群か
5. 標準検査となる検査は検査結果に関わらず行われているか
　　疾患がないとされた群が標準検査を行った上で決定されているか標準検査が侵襲的な場合，他の方法で疾患がないことを確認しているか

ステップアップEBM実践ワークブック

10級から始めて師範代をめざす

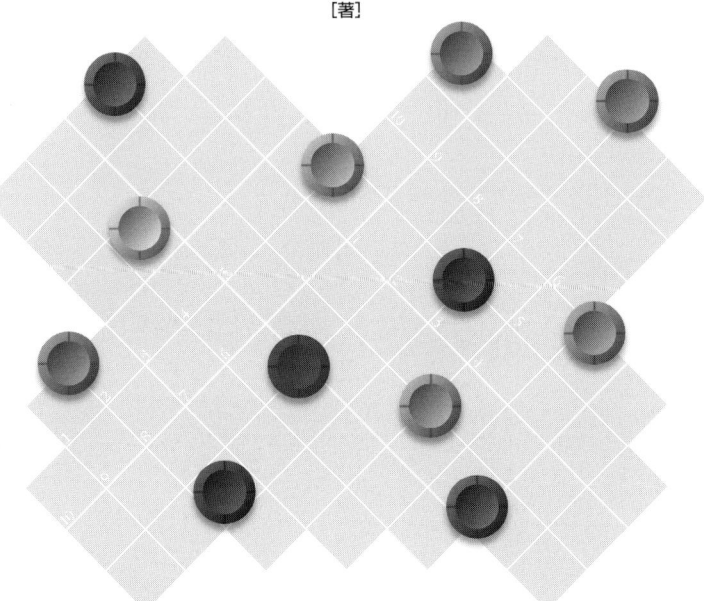

名郷直樹
[著]

南江堂

はじめに：誇大妄想狂のたわごと

　EBMという言葉は広く普及した．卒前教育でも取り上げられることが多くなった．筆者自身，複数の大学で，学生向けの講義やワークショップを担当している．初期臨床研修の目標の中にも組み入れられた．指導医講習会では，EBMのセッションが設けられることが多い．しかし，実際に臨床の現場で，EBMを実践する，EBMの教育をする，となるとどうか．そこは，まだまだである．

　聴診器について知っているというのと，聴診器が使えるという間には，千里の隔たりがある．EBMも同じである．EBMについて知っているというのと，EBMが使えるという間にも，深くて長い川がある．それは，国家試験に合格したというのと，臨床医として働いている，ということの差にも似ている．そう考えると，聴診器の使い方の実践や教育だってまだまだ不足しているし，卒前教育も国家試験を最優先し，臨床教育はその次という現状である．臨床医としての教育が，系統的に完成された仕組みの中で提供されるというには程遠い．知識と実践のギャップは医療のあらゆるところに存在する．

　今の医学教育の問題を，知識と実践のギャップととらえると，EBMの問題というのは，医療全体の問題の一部にすぎないが，逆にEBMの問題は医療全体の問題の縮図であるという見方もできるかもしれない．そうだとすれば，EBMの実践や教育をうまく提供する方法は，その他の臨床実践や教育にも役立つだろう．

　そこで本書の役割である．本書はEBMの実践，教育のための教科書である．しかし，上記のように，もっと一般的な医学，医療の問題を取り扱っている面がある．そういう視点に立てば，本書はEBMに限らず，臨床教育全体や教育手法の教科書としても使えるかもしれない．

　いきなり大風呂敷を広げたが，筆者自身は，知識と実践のギャップを埋めるための手法を，EBMを例に記述したというつもりである．本書の中で，EBMは単なる材料である．EBMを材料として，知識と実践のギャッ

はじめに

プを埋めるための，日常臨床の実践と教育の教科書を書いた，と本気で思っているのである．本気というのは，ただの誇大妄想にすぎないのかもしれないが，それが誇大妄想であるのかどうか，その判断は，読者の皆さんに委ねよう．

　本書を，医学生，研修医，指導医，さらに医療に関わる人，すべてに向けて，差し出したい．

　2009年6月

名郷直樹

目 次

I章　EBMを本気で実践する　　　　　　　　　　　　　　　1

■ EBMのスタートとゴール
〜5つのステップ，とりあえずの5つのゴール〜 ──────── 2

　　1 スタート：EBMの5つのステップ……2
　　2 ゴールはどこか……3
　　3 当たり前だという研修医ととても実践できないという研修医……4
　　4 ゴールに戻って……6
　　コラム：初心忘るべからず／5

■ EBMのさまざまな実践モード
〜5つのステップのバリエーション〜 ──────────── 7

　　1 同じ繰り返しのちょっとした違い……7
　　2 時々の初心……7
　　3 EBM実践のさまざまなモード……8
　　コラム：英語の壁を乗り越える／14

■ 17年間の日々，EBMの実践：高血圧の治療を例に《前編》
〜1991年，SHEP研究での利尿薬，β遮断薬の評価から〜 ──── 15

　　1 降圧薬の歴史と病態生理に基づく決断……17
　　2 収縮期高血圧における病態生理とエビデンスの矛盾……18

■ 17年間の日々，EBMの実践：高血圧の治療を例に《後編》
〜ACE阻害薬，Ca拮抗薬からJIKEI Heart Studyまで〜 ──── 24

　　1 従来薬と新薬の直接比較……24

v

2 低用量利尿薬の威力……27
3 β遮断薬はどうか……28
4 これまでのまとめ……28
5 アンジオテンシン受容体拮抗薬（ARB）で……29
6 背景疑問の重要性と病態生理の重要性……29
7 全体を振り返って……30
コラム：へき地診療所時代の「その場の1分」,「その日の5分」,「その週の1時間」／32

II章　事例でわかる EBM　　33

本書の使用法 ──── 34
1 10年，20年後を見据えて……34
2 ここからの進め方……34
3 昇級，昇段……35
4 学習の本質……36
5 それぞれのレベルの目標……36

初級編（10級〜7級）〜問題を同定し，効率よく探す〜

ステップ0からはじめよう
〜わかるの3段階〜 ──── 10級　38
1 わけのわからない引用から……38
2 すべての基盤……40
3 EBMのステップ0（ゼロ）……41
昇級試験　10級　……44
コラム：RDレインについて／43
コラム：知らざるを知らずとす／43

問題の定式化（EBMのステップ1）《Part 1》
〜PECOで問題の定式化〜 ──── 9級　45
1 ある患者……45

② どう勉強を始めるか……48
　　　③ EBMのステップ1：問題の定式化……51
　　　④ 最初の患者に戻って……56
　　　⑤ ある患者の現実……57
　　　昇級試験　9級　……59
　　　コラム：日常におけるPECOの利用法／58

■ 問題の定式化（EBMのステップ1）《Part 2》
　～診断のPECO，予後のPECO，治療のPECO～ ── 8級　60

　　　① 臨床上の疑問のカテゴリー……60
　　　② 診断のPECO……61
　　　③ 予後のPECO……65
　　　④ 実際の臨床現場で……70
　　　昇級試験　8級　……74
　　　コラム：真のアウトカムで評価した診断の論文／72
　　　コラム：SpPinとSnNout／73

■ 問題についての情報収集（EBMのステップ2）
　～5Sアプローチによる情報収集～ ── 7級　75

　　　① PECOからPECOTへ……75
　　　② ステップ2：情報収集……78
　　　③ 7つのPECOから情報収集を概観する……82
　　　昇級試験　7級　……84

中級編（6級～1級）～EBMを武器に臨床上の問題に向き合う～

■ 治療編：糖尿病血糖コントロール
　～EBMの5つのステップに沿った問題の解決～ ── 6級　85

　　　① 糖尿病患者の薬物治療を何から始めるか……85
　　　② その日の外来レビューで……89
　　　③ その週の抄読会で……94
　　　昇級試験　6級　……109

vii

コラム：UGDP 研究／105
コラム：ランダム化，隠蔽化，マスキング（盲検化）／106
コラム：ITT (intention-to-treat) 解析／108

■診断編：インフルエンザ迅速キットの有用性 —— 5級　110

1 この患者はインフルエンザか……110
2 3つのPECOに戻る……113
3 ベイズの定理と検査後確率の計算……115
4 外来カンファレンスで……117
5 再びカンファレンスで……123
昇級試験　5級　……127
コラム：H＆P万能主義／125
コラム：よく当たる占い師／126

■予後編：メタボはどれくらい怖いか —— 4級　128

1 予後に関するPECOを立てる……128
2 抄読会の実際……132
3 実際の臨床の現場で……137
4 まとめ……140
昇級試験　4級　……143
コラム：RCTは予後の検討に使えるか／142

■メタ分析編：術後の栄養 —— 3級　144

1 術後の食事はいつから始めるか……145
昇級試験　3級　……161
コラム：メタ分析は最高のエビデンスか……159
コラム：相対危険，相対危険減少，治療必要数の計算……160

■副作用編：スタチンによる横紋筋融解の頻度 —— 2級　162

1 副作用の疑問……162
2 副作用の情報検索……164

③抄読会……165
　　　④治療と副作用の EBM の実践の違い……175
　　　昇級試験　2級　……178
　　　コラム：横断研究と症例対照研究，コホート研究／176
　　　コラム：3Xの法則／177

■情報検索編：疑問によって検索戦略を変える ── 1級　179

　　　①疑問に合った情報源を使う……179
　　　②"MEDLINE"を検索する……195
　　　昇級試験　1級　……206

上級編（初段～8段）～批判的吟味と評価に焦点をあてて～

■連続変数を読む
～喘息の論文を例に標準化平均差を理解する～ ── 初段　207

　　　①連続変数をアウトカムとした論文……207
　　　②連続変数の指標と解釈……208
　　　③標準化平均差の計算法……211
　　　昇段試験　初段　……213
　　　コラム：有意差検定をするな／212

■PROBE 法とその問題点
～日本の大規模臨床試験を例に～ ── 2段　214

　　　①情報バイアスとは……214
　　　②PROBE 法登場の背景……215
　　　③PROBE 法とアウトカム……216
　　　④抄読会で……218
　　　昇段試験　2段　……223
　　　コラム：もう1つの PROBE study／220
　　　コラム：非劣性試験／222

目　次

■ 一次アウトカムと二次アウトカム
〜"ACPJC"の要約と元論文の結論の食い違い〜　──── 3段　224

1. 同じ論文の違う結論……224
2. アウトカムを詳しく読み込む……227
3. アウトカムに対応した結果の読み……229
4. 一次アウトカムと二次アウトカムと統計学的検定……231
5. ボンフェローニ補正……232
6. 有意水準0.05で有意差ありとはどの程度の差か……235
7. 一流雑誌でもこの有様……238

昇段試験　3段　……242

コラム：大規模試験はなぜ大規模か／240
コラム：相対危険の解釈──スペシャル版／241

■ メタ分析のバイアス
〜4つのバイアスを理解する〜　──── 4段　243

1. メタ分析の4つのバイアス……243
2. 出版バイアス……244
3. 評価者バイアス……247
4. 元論文バイアス……248
5. ごちゃ混ぜバイアス……249

昇段試験　4段　……260

コラム：サブグループ分析の問題点1：あわてんぼうのアルファエラー／257
コラム：サブグループ分析の問題点2：ぼんやりベータエラー／258
コラム：論文から計算されるNNTと目の前の患者でのNNT／259

■ ガイドラインの使い方
〜脳卒中の血栓溶解療法のグレードはAでよいか〜　──── 5段　261

1. ガイドラインは一情報源にすぎない……261
2. ガイドラインを探す……261
3. 脳梗塞に対する経静脈的血栓溶解療法……262

昇段試験　5段　……270

コラム：グレードとエビデンスの乖離が顕著な例／269

■ SSLR
〜階層別尤度比を使いこなす〜　　　6段　271

1. 腹痛患者で……272
2. SSLR を報告した論文を例に……274
3. ROC 曲線……277
4. 尤度比の考え方の起源……278

昇段試験　6段　……281

コラム：prediction rule（臨床予測指標）／280

■ 診断の論文の批判的吟味
〜心不全の診断に BNP をどう使うか〜　　　7段　282

1. 心不全の診断……282
2. 診断の論文の批判的吟味……284
3. 原著論文で……290

昇段試験　7段　……294

■ EBM のステップ5
〜1〜4のステップの評価と臨床研究へのつながり〜　　　8段　295

1. 日々の実践の評価……295
2. EBM から臨床研究へ……298
3. 観察研究による RCT の有効性の検証……301

昇段試験　8段　……309

コラム：composite outcome には気をつけろ／304
コラム：論文の書き方ガイド／306

目 次

III章　指導医のための EBM　　311

■ 指導医のための EBM ────────── 9段　312

　　1 EBM 教育のコツ……312
　　2 教材作成法……318
　　3 ワークショップの開催法……319
　　昇段試験 | 9段　……325
　　コラム：EBM 標語集／324

IV章　医療全体の中での EBM　　327

■ 医療全体の中での EBM ────────── 10段／師範代　328

　　1 最後の付け足し……328
　　2 誤ったことばかり……328
　　3 誤りをなくすためではない……329
　　4 誤りを媒介として……330
　　5 コミュニケーションツールとしての EBM…………331
　　6 医師患者間のギャップを埋めるために……333
　　昇段試験 | 10段　……337
　　コラム：ACCORD 試験／336

▶ 付　録 ──────────────────── 339

　　本書で使った論文の要約集〜 Critical Appraisal Topic (CAT) 〜……340
　　昇級・昇段試験解答（例）……363

▶ 索　引 ──────────────────── 379

I 章

EBM を本気で実践する

時々の初心忘るべからず
――世阿弥『花鏡』

EBMのスタートとゴール
～5つのステップ，とりあえずの5つのゴール～

1 スタート：EBMの5つのステップ

　EBMといえば，まず「5つのステップ」である（**表1**）．これは筆者が言い出したことではない．EBMのバイブル，"Evidence-Based Medicine：How to practice and teach EBM[1]"に書かれている，EBMの王道である．

　本書もまずこの「5つのステップ」の流れをつかむことから始めたい．それがスタートである．EBMを初めて学ぶ人だけでなく，EBMを何となくわかっている，なんとなく実践してきた人も，まずここに戻ろう．なぜなら，EBMは概念とか考え方というあいまいなものでなく，道具だからである．内視鏡や超音波，もっと身近なものでいえば，血圧計や聴診器と同じ道具である．どういうことか．

　すなわち，聴診器そのものについての理解より，使えるかどうかが重要，ということである．聴診器の原理を明確に説明できても，Ⅰ音とⅡ音の区別ができないようではどうしようもない．「聴診器とは何か」という問いは重要ではない．「聴診器をどう使うか」という問いが重要なのである．EBMも同じだ．「EBMとは何か」ではなく「EBMをどう使うか」が重要なのである．そして，その使い方が，「5つのステップ」という形で明示されている．

　そこで，まず「5つのステップ」の手順を簡単に説明しておこう．最初の「ステップ1」の問題の定式化では，個別の患者の問題を明らかにし，「ステップ2」では，明らかになった問題に関して情報収集する．次の「ステップ3」では，そ

表1　EBMの5つのステップ

ステップ1：患者の問題の定式化
ステップ2：問題についての情報収集
ステップ3：情報の批判的吟味
ステップ4：情報の患者への適用
ステップ5：1～4のステップの評価

の得られた情報を鵜呑みにしないように批判的に吟味し，さらに「ステップ4」では，吟味された情報をいかにして目の前の患者に役立てていくか，患者と相談しながら，実際に個別の医療を提供する．最後に「ステップ5」では1から4のステップを評価し，次につなげ，次にはもう少しまともなことができるようにする．これが「5つのステップ」である．そしてこれがEBM実践のスタートである．

2 ゴールはどこか

スタートの次はゴールの話である．ちょっと早すぎないか．そうかもしれない．でもゴールの話へ行ってしまう．

まずは読者の皆さんそれぞれが，どんなゴールを目指して，本書に取り組んでいくか，下記に書き留めておこう．

✏️ **どんなゴールを目指すか**

読者の皆さんにゴールを書いていただいて，こんなこと言うのは気が引けるが，EBMの実践において基本的にゴールはない，というのがゴールの話の結論である．医者は一生勉強である．一生研修である．

とはいえ，それではついていけない，そういう人も多かろう．もう少し身近な目標が必要である．短期のゴールと長期のゴール，両方が重要である．ここでは，その一生勉強，一生研修という，長期のゴールはないのだという前提の上で，短期のゴールをどうするか，そういうことである．短期のゴールとは，「とりあえず」のゴールである．そこでまず，「とりあえず」のゴールを示そう．

1. 日常診療の合間を縫って自己学習できる
2. 学習内容を診療に反映できる
3. 一度提供した医療を評価・反省できる

4. 評価・反省が次の患者に活かせる
5. 上記の反復により日々の診療レベルを向上させる

　1991年のSackettの臨床疫学の教科書"Clinical Epidemiology[2]"との出合いから始まった筆者自身のEBMの実践．17年を経て，とりあえずゴールと言えるのは，上記のようなことである．奇しくも，EBMの「5つのステップ」と同じ，5つである．

　上記の5つを読んで，そんなことはすでにやっている，そう感じる人も多いかもしれない．逆にとてもそんなことはできない，と思う人もいるだろう．EBMはそのどちらの人にとっても相当役立つ．すでにやっていると思っていることがそうでもなかったり，とてもできないと思っていたことが実はそれなりに何とかなったりする．EBMを実践しながら，筆者自身はそういう体験を繰り返してきた．EBMの実践は，その両極端の間にある．

3 当たり前だという研修医ととても実践できないという研修医

　筆者が一人でしゃべるのもいいが，ここはひとつ研修医に登場いただいて，研修医との会話の中で進めていこう．

研修医A「EBMって言っても，特別なことではないような気がするんですけど．ちゃんと勉強して，患者とよく相談してやろうということですよね」
指導医「そのとおり！　でも，ちゃんと勉強するってどんなことだろう」
研修医A「まず"UpToDate"のような教科書を見たりとか」
指導医「そうそう，そうだよね」
研修医B「でも，その"UpToDate"を読むだけでも結構無理なんですよね」
指導医「僕だってそんなに読んじゃいないよ」
研修医B「先生の読んでないとわたしの読んでないでは，全然レベルが違いますよ」
指導医「そう，そのとおり」
研修医B「そうあっさり肯定されても挫けますけど」
指導医「でもわたしが研修医のときなんて，EBMということ自体が存在しなかったんだから．わたしの研修医時代に比べれば，あなただってうんと読めるよ．百歩譲って，今現在全然読めないとしても，まずはそういう現状を把握することが大事だ．大事なことは今読めることじゃない．徐々に読めるようになることだ．わたしだって以前は全然読めなかったんだ．昨日より

　　　　今日少しはましになること，今日より明日，明日より明後日，明後日より明々後日，明々後日より，おい，いい加減に止めてくれ」

研修医A「ギャグはさておき，なんとなく腑に落ちました．"UpToDate"が読めたとしても，"UpToDate"の先には，いつも元になるなんらかのエビデンスがあるということですよね」

指導医「そのとおり．自分自身の位置をよく把握できれば，それぞれ自分に合ったEBMの実践方法があるんだ．そしてどこまで進んで行こうとも，次のステップがあって終わりがない．初心者には初心者なりの，上級者には上級者なりのEBMの実践がある．これを『初心忘るべからず』という」

研修医B「でもわたしは初心以前なんですけど．"UpToDate"より手前に何かあるんですか」

指導医「別に何だっていいんだよ．日本の教科書だっていいし，『ワシントンマニュアル』や『ハリソン内科学』，『ネルソン小児科学』の日本語訳だっていい．日本語のガイドラインにも案外いいものがある．それだって，全然勉強しないよりは，EBMの実践へ，一歩踏み出しているんだ」

コラム：初心忘るべからず

　「初心忘るべからず」というのは世阿弥の『花鏡』の言葉で，原文は以下の3つのフレーズからなるそうだ．
　是非とも初心忘るべからず
　時々の初心忘るべからず
　老後の初心忘るべからず
　「初心忘るべからず」とは学びはじめたころの未熟さや謙虚な気持ちを忘れるなということだが，これは最初の心持ちだけではないのである．時々の初心が重要なのである．老後には老後の初心があるのだ．当初のそれにこだわっていてはいけない．段階ごとに初心を変えていかなくてはならないのだ．初心者には初心者の初心，中級者には中級者の初心，上級者には上級者の初心がある．修行は何でも同じようなところがある．修行には終わりがない．最初の目的が達せられたら終わりなのではない．EBM実践の修行も，最初の初心にとらわれず，時々の初心が重要である．徐々にステップアップすることが，修行の秘訣なのである．

4 ゴールに戻って

EBMの批判的吟味，なんて言うと，とても無理に思える．筆者自身だってそうだ．ここでもう一度5つのゴールに戻ってほしい．まずは，日常診療の合間に自己学習ができればよいのだ．何も"UpToDate"，ましてや原著論文である必要は全くない．使い慣れた教科書から始めればいいのである．

とりあえず，「自己学習できる」というゴールを設定することで，EBMの実践がリアルになる．まずは自分自身に合った「とりあえず」のゴールを設定することが大事なのである．そこをスタートとして，徐々にその先の目標へと，その都度変更していけばいいのである．

EBMの「5つのステップ」とその都度その都度の個別のゴール設定，まずはここを確認して，もう一度，現時点でのあなたのゴールを下記に書いておこう．

> **現時点でのゴール**
>
>
>
>

参考文献

1) Straus SE, Richardson WS, Glasziou P, et al ed. Evidence-Based Medicine：How to practice and teach EBM, 3rd ed, Elsevier Churchill Livingstone, Edinburgh, 2005.
2) Sackett DL, Haynes RB, Guyatt GH, et al. Clinical Epidemiology：a basic science for clinical medicine, 2nd ed, Little, Brown and Company, Boston, 1991.

EBMのさまざまな実践モード
～5つのステップのバリエーション～

1 同じ繰り返しのちょっとした違い

　1991年のSackettの"Clinical Epidemiology"との出合い以来，筆者は臨床現場でのEBMの実践を模索してきた．そして丸17年の時間がたつ．

　その場その場の実践を繰り返す中で，その場その場の実践がブラッシュアップされた．やるごとにいろいろなノウハウが身に付く．身に付くと同時に次の課題が明らかになる．するとその次の課題に取り組む．そうするとまた別のことが身に付く．だから日々同じことを繰り返しているようで，実は同じではないことをやっていたのである．ただEBMの「5つのステップ」がその基盤にある．それは同じであるが，「5つのステップ」の使い方は全然違っていたりする．道具としては同じだが，いわば道具の使い方がどんどん変わっていくということであろう．そういうと自分自身のやってきたことが少し明らかになる．

　前項で書いた，「徐々にステップアップ」というのはまさにそういうことだ．EBMの修行もその段階ごとの課題，そのレベルごとの「5つのステップ」の使い方の違いがある．「時々の初心」があるということだ．

2 時々の初心

　前項のコラムで書いた，「初心の話」の続きである．EBMの実践において，「時々の初心」がどうなっているのか，まずはそれを概観してみる．しかし，「時々の初心」を振り返ることは容易ではない．今の筆者の中にあるのは，筆者自身の現時点での「時々の初心」でしかないからだ．かつての，その時々の，未熟段階の初心など忘れてしまっている．しかし，それだからこそ，最初の初心にこだわることなく，次へ，次へと進んでこられたのである．その反面，多くの研修医を置き去りにし，何でこんなことができないのだと，後輩に無理難題を押し付けていたこともたしかだ．

　その場ではあまりよく認識できていないことも，全体を振り返ると見えてく

ることがよくある．自分自身のこれまでのステップアップを振り返り，その時々の，その段階の課題，つまり「時々の初心」をまとめてみようと思う．

これまで筆者自身が行ってきた EBM 教育は，あまりにも単一のやり方で，最終的な目標を示すばかりで，もっと手前の現実的な目標を示していなかった．もっと手前の目標も，「時々の初心」として示そう．

もちろん最終目標は重要である．しかし，現実の実践においては，「時々の初心」，つまり段階に合った目標が重要である．さらに EBM を学習しようとする人自身が，自分自身のその段階での目標をどう設定するかも重要である．それを前項でやってもらったのだが，もし前項で今の時点でのゴールを記入しないままにここまで来た人がいれば，ぜひ戻って，自分自身のゴールを記入した上でこの先に進んでほしい．

3 EBM実践のさまざまなモード

「時々の初心」を明らかにするために，まずは研修医がどんなふうに EBM を実践しているのか，手始めに聞いてみよう．

指導医「普段の EBM の実践はどうしてる？」
研修医A「やろうやろうという間にどんどん時間が過ぎて，夜11時だったりします」
研修医B「ちょっと "UpToDate" や "DynaMed" で勉強してみてもうまくいかず，結局マニュアル本や指導医のマネをするだけに終わっています」
研修医C「"ACP Journal Club" を使って定期的な抄読会は開いていますが，実際の患者に使うとなると難しいです」
研修医D「このデータベースをこう検索すれば，というところまで指示してもらえば，結構やれるときもあります」
研修医E「単にエビデンスがあるなしということじゃなくて，相対危険がいくつで，信頼区間がいくつでということまで確認できると，とても役に立つことがあります」
研修医F「E先生は特別だよ．おれなんか EBM どころか，一般の教科書的なところで躓いていて，それすら勉強できていません」
指導医「みんな，それぞれにガンバってるな．みんな EBM を実践しているんだ．時々の初心に応じて，くじけることはない．それぞれの目標を定めて，

少しずつでいいから，着実に進んでいこう．大事なのは自分自身の段階にあった，『時々の初心』だ」

　研修医もいろいろである．今，読者の皆さんは，どんなふうにEBMを実践しているだろうか．まずそれを振り返ってみよう．
　筆者自身は，これまでさまざまな「時々の初心」を課題としてEBMを実践してきた．それを振り返って整理してみる．
　外来診療中に勉強する，ということは，EBMを知る以前になかったわけではなかったが，せいぜいマニュアル本で終わりというのが現状であった．それを何とかしよう．まずそこに課題があった．さらに一日の診療を振り返るというような習慣は全くなかったが，多くの問題は忙しい臨床の中で見過ごされており，一日の終わりにはその日の診療を振り返って，疑問点について勉強しなければいけないという課題にも直面した．さらには，それだけで問題が解決するわけではなく，継続的な基盤となる学習が必要であることも実感した．自分が向き合っている患者とは関係なくても，新聞記事を読むように，継続的に医学に関連する記事に目を通す必要性を感じた．そのように一人で頑張ることも大事であるが，一人でやっていると，それでいいのかどうか心配になってくる．そうするとたまには身近な医者と，一緒に同じ論文を読んでというような抄読会がやりたくなる．その延長で，年に1回くらいは，普段は決して出会わないEBMを実践する遠くの仲間とも一緒に勉強したくなる．そして，そんなことを続けていると，EBMの実践について講義やワークショップを開催してくれないかという依頼があり，その準備をしたりする．また，勉強してもわからないことの中には，臨床研究の重要な課題が含まれており，EBMの実践が臨床研究につながることもある．こうしたEBMのさまざまな側面を，以下のような標語にしている．
　「その場の1分」，「その日の5分」，それに加えて「定期的な雑誌レビュー」，「月に一度のジャーナルクラブ」，「年に一度のワークショップ」．こうしたモードを**表1**にまとめた．以下ではこのそれぞれのモードに従って，読者のみなさんが，「時々の初心」を考える土台を，まず提供したい．この先の事例は，これらのモードの組み合わせで提示される．
　それでは，本格的な事例に入る前に，それぞれの実践モードについて簡単に触れておこう．

表1	EBMの実践モード

- 外来診療中モード(その場の1分)
- 一日の振り返りモード(その日の5分)
- 定期的なジャーナルレビューモード(その週の1時間)
- ジャーナルクラブモード(月に1時間)
- ワークショップモード(年に1日)
- 教材作成モード(時々)
- 臨床研究モード(時々)

● 外来診療中モード

　いくら忙しい外来診療中や病棟業務中であっても，疑問が生じたら，とりあえずその場で1分調べてみよう．「その場の1分」である．解決しなくたっていいのである．とにかく調べてみる．うまくいけば儲けものである．

　その場で1分調べるためには，常に勉強道具を身につけている必要がある．実はここがかなり問題である．病棟や外来でインターネットにつながる環境があれば問題ないが，そうでないと自分自身で何とかしないといけない．よく使う情報源をインストールしたノートパソコンを常に身につけるか，PDAを持ち運ぶというのがひとつの方法だ．しかし，とりあえず1分であるから，使い慣れた教科書やマニュアル本でもいい．むしろそっちのほうがいいかもしれない．ただそれで終わってしまっては何にもならない．マニュアル本の「その場の1分」を，次の「その日の5分」につなげることが重要である．

● 一日の振り返りモード

　もう帰ろうと思ったら，帰る前に5分勉強しようという，一日の振り返りモードである．「その日の5分」というわけだ．「その場の1分」でうまくいかなかった疑問や「その場の1分」すらできなかった疑問について，今度はもう少し腰を据えて，5分勉強してみる．

　そのためには，「その場の1分」の疑問や，それさえできなかった疑問を，書き留めておくとよい．そして可能なら，この「その日の5分」は誰かと一緒に行って，お互いの勉強が共有できるといい．そうなると，とても5分で終わらないが，それで10分や15分帰る時間が遅くなっても，それに勝る充実感があ

るだろう．

　さらにこれが「その週の1時間」，金曜日の帰るときに，もう1時間勉強してから，なんてできればいいのだが，あまり無理をしないほうがいいかもしれない．金曜日は仲間と飲みに出かけよう，そっちも重要である．

● ジャーナルレビューモード

　筆者自身は，診療所時代，"New England Journal of Medicine"，"Lancet"，"JAMA"，"BMJ"，"Annals of Internal Medicine"，"ACP Journal Club"を定期的にレビューしていた．これはなかなか大変である．実際，EBMの大親分Sackettは，新着雑誌の購読は中止せよという．読むなら，原著論文を要約した"ACP Journal Club"のような二次情報を読むべきだという．確かにその通りである．まずは"ACP Journal Club"（p.81, 171参照）を購読し，2ヵ月に一度ジャーナルレビューをする，というくらいが適当かもしれない．

　ただ，後述の「歩きながら論文を読む法」など，論文の速読法が身に付くと，案外簡単だったりする．日常疾患についてのランダム化比較試験とメタ分析の論文に限ってレビューをしていたが，その程度であれば，毎週数個の論文が対象になるだけで，慣れればそれほど苦痛はなく，むしろ楽しく読めたという感じもする．地域医療を専門とする筆者としては，このような雑誌を対象にしていたが，専門領域によって，レビューする雑誌は自由に変えればよい．

　このモードもやはり一人はきつい．筆者も同僚の医師と二人でやっていたのが，継続できた秘訣だったかもしれない．

● 抄読会（ジャーナルクラブ）モード

　これは，週1回なり月1回なり，論文を一緒に読もうというモードである．週に1回行えば，年に50以上の論文が読める．ここで取り上げる論文も，「その場の1分」，「その日の5分」で取り組んだ疑問の延長上にあるとよい．そういう疑問をお互い持ち寄って，できれば7〜8人以上で行えるとよい．また気心の知れた2〜3人でもいいかもしれない．

　重要なことは，無理せず継続できるやり方にすることである．担当者が英語論文の全訳を作って発表する，というような抄読会は，ローテートする研修医がかわるがわる担当するという1回きりなら可能かもしれないが，同じメンバーで継続して行うことは，ほとんど不可能だろう．

継続するための秘訣は，準備しない，その場で読む，みんなで読む，公式に沿って読む，というようなことである．そしてもうひとつ重要なことは，論文を読むだけではなく，その論文を読んだ結果，実際の患者にどうするかという部分を議論することである．ロールプレイなどを使ってやれば，抄読会が臨床のためのものであるということが明らかになるだろう．批判的吟味をするだけの抄読会ではなく，あくまで「5つのステップ」に沿った抄読会ということである．

● ワークショップモード

現在EBMの批判的吟味をトレーニングするためのワークショップが，さまざまな形で行われている．筆者自身も，学会や指導医講習会，薬学部の大学院のコースなどで，EBMの実践を学ぶワークショップを開催している．年に1回はこのようなワークショップに参加し，普段は顔も合わせないような人たちと普段のEBMの実践について議論ができれば，それがまた日々の実践の大きな助けになるだろう．

● 教材作成モード

自分の実践例をまとめて，学生や研修医，あるいは同僚，コメディカルに対して，講義やワークショップ形式で提供する．これは大変な作業であるが，自分自身の問題点は，人に教えようとしたときにもっとも明らかになる．自分自身の理解の程度，実践のレベルというのは，なかなか自分自身では分かりにくい．教材を作成し，それを使って教育の側で活動することによって，それが顕わになる．「まだ人に教えるようなレベルではありません」，そういう人は多い．しかし，そう思う人こそ挑戦すべきモードであると思う．

● 臨床研究モード

EBMと臨床研究は質の高い医療提供のための両輪である．EBMを実践するにつれ，さまざまな臨床研究の疑問が浮かんでくる．EBMの実践は臨床研究を容易にする．また臨床研究を行うことはEBMの実践にとっても大きな力となる．

ここに示した「7つのモード」を自分自身の現在のEBMの実践に照らし合わ

せてみよう．これからの臨床現場の EBM の実践にあたって，これら 7 つのモードをどんなふうに利用していくか，今の時点での考えを下記にまとめておこう．

✎ 7つのモードについての考え

さあ，ちょっとつまらない総論部分は終わりだ．次からはいよいよ実際の事例に入っていく．その中で，まずは筆者自身のこの 17 年間の，「7 つのモード」を駆使した，ひとつながりの実践例を提示したいと思う．

コラム：英語の壁を乗り越える

　EBM実践の最も大きな障害のひとつに英語の問題がある．筆者自身も決して英語が得意なわけではない．むしろ苦手である．しかし苦手であるからこそ，さまざまな工夫をして，その壁を何とか乗り越えてきた．ここでは，筆者自身が英語の壁を乗り越えるために，日々利用している武器のひとつをご紹介しよう．『英辞郎』である．これは一般書店で購入できるCD-ROM版の英語の辞書である．医学辞書ではないが，医学用語も論文を読む上で何の不自由もないレベルまで収載されている．また意味のわからない単語は，医学用語だけでなく一般の単語にも多い．英語の辞書と一般の辞書を別々に使うのは効率が悪い．そこで，医学用語にも一般の英単語にも強いこの辞書は，英語が苦手なために論文を遠ざけている人にとって，まず最初にお勧めしたい武器である．

　パソコンにインストールし，『英辞郎』を立ち上げた状態で論文のPDFファイルを開き，わからない単語をカーソルで反転させ，あらかじめ設定したキーをたたくと，画面上に訳語が現れる（図）．是非一度試してもらいたい．感動ものである．

図　『英辞郎』によるPDF上での単語翻訳

17年間の日々，EBMの実践：高血圧の治療を例に《前編》
~1991年，SHEP研究での利尿薬，β遮断薬の評価から~

　前項では，日常臨床のさまざまな局面でのEBMの実践について概説した．本項では，高血圧の治療を例に，さまざまな実践モードでEBMを実践してきた筆者自身の経験を示したい．日常臨床の中で実際にやってきたことも，「その場の1分」，「その日の5分」，「その週の1時間」，「月に1回のジャーナルクラブ」，「年に1回のワークショップ」，そして，講演を頼まれたときなどの「教材作りの際のまとまった勉強」，「時々の臨床研究」，それだけである．

● 悲惨なスタート

　今から20年以上も前，1分勉強した．高齢者孤立性収縮期高血圧患者についてである．当時は朝倉書店の『内科学』を使っていた．そこには以下のような記述があった．
　「収縮期高血圧のみ高い場合にはいまだ一定の基準が出されておらず，170mmHg以上の収縮期血圧が持続する場合には薬物治療を開始するという意見が多い．」
　このような教科書の記載を読んで，読者の皆さんはどう解釈するだろうか．
　筆者自身はどうか．こういうことは多数決で決めるものなのだろうか．そんなトンチンカンなことを考えた．今なら，これは「はっきりとしたエビデンスがない」ということだと，すぐ理解できる．しかし当時は，全くわけがわからなかった．高齢者で動脈硬化が進み，硬い血管を通して臓器の灌流を保持するために，高い血圧を維持しているという理屈も成り立つ．それならあまり血圧を下げないほうがいいかもしれない．しかしその考え方は，「治療を開始するという意見が多い」という記述に矛盾する．何か個別の患者で使い分けるやり方があるのだろうか．
　その後は，病態生理の考え方を捨て，教科書にある多数の意見に基づき，多くの高齢者の孤立性収縮期高血圧患者に降圧薬を処方した．多くの患者は高血圧のことを放っておかないほうがいいと考えているし，脳卒中になったらどうしようと心配している．降圧薬を出したほうが，丸く収まったのである．

●20年後

　時は流れて20年後，今ならどうするか．例えば，"UpToDate"を検索してみる．"Treatment of isolated systolic hypertension"という項目が独立しており，そこにSHEP[1]，Syst-Eur[2]という2つのランダム化比較試験（randomized controlled trial：RCT）が引用されている．どちらも治療により脳卒中を減少させるとある．1991年に発表されたSHEPに関しては，治療群とプラセボ群における脳卒中発症のグラフが引用されており，6年間で9%の脳卒中を6%に減らすくらいの効果があるとわかる．相対危険でいうと0.67くらい，治療必要数では，34人/6年間である．拡張期血圧の下げすぎの害についても言及されており，拡張期血圧が65mmHg以下にならないようにすべきであると記載されている．データベースの検索と英語に慣れれば，これだけの勉強をするのにせいぜい1～2分である．「その場の1分」で疑問が解決してしまう．慣れない人でも，「その日の5分」の勉強ができれば，十分勉強可能な内容である．

　患者の希望に合わせて降圧薬を処方していたわけであるが，結果から見れば，それほど的外れな医療ではない．しかし，このように明確な情報を知った上で，患者の希望を引き出し決断するのと，単に患者の希望に基づくようなやり方の間には，天と地との差があることを実感した．

　これがこの20年で起きた変化である．しかし，本項で取り上げたいことは，こうした1回1回の情報収集の威力ではなく，この20年のあいだに起きたこと全体，こうした作業を繰り返す中でなんとなくとらえられたもの，EBMの実践を継続することの重要さ，とでも言えばいいだろうか．そちらのほうである．

　降圧治療についての，1回1回のばらばらの情報収集を，時間軸に沿ってつなげてみて，いろいろなことが見えてきた．多くの新しい治療は，過去の古い治療の延長上にある．過去の治療の延長上にない，本当に新しい画期的な治療というのもあるわけだが，それについてここでは問わない．ここで問いたいのは，高血圧という極めてありふれたものの，画期的でないありふれた出来事としての治療の変化である．しかし，これを時間軸でつなげてみると，ありふれたどころか，多くの新しい発見があったのである．

　この高血圧に対する，時間軸で見た治療の変化を，筆者自身の経験をもとにまとめる，それが本項の目的である．それでは，SHEPとの出合いからの17年，収縮期高血圧だけでなく，拡張期高血圧も含め，高齢者以外の高血圧も対象に

含め,時間軸に沿って振り返ってみよう.

1 降圧薬の歴史と病態生理に基づく決断

　1960年代の利尿薬の登場から,70年代のβ遮断薬,80年代のアンジオテンシン変換酵素阻害薬(ACE阻害薬),Ca拮抗薬,α遮断薬,90年代のアンジオテンシン受容体拮抗薬(ARB)まで,降圧薬には50年にわたる歴史がある.利尿薬,β遮断薬を従来薬,それ以後の降圧薬を新薬と呼ぶことが多い(表1).

　筆者自身が初期研修を終え,初めて診療所に赴任したのが1988年であるから,ACE阻害薬,Ca拮抗薬が登場してきた時代である.拡張期高血圧に対する降圧治療のエビデンスについては,この時点ですでに多くのRCTがあり,高齢者を含む高血圧患者で,降圧薬による脳卒中の減少が示されていた[3,4].実際,筆者自身が赴任した診療所でも,多くの降圧薬が処方されていた.しかし,それは必ずしも臨床試験の結果に基づいた決断ではなく,病態生理に基づく考え方の中での判断であった.血管壁に強い圧力がかかり続けることで,血管の動脈硬化が進み,出血も増加する.ゆえに血圧は下げるべきである,というわけである.

　そのような決断の延長にあるのは,病態生理で考えてどの降圧薬を投与するか,という決断である.従来薬は新薬に比べて,病態生理上の弱点が多く認められた.利尿薬はカリウムが低下する,尿酸が上昇する,糖尿病になりやすい,という多くの不利な点があった.β遮断薬も同様である.末梢血管を収縮させる,中性脂肪が増加する.それに対し,新薬には従来薬にある病態生理上の弱点がなく,末梢血管を開き,脂質を改善し,耐糖能を改善するなど,むしろ有利な点がある.従来薬を使い続けるべきではない,新薬に切り替えるべきであ

表1　降圧薬の歴史

従来薬	
利尿薬	1960年代
β遮断薬	1970年代
新薬	
ACE阻害薬	1980年代(筆者の研修医時代)
Ca拮抗薬	1980年代
α遮断薬	1980年代
ARB	1990年代

表2	従来薬の病態生理上の弱点
利尿薬	
カリウムを下げる	
糖尿病	
高尿酸血症	
β遮断薬	
末梢血管収縮	
糖尿病	
中性脂肪増加	

る．これらの病態生理に基づき，従来薬の処方をACE阻害薬，Ca拮抗薬などの新薬に切り替えていった．1980年代も終わりに差し掛かった頃，臨床試験で従来薬と新薬が直接比較されるずっと以前のことである．

病態生理に基づいて決断する．それが当たり前の中での診療であった．**表2**に従来薬の病態生理上の弱点をまとめた．

2 収縮期高血圧における病態生理とエビデンスの矛盾

上述した流れの中で，EBMの登場であった．臨床疫学の教科書には，「病態生理は仮説にすぎない」と書いてある．

高齢者の孤立性収縮期高血圧でも，動脈が硬くなった老人では血圧の下げすぎにより臓器の血流がかえって減少し，脳梗塞を増加させるかもしれないという病態生理の説明がなされていた．しかし1991年のSHEPで示されたのは，降圧療法により脳卒中が減少するという，先ほどの病態生理学的な説明とは矛盾するものであった．そうなると，従来薬と新薬についても，病態生理の説明のみで決断するわけにはいかない．臨床現場での観察研究や臨床試験の結果も確認すべきである．「その場の1分」，「その日の5分」，「その週の1時間」の発動である．

それでは筆者自身が，日々のEBMの実践の中で読んできた高血圧の論文を，時系列で並べて，その内容を吟味していこう．

● 従来薬は突然死を増やす

次に目にしたのは，1994年の，従来薬，特に利尿薬に問題があるという観

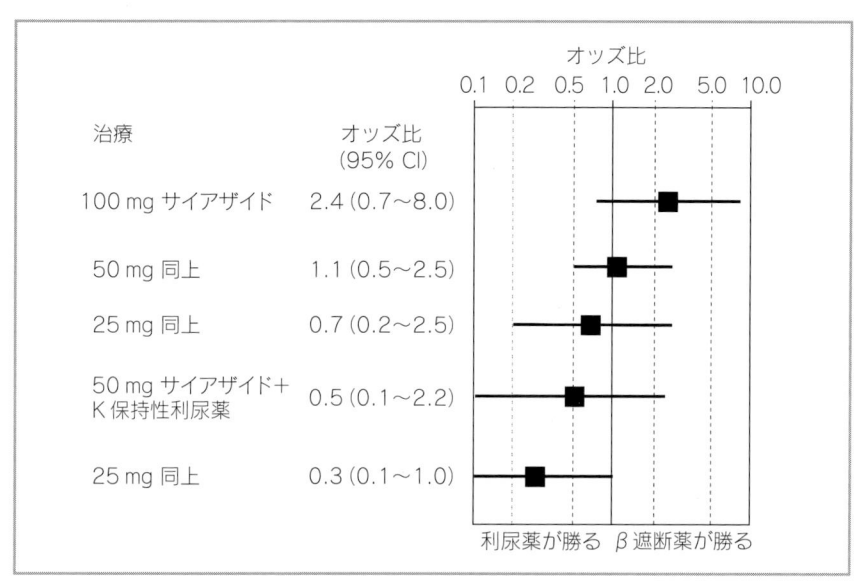

■ 17年間の日々，EBMの実践：高血圧の治療を例に《前編》

治療	オッズ比 (95% CI)
100 mg サイアザイド	2.4 (0.7〜8.0)
50 mg 同上	1.1 (0.5〜2.5)
25 mg 同上	0.7 (0.2〜2.5)
50 mg サイアザイド＋ K 保持性利尿薬	0.5 (0.1〜2.2)
25 mg 同上	0.3 (0.1〜1.0)

図1　利尿薬による突然死：相対危険と95％信頼区間
(Siscovick DS, et al. N Engl J Med. 1994；330(26)：1852-7.[5])

表3　従来薬と突然死：相対危険と95％信頼区間
（カリウム保持性利尿薬と比較して）

カリウム非保持性利尿薬	1.8 (1.0〜3.1)
β遮断薬	1.7 (1.1〜2.6)
カリウム非保持性利尿薬，βなし	2.2 (1.1〜4.6)

(Hoes AW, et al. Ann Intern Med. 1995；123(7)：481-7.[6])

察研究の結果である[5]．β遮断薬と比較して，カリウム保持性の利尿薬を併用せずに高用量で使用していた群で，統計学的に有意ではないものの，心停止が増加傾向にあることが示されている（**図1**，相対危険と95％信頼区間の解釈については p.91 参照）．しかし，これは新薬との比較ではない．従来薬同士の比較である．従来薬の中でも，β遮断薬は心停止の危険に対していい影響があるかもしれないが，利尿薬は病態生理の理屈どおり悪影響があるかもしれない，という結果である．

さらに1年後には別の症例対照研究が報告され[6]，サイアザイド系利尿薬にカリウム保持性利尿薬を併用せずに使用する場合，併用時と比べ，統計学的に

表4 Ca拮抗薬と心筋梗塞の危険：相対危険と95％の信頼区間

比較対照	
利尿薬	1.62（1.11〜2.34）
β遮断薬	1.57（1.21〜2.04）

(Psaty BM, et al. JAMA. 1995；274(8)：620-5.[7])

も有意に心臓突然死を増加させるという結果であった（**表3**）．やはり利尿薬は病態生理の理屈どおり，心臓に対して悪いと考えたくなる報告である．

●Ca拮抗薬は心筋梗塞を増やす

しかし新薬のCa拮抗薬でも同様な観察研究が報告された[7]．1995年のことである．これも症例対照研究の結果であるが，今度は新薬と従来薬の比較である．結果は，従来薬よりも，Ca拮抗薬で心筋梗塞の危険が増加するという驚くべき結果であった（**表4**）．

かつて病態生理に基づいて従来薬を新薬に変更した筆者にとって，この観察研究の結果は大きなインパクトがあった．臨床試験で従来薬より優れているという結果が出ていないだけでなく，観察研究で従来薬より劣るかもしれないという結果が出たのである．

ここで対象になったCa拮抗薬は，大部分が短時間作動型で，持続時間の短いものである．心筋梗塞に対して，脈拍を減らし，内因性交感神経刺激作用のないβ遮断薬の有効性が一般的な事実となった今の時点で考えれば，脈拍を増加させるCa拮抗薬は，病態生理の面から見ても，かなり危ない薬であった．もちろんこの研究が出る以前に，ニフェジピンなどのCa拮抗薬で頻脈傾向になることは，よく知られた事実であった．しかし，そのことを心筋梗塞の予防に対してまずいのではないかといった人は，あまりいなかったように思われる．病態生理は「仮説にすぎない」ばかりでなく，「都合のいい仮説が取り出されやすい」，「都合の悪い仮説は取り出されにくい」ということも，また心に留めておくべきことと思われる．

●従来薬によるエビデンス

1997年，従来薬による降圧治療の効果を検討したメタ分析（p.144）が発表された[8]．すでに新薬が発売されて10年以上を経過しており，その結果を待つ

| 表5 | 従来薬についてのメタ分析：相対危険と95％の信頼区間 |

	脳卒中	心筋梗塞
高用量利尿薬	0.49（0.39〜0.62）	0.99（0.83〜1.18）
低用量利尿薬	0.66（0.55〜0.78）	0.72（0.61〜0.85）
β遮断薬	0.71（0.59〜0.82）	0.93（0.80〜1.09）

(Psaty BM, et al. JAMA. 1997;277(9):739-45.[8])

こともなく，従来薬の処方量は激減し，従来薬を第一選択にするという状況ではなかった．このメタ分析の結果は，さらにそれに追い討ちをかけるような結果で，β遮断薬，利尿薬で脳卒中は予想通り減少するが，心筋梗塞は予想されたほど減少しないという結果である（**表5**）．

　脳卒中では，降圧療法により，相対危険減少で30％ほどの脳卒中減少が示された．収縮期血圧，拡張期血圧の上昇に伴う脳卒中の増加分が，同じだけ血圧を下げた場合の減少分と一致し，観察研究の結果から予想される治療効果が認められた．それに対し，心筋梗塞は予想されたほど減少しないという結果であった．この結果は病態生理で予想される結果によく合致する．カリウムの低下，尿酸の上昇，末梢血管の収縮，糖尿病の危険，中性脂肪など脂質の増加などの副作用のため，降圧の効果が相殺されている．だから心筋梗塞予防という観点では，従来薬を使うべきでない．病態生理学的に弱点のない，新薬に切り替えるべきである，そういう考えをさらに後押しすることになった．

　これまでの経過をまとめておこう．
- 拡張期血圧について，高齢者を含めて，従来薬で脳卒中が減少するというRCTが複数ある
- 従来薬には心筋梗塞について不利に働く病態生理上の弱点が複数ある
- 新薬には病態生理上有利な点がある
- カリウム保持性利尿薬を併用しないで利尿薬を使用した場合に，心臓突然死を増加させる危険があるという観察研究が複数ある
- Ca拮抗薬は他の降圧薬と比べ心筋梗塞を増加させる危険があるという観察研究がある
- 従来薬による降圧療法での脳卒中の減少割合は，観察研究から予想された減少分に見合うが，心筋梗塞は観察研究から期待されるほど減少しないというRCTのメタ分析がある

上記のまとめを振り返って，降圧療法をどうするか考えてみよう．従来薬を使い続けるのか，新薬に切り替えるのか，1990年半ば過ぎのこの時代に戻ったつもりで，皆さんの考えを書いておこう．

> **従来薬か新薬か**
>
>

EBMを勉強していた筆者は，ここでも少し踏みとどまることができた．あくまで「病態生理は仮説にすぎない」というところで，今しばらく態度を保留して，従来薬と新薬が直接対決した臨床試験の結果を待った．

参考文献

1) Prevention of stroke by antihypertensive drug treatment in older persons with isolated systolic hypertension. Final results of the Systolic Hypertension in the Elderly Program (SHEP). SHEP Cooperative Research Group. JAMA. 1991;265(24):3255-64.
2) Staessen JA, Fagard R, Thijs L, et al.Randomised double-blind comparison of placebo and active treatment for older patients with isolated systolic hypertension. The Systolic Hypertension in Europe (Syst-Eur) Trial Investigators. Lancet. 1997;350(9080):757-64.
3) Effects of treatment on morbidity in hypertension. Results in patients with diastolic blood pressures averaging 115 through 129 mmHg. JAMA. 1967;202(11):1028-34.
4) Amery A, Birkenhäger W, Brixko P, et al. Mortality and morbidity results from the European Working Party on High Blood Pressure in the Elderly trial.Lancet. 1985;1(8442):1349-54.
5) Siscovick DS, Raghunathan TE, Psaty BM, et al. Diuretic therapy for hypertension and the risk of primary cardiac arrest. N Engl J Med. 1994;330(26):1852-7
6) Hoes AW, Grobbee DE, Lubsen J, et al. Diuretics, β-blockers, and the risk for sudden cardiac death in hypertensive patients.Ann Intern Med. 1995;123(7):481-7.
7) Psaty BM, Heckbert SR, Koepsell TD, et al.The risk of myocardial infarction associated with antihypertensive drug therapies. JAMA. 1995;274(8):620-5.

8) Psaty BM, Smith NL, Siscovick DS, et al. Health outcomes associated with antihypertensive therapies used as first-line agents. A systematic review and meta-analysis. JAMA. 1997 ; 277 (9) : 739-45.

17年間の日々，EBMの実践：高血圧の治療を例に《後編》
～ACE阻害薬，Ca拮抗薬からJIKEI Heart Studyまで～

1 従来薬と新薬の直接比較

「その場の1分」，「その日の5分」，「その週の1時間」を繰り返していたところ，1999年，従来薬と新薬を比較したRCTの結果が発表された[1]．STOP-2と呼ばれる高齢の高血圧患者を対象にしたRCTである．その結果を簡単に言うと，従来薬と新薬に差はないというものであった．その後，従来薬と新薬を直接比較した同様なRCTが立て続けに発表される．それらの大部分も，STOP-2同様，両者に差がないというものであった．

次々と直接比較のRCTが発表された後，2000年，2001年になって，それらをまとめたメタ分析が複数発表された[2,3]．筆者がそこで確認したいことは一点である．脳卒中は従来薬ですでに予想通りの減少が見られている．新薬でそれ以上の減少が認められる可能性は低い．ただ心筋梗塞に関しては，従来薬で予想された減少が認められていない．従来薬には病態生理上の弱点があり，そのための結果と考えられる．したがって，病態生理上に弱点がなく，むしろ利点のある新薬では，脳卒中に対する効果は変わらないにしても，心筋梗塞に関しては，従来薬よりも予防効果が大きいのではないかと期待される．筆者が見たいのはその一点である．

2000年のメタ分析のCa拮抗薬とそれ以外の降圧薬の比較の結果を示す（図1）[2]．その結果は先ほどの期待とは逆に，脳卒中は従来薬よりややいい傾向にあり，心筋梗塞に関しては，従来薬より悪いという結果である．脳卒中について有意差はないが，心筋梗塞については，有意差をもってCa拮抗薬のほうが劣るという結果である．図1のようなメタ分析の結果を示す図を，ブロボグラム，フォレストプロットというが，この読み方については後述する（p.152）．

さらに，2001年に発表されたメタ分析でも，心筋梗塞に対しては新薬のほうがいい，という結果は示されなかった．脳卒中，心筋梗塞のどちらに関しても，両者に差はないという結果である（図2）[3]．新薬をもってしても，心筋梗塞は観察研究から予測されるほど減少しなかったのである．「病態生理は仮説

心筋梗塞

Study	Ca A n/N	Other n/N	オッズ比 (95% CI fixed)	オッズ比 (95% CI)
ABCD	27/235	9/235		3.26 (1.50-7.09)
CASTEL	7/146	9/205		1.10 (0.40-3.02)
FACET	13/191	10/189		1.31 (0.56-3.06)
INSIGHT	77/3157	61/3164		1.27 (0.91-1.79)
MIDAS	6/442	5/441		1.20 (0.36-3.96)
NICS-EH	2/215	2/214		1.00 (0.14-7.13)
NORDIL	183/5410	157/5471		1.19 (0.95-1.47)
STOP-2	179/2196	293/4418		1.25 (1.03-1.52)
VHAS	5/707	5/707		1.00 (0.29-3.47)
Total	499/12699	551/15044		1.26 (1.11-1.43)

Heterogeneity p=0.61
z=3.61　p=0.0003

Ca拮抗薬が勝る　他の薬が勝る

脳卒中

Study	Ca A n/N	Other n/N	オッズ比 (95% CI fixed)	オッズ比 (95% CI)
ABCD	11/235	7/235		1.60 (0.61-4.20)
CASTEL	5/146	5/205		1.42 (0.40-4.99)
FACET	10/191	4/189		2.56 (0.79-8.30)
INSIGHT	67/3157	74/3164		0.91 (0.65-1.26)
MIDAS	6/442	3/441		2.01 (0.50-8.08)
NICS-EH	6/215	8/214		0.74 (0.25-2.17)
NORDIL	159/5410	196/5471		0.81 (0.66-1.01)
STOP-2	207/2196	452/4418		0.91 (1.77-1.09)
VHAS	3/707	4/707		0.75 (0.17-3.36)
Total	474/12699	753/15044		0.90 (0.80-1.02)

Heterogeneity p=0.51
z=1.64　p=0.10

Ca拮抗薬が勝る　他の薬が勝る

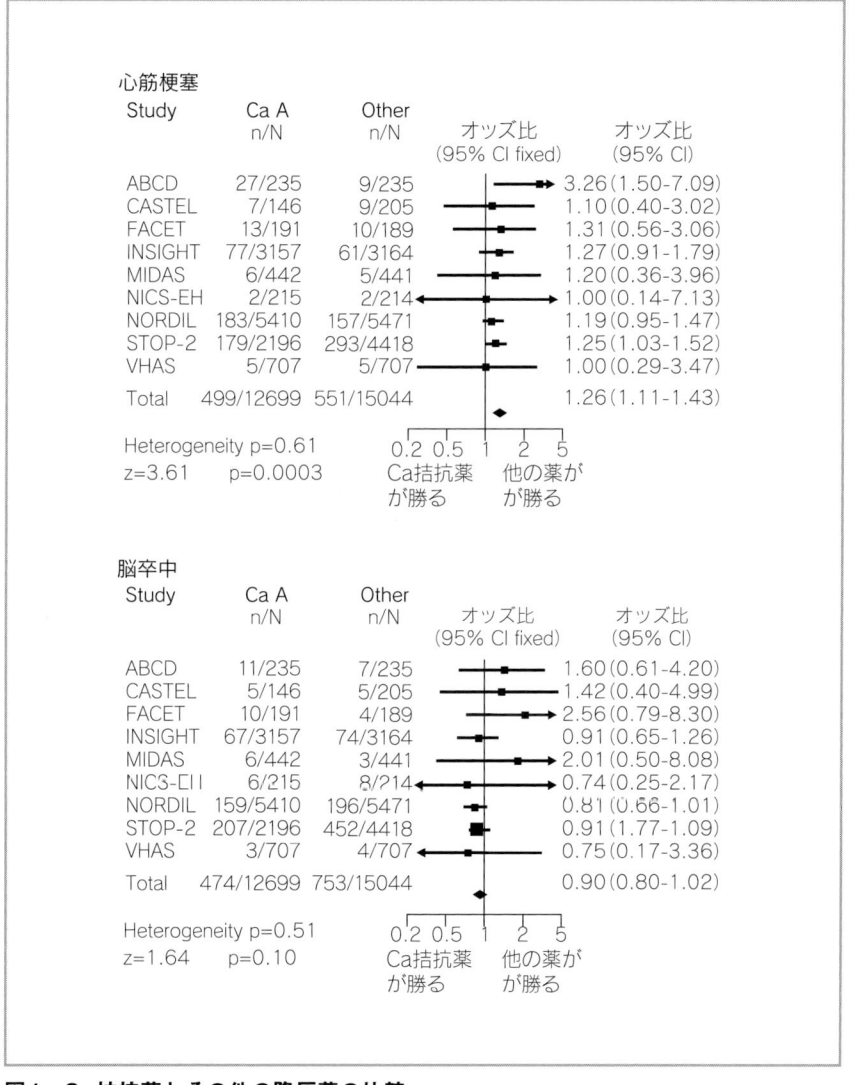

図1　Ca拮抗薬とその他の降圧薬の比較

(Pahor M, et al. Lancet. 2000;356(9246):1949-54.[2])

脳卒中

Study	Events
MIDAS/NICS/VHAS	15/19
UKPDS	17/21
STOP2	237/422
STOP2/CCBs	237/207
STOP2/ACEIs	237/215
CAPPP	148/189
NORDIL	196/159
INSIGHT	74/67
ALLHAT	351/244
All CCBs Heterogeneity p=0.82	522/452
All ACEIs Heterogeneity p=0.05	402/425
CCBs and ACEIs Heterogeneity p=0.05	687/877
All trials Heterogeneity p=0.02	1038/1121

心筋梗塞

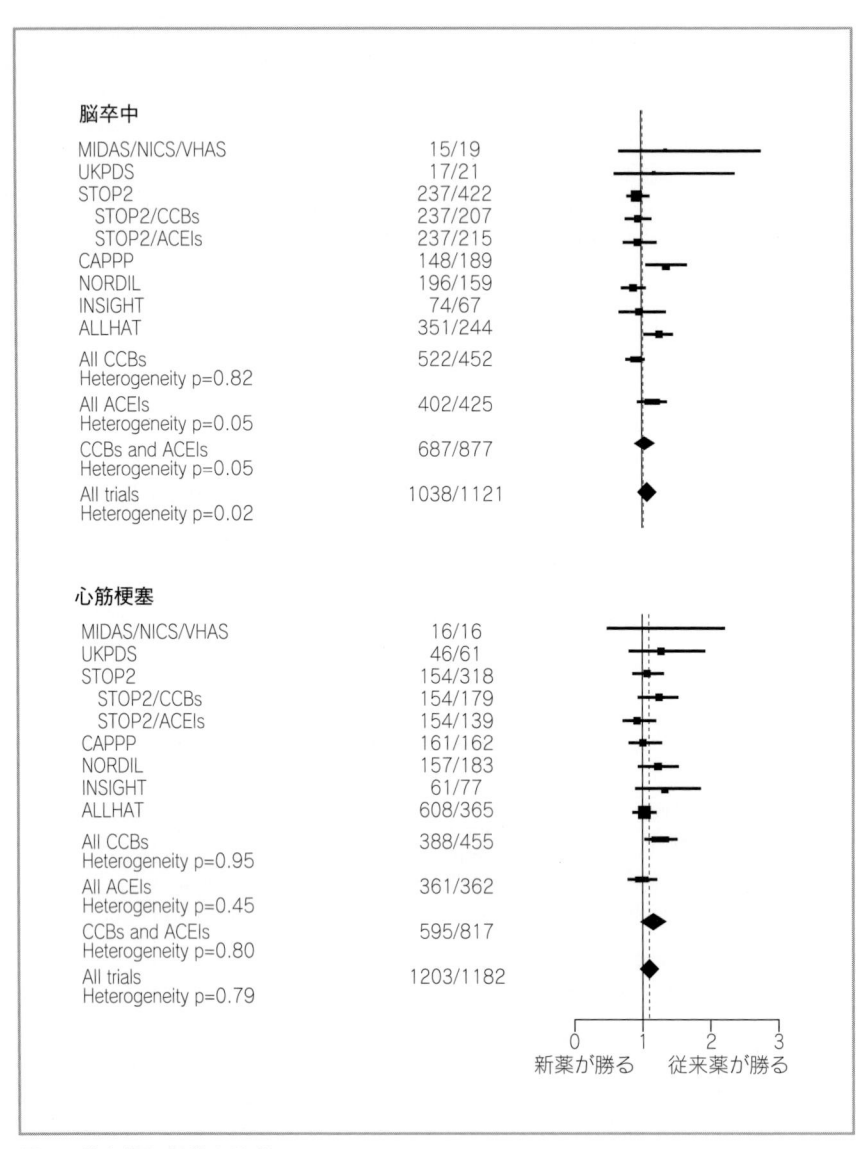

Study	Events
MIDAS/NICS/VHAS	16/16
UKPDS	46/61
STOP2	154/318
STOP2/CCBs	154/179
STOP2/ACEIs	154/139
CAPPP	161/162
NORDIL	157/183
INSIGHT	61/77
ALLHAT	608/365
All CCBs Heterogeneity p=0.95	388/455
All ACEIs Heterogeneity p=0.45	361/362
CCBs and ACEIs Heterogeneity p=0.80	595/817
All trials Heterogeneity p=0.79	1203/1182

新薬が勝る　従来薬が勝る

図2　従来薬と新薬の比較

(Staessen JA, et al. Lancet. 2001;358(9290):1305-15.[3])

にすぎない」ということは，ここでも確認されたわけである．

2 低用量利尿薬の威力

　従来薬，新薬という枠組みでは差がないことが示された．それでは，もう一度個々の薬剤に戻って比較してみるとどうなるか．

　当然そういう疑問があがる中，利尿薬のうち，低用量のものに限ったメタ分析が2003年に報告された[4]．高用量やカリウム保持性を併用しない場合には突然死を増加させるというエビデンスがあるわけだが，それでも利尿薬と新薬には差がない．それは逆に言うと，低用量や，カリウム保持性利尿薬を併用すれば，新薬よりもいいのかもしれない．そう考えるのが普通というものだ．そこで先のようなメタ分析が発表される．その結果は予想通りである．低用量利尿薬は，他の降圧薬よりややいい傾向にある．特に，脳卒中，心不全についてそのような傾向がある（図3）．

　ここで，もう一度1997年に報告された従来薬のメタ分析の結果を見てみよう（前項表5，p.21参照）．高用量の利尿薬とβ遮断薬では，確かに心筋梗塞の減少は明らかでない．しかし，低用量の利尿薬では，心筋梗塞の有意な減少がこの時点でも示されている．β遮断薬や利尿薬は，病態生理上悪い点があるからという先入観で見ているため，その理屈に合う部分しか目に入っていないのである．この時点で低用量利尿薬に焦点を当てて結果をみることができていれば，低用量利尿薬なら，脳卒中も心筋梗塞も期待通り減らすことができるかもしれない，そう考えることも可能だったかもしれない．

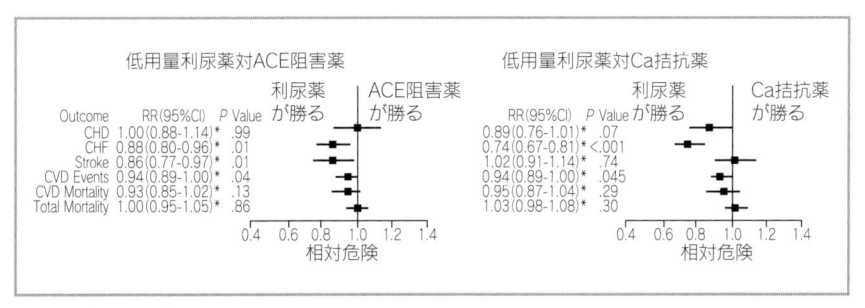

図3　低用量利尿薬の威力

(Psaty BM, et al. JAMA. 2003;289(19):2534-44.[4])

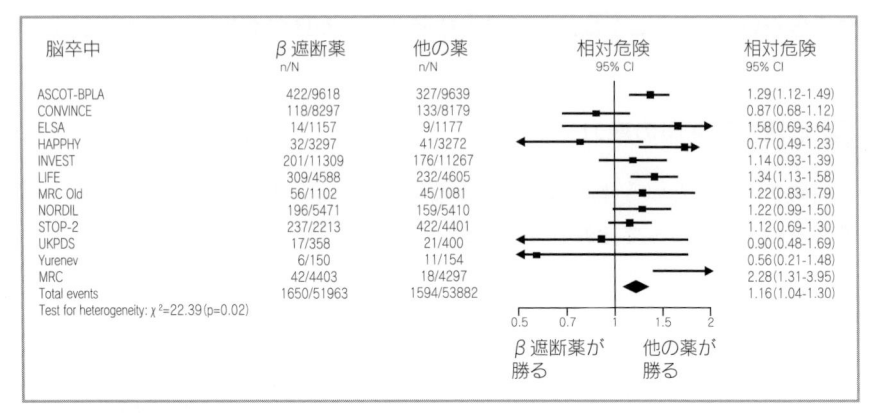

脳卒中	β遮断薬 n/N	他の薬 n/N	相対危険 95% CI	相対危険 95% CI
ASCOT-BPLA	422/9618	327/9639		1.29(1.12-1.49)
CONVINCE	118/8297	133/8179		0.87(0.68-1.12)
ELSA	14/1157	9/1177		1.58(0.69-3.64)
HAPPHY	32/3297	41/3272		0.77(0.49-1.23)
INVEST	201/11309	176/11267		1.14(0.93-1.39)
LIFE	309/4588	232/4605		1.34(1.13-1.58)
MRC Old	56/1102	45/1081		1.22(0.83-1.79)
NORDIL	196/5471	159/5410		1.22(0.99-1.50)
STOP-2	237/2213	422/4401		1.12(0.69-1.30)
UKPDS	17/358	21/400		0.90(0.48-1.69)
Yurenev	6/150	11/154		0.56(0.21-1.48)
MRC	42/4403	18/4297		2.28(1.31-3.95)
Total events	1650/51963	1594/53882		1.16(1.04-1.30)

Test for heterogeneity: $\chi^2=22.39 (p=0.02)$

0.5　0.7　1　1.5　2
β遮断薬が勝る　他の薬が勝る

図4　β遮断薬と脳卒中

(Lindholm LH, et al. Lancet. 2005;366(9496):1545-53.[5])

3　β遮断薬はどうか

β遮断薬については，2005年に，心筋梗塞に関しては他の降圧薬と同等だが，脳卒中に関してはやや劣るというメタ分析が発表された[5]（図4）．これは降圧薬の種類に基づくというより，降圧の程度と関連しているのかもしれない．脳卒中は薬の種類より降圧の程度に強く関連するということが，それまでのメタ分析で示されており，単剤での降圧の程度が小さいβ遮断薬で，脳卒中に対する効果が小さめに見積もられたのかもしれない．しかし，あくまで「病態生理は仮説にすぎない」であるが．

4　これまでのまとめ

高血圧についてのここ17年にわたるエビデンスを，病態生理の考え方もからめながら，時間軸に沿って勉強してきた．これまでの勉強を踏まえて，降圧薬の選択についてどうすべきか，今一度考えてみてはどうだろうか．

ここまでのまとめを最も端的に言うならば，「従来薬と新薬に差はなかった」，ということである．従来薬で脳卒中は予想通り減少したが，心筋梗塞はそれほど減らなかった．新薬では，心筋梗塞でも観察研究から予想される治療効果が出ることを期待された．病態生理上の背景も十分なように思われた．し

かし実際にRCTで示された結果は，新薬も従来薬と同様の効果しかないというものであった．

しかし，効果が同等といいつつも，低用量利尿薬の他の薬剤に対するわずかなアドバンテージと薬価の安さを考えると，特に理由がない限り，低用量利尿薬が第一選択，というのが最も妥当なところではないかと考えている．それが，現時点での筆者の意見である．

5 アンジオテンシン受容体拮抗薬（ARB）で

従来薬と新薬で差がないというのだが，その新薬の中に1990年以降に登場したアンジオテンシン受容体拮抗薬（ARB）は含まれていない．そこで，これまで登場した従来薬，新薬に対して，ARBが優れているのかどうなのか，検討する臨床試験が行われた．そのうちの1つは，日本人を対象に，日本の研究グループによって2007年に発表された[6]．その結果は，ARBのほうが従来薬（利尿薬，β遮断薬，ACE阻害薬，Ca拮抗薬）に比べて，心血管イベントが40％減少するというものである．しかし，この論文には決定的な問題がある．それについては，本書の上級の項で取り扱う（p.220）．ここではこういうエビデンスがあるということだけ示しておきたい．またACEとARBを比較したメタ分析では，両者に差がないことが示されている[7]．

6 背景疑問の重要性と病態生理の重要性

20世紀の終わりから21世紀にかけて，高血圧の治療に関して，「その場の1分」，「その日の5分」，「その週の1時間」，「その月の仲間とのジャーナルクラブ」を続けることで，リアルタイムにエビデンスをフォローできた．またリアルタイムに追うことで，降圧療法の何が問題なのかが見えるようになってきた．何が問題になっているか明確になれば，情報を追いかけるのはそれほど困難ではない．過去にさかのぼってエビデンス全体を追いかける手間が省け，リアルタイムの問題点に絞って，追加されるエビデンスだけを追跡すればいいからである．そこでEBMの重要性に肩入れして，病態生理は仮説にすぎない，RCTの結果では，という流れで進めてきた．しかし，そこにはまた落とし穴がある．

背景の勉強と病態生理は，EBMの登場以後もその輝きを決して失ってはいない．どちらもEBMと同様，重要なことに変わりはない．
　背景の問題をよく知っていて追加の勉強をするというのは，労力も少ないし，勉強自体の動機付けも高く，最も効率のよい勉強ができる状況である．EBMは付加的な戦略として用いてこそ威力を発揮する．病態生理を含め，背景の疑問について勉強がある程度進んだ領域でこそ，有効な手段となる．全然知らないような領域をEBMのステップで解決しようとしても，くじけるだけである．「その場の1分」，「その日の5分」と，呪文のように繰り返してきたが，実はその背景や病態生理をしっかり勉強していることが基本なのである．
　高血圧に関する一連のEBMの実践も，従来の病態生理に基づいた勉強があったからこそうまく機能した．「病態生理は仮説にすぎない」と悪口ばかり言ってきたが，実はちょっと言いすぎである．「病態生理は貴重な仮説を提供してくれる」のである．

7　全体を振り返って

　「千里の道も一歩から」，嫌いな言葉だが，やはり積み重ねが大事である．背景をよく勉強し，病態生理にも強くなる．ただ過去を無視して考えてみることも重要である．余計なことを考えなければ，低用量利尿薬のメリットは早くから明らかになっていたかもしれない．
　常に間違えながら進んでいく，それが重要なことである．「反証可能なものだけが科学的言明である」[8]というポパーの言葉は，EBMを継続する筆者にとって，臨床の実践を時間軸で眺めてみたときのまさに実感である．しかし，それは一般の世の中においては，以下のような当たり前の事実にすぎないが．
　今日の勝者は明日の敗者かもしれない．
　今日のトップは明日のビリかもしれない．
　つまり，過去の治療は，現在から見れば，「常に間違っている」のである．現在の治療も，未来の治療から見れば，「常に間違っている」のである．だからこそ治療は進歩していくのだ．

●おわりに

　本項で参照した論文の多くは，要約を作成して巻末に載せてある．是非参照

してほしい．また本項では結果の読み方についての説明を省いたが，結果の読み方をこの先の各項で学んだあと，本項にもう一度戻って確認してみてほしい．結果の読み方が格段に進んでいることを実感できると思う．

参考文献

1) Hansson L, Lindholm LH, Ekbom T, et al. Randomised trial of old and new antihypertensive drugs in elderly patients : cardiovascular mortality and morbidity the Swedish Trial in Old Patients with Hypertension-2 study. Lancet. 1999;354(9192):1751-6.
2) Pahor M, Psaty BM, Alderman MH, et al. Health outcomes associated with calcium antagonists compared with other first-line antihypertensive therapies : a meta-analysis of randomised controlled trials. Lancet. 2000;356(9246):1949-54.
3) Staessen JA, Wang JG, Thijs L. Cardiovascular protection and blood pressure reduction : a meta-analysis. Lancet. 2001;358(9290):1305-15.
4) Psaty BM, Lumley T, Furberg CD, et al. Health outcomes associated with various antihypertensive therapies used as first-line agents : a network meta-analysis. JAMA. 2003;289(19):2534-44.
5) Lindholm LH, Carlberg B, Samuelsson O. Should β blockers remain first choice in the treatment of primary hypertension ? A meta-analysis. Lancet. 2005;366(9496):1545-53.
6) Mochizuki S, Dahlöf B, Shimizu M, et al. Jikei Heart Study group. Valsartan in a Japanese population with hypertension and other cardiovascular disease (Jikei Heart Study) : a randomised, open-label, blinded endpoint morbidity-mortality study. Lancet. 2007;369(9571):1431-9.
7) Blood Pressure Lowering Treatment Trialists' Collaboration, Turnbull F et al. Blood pressure-dependent and independent effects of agents that inhibit the renin-angiotensin system. J Hypertens. 2007;25(5):951-8.
8) 池田清彦．構造主義科学論の冒険（講談社学術文庫），講談社，；東京, 1998, p34.（毎日新聞社，東京，1990.）

コラム：へき地診療所時代の「その場の1分」，「その日の5分」，「その週の1時間」

　筆者が診療所勤務時代の，「その場の1分」，「その日の5分」，「その週の1時間」の実際について簡単に説明したい．

　「その場の1分」は，診察室にインターネットのつながるパソコンを置いて，とにかく何か疑問があれば，"UpToDate" などのWeb版の教科書を1分は調べてみる（今なら"DynaMed"という選択肢もある）．だめもとである．実際も大体うまくいかないことが多い．うまく検索できたら，もう2～3分がんばってそこを読んでみる．

　一日の外来終了後，その日の患者をすべて見直す．一人数十秒という時間で最低限のポイントを2人の医師でチェックする．その中で，もう一度調べておきたいという事柄について，5分くらい調べてみる．「その日の5分」である．今度は"UpToDate"などに加え，"ACP Journal Club"や"Clinical Evidence"，"Cochrane Library"にもアクセスする．診断についての疑問なら，"JAMA"の"Rational Clinical Examination"シリーズを探す．"UpToDate"も単に本文を読むのでなく，治療効果については，元論文の抄録までたどり，相対危険と95%信頼区間まで見る．ただここでもだめもとで調べる．無理しないことが重要である．一日の外来振り返りが1時間を超えない程度で終了できるように，検索を打ち切ることも必要である．

　「その週の1時間」は，5分の勉強につなげて参考論文を取り寄せ，「歩きながら読む法 (p.101)」で読んでみてもよい．またその週の医学雑誌の目次を見て，日常疾患についてのRCTやメタ分析も読んでみる．筆者は，"New England Journal of Medicine"，"Lancet"，"BMJ"，"JAMA"，"Annals of Internal Medcine"，"ACP Journal Club"には目を通していた．木曜日の昼にもう一人の医師と，15分程度でこれらの雑誌をチェックする．

　さらに月に1回は周辺のへき地診療所をテレビ電話でつないで，1時間～1時間半で1論文を読むEBMスタイルジャーナルクラブを実施していた．このジャーナルクラブはいまだ継続して行われている．

　「その場の1分」，「その日の5分」，「その週の1時間」，といってもこんなことである．

II 章

事例でわかる EBM

知らざるを知らずとす，これ知れるなり
——孔子『論語』

本書の使用法

1 10年，20年後を見据えて

　Ⅰ章では,「EBMの5つのステップ」,「その場の1分」,「その日の5分」,「その週の1時間」,という日々の実践法,そしてその実例としての,高血圧に関する17年にわたる日々のEBM実践の実際を示した.読者の皆さんも,日常臨床の一部として,10年,20年にわたって,このようなEBMの実践を続けることができれば,必ずそれなりの成果があると思うが,20年先にはどんな世の中になっているかも知れず,必ずしも期待される成果が得られていないかもしれない.

　ただ,EBMは手法である.手段である.目的ではない.そのことを肝に銘じて続けることができれば,世の中の変化を察知するのにも,とても役立つ方法である.個々のエビデンスの内容だけでなく,手法に焦点を当てて付き合っていただければ,世の中の変化についていくだけでなく,世の中の変革に役立つような手法が身に付くかもしれない.

2 ここからの進め方

　本書の目的は,読者の皆さんに日常臨床でEBMを実践してもらうことにある.単に読んでもらうということでは,本書の目的が達成されたとはいえない.そのためにいろいろな仕掛けを用意してある.面倒だと思われるかもしれないが,できるだけ指示のとおりに付き合っていただきたい.

　患者シナリオがあり,説明があり,質問と書き込みのスペースがあり,指導医と研修医のやり取りがあり,再び解説があり,というのが基本的な流れである（**図1**）.その経過で実際のエビデンスを手に入れ,それを批判的吟味する.できれば自分自身でも検索してみるとよいし,実際の教科書のコピーや,元論文まで準備できるとよい.自分自身の検索によって,さらによいエビデンスが見つかるかもしれない.

■ 本書の使用法

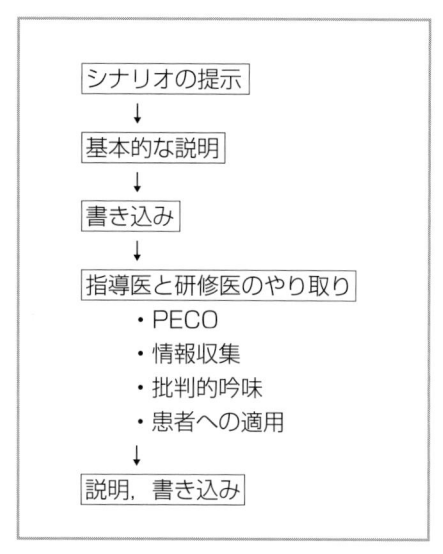

```
┌─────────────────────┐
│   シナリオの提示       │
│        ↓            │
│   基本的な説明         │
│        ↓            │
│   書き込み            │
│        ↓            │
│  指導医と研修医のやり取り │
│      ・PECO          │
│      ・情報収集        │
│      ・批判的吟味      │
│      ・患者への適用    │
│        ↓            │
│   説明，書き込み       │
└─────────────────────┘
```

図1　本書の記載の基本的な流れ

　また元論文まで手に入れるのは困難な場合も多いが，それが無理であっても，"MEDLINE"の抄録までは無料で手に入るので，その抄録を手元におき，自分自身も読んだ上で，本書を読み進めていただきたい．

　しかし，それも面倒だという人もいるだろう．そうした人は，例として用いた論文については，巻末に要約を掲載してあるので，それを参照しながら付き合っていただくという方法もある．

　また，ところどころにコラムと称して小さなトピックを配置している．このコラム一つ一つも，実は一項目として取り上げるに値するものである．コラムをきっかけに，もう一段階深い学習につなげていただければ幸いである．

3 昇級，昇段

　指示に従いながら，本書を忠実に読み進めていけば，読了した時点で，EBMの師範代になれる．しかし，それはちょっと言いすぎである．正確な表現ではない．正確に言おう．本書を，指示に従いながら読み進め，課題をクリアしたものがEBMの師範代である．こっちのほうが言いすぎか．そうだとし

ても，筆者がそれを勝手に認定する．筆者の勝手な認定ではあるが，それなりの実力がついているだろう．たぶん．

本書は10級から始まり，10段までの20段階を，徐々にステップアップしていくように構成されている．それぞれの段階の最後には試験があり，試験に解答することにより，その項のポイントが確認できる．そしてその確認した事項を，現場での日々のEBMの実践につなげ，「その場の1分」，「その日の5分」という実践ができるようになっていけば，もうあなたは，自立した学習法を身に付けた，生涯学習を続けることのできる，立派な臨床家である．

もちろん，学ぶべき内容にはきりがない．本書がそうした内容を網羅しているとは言いがたい．それはEBMの実践に限ったとしてもそうであるし，EBM以外にも学ぶべきことは山のようにある．しかし重要なのは，内容ではなく方法である．方法さえ身に付けてしまえば，本書で取り扱わなかった内容に関しても，それなりのアプローチができるようになっている．また，EBMを実践するという目的以外にEBMの方法が有効な局面が多くあり，EBM実践の方法の獲得がEBM以外の学習をも促進するだろう．もちろんこうした主張は，筆者の経験という弱いエビデンスに基づくものであり，あまり話を大きくしないほうがいいかもしれない．

4 学習の本質

学習の本質は，学習し続けることにある，と思う．学習には終わりがない．本書を読み終わったあとに真の学習がスタートする．読者の皆さんの生涯にわたる学習のちょっとしたきっかけになれば，あるいは，すでに学習し続けている人にとって，ほんの一押しになれば，それで本書の役割は十分に果たされると考えている．

5 それぞれのレベルの目標

それぞれのレベルにおいて理解し，実践すべき事項を以下に示しておこう．今の時点では，わけのわからない言葉が並んでいるようにしか見えないかもしれないが，本書を読み終わったあとには，これらの言葉が，単なる言葉ではなく，臨床現場で使える道具として身に付いていることを期待して，先に進んで

いこう.

```
10級：EBM のステップ 0
 9級：背景疑問と前景疑問，PECO，真のアウトカム
 8級：7 つの PECO
 7級：PECOT，5 S アプローチ
 6級：歩きながら論文を読む──ランダム化比較試験編
 5級：検査前確率，尤度比，検査後確率，ベイズの定理
 4級：歩きながら論文を読む──コホート研究編
 3級：歩きながら論文を読む──メタ分析編
 2級：副作用における情報収集と批判的吟味
 1級：疑問のカテゴリーごとの情報収集
 初段：連続変数の結果の解釈
 2段：PROBE 法とその問題点
 3段：アウトカムの優先順位と結果の解釈
 4段：メタ分析の 4 つのバイアス
 5段：ガイドラインのエビデンスレベルとグレードのギャップ
 6段：階層別尤度比
 7段：歩きながら論文を読む──診断編
 8段：EBM 実践の個別臨床における評価と臨床研究による評価
 9段：EBM 教育のためのワークショップ開催と教材作成
10段/師範代：医療全体の中での EBM
```

さあ，それでは 10 級から始め，10 段の師範代を目指してがんばろう．

II章　事例でわかる EBM

初級編　10級～7級

～問題を同定し，効率よく探す～

ステップ0から始めよう
～わかるの3段階～

（10級：EBMのステップ0）

1 わけのわからない引用から

　まず本項のスタート地点を確認しよう．わかる，知るというのはどういうことか．そこから始めよう．それが本項のスタートである，と言いつついきなり質問である．以下のフレーズを読んで，感じたこと，考えたことを書き込もう．
　「わたしが知らないのをわたしが知らないならば，わたしは知っているとわたしは思う」

> 🖉 「わたしが知らないのを……」について
>
>
>
>

　「わたしが知っているのをわたしが知らないならば，わたしは知らないとわたしは思う」
　これが本書のスタート地点である．「これが」と言われても読者の皆さんは困惑するばかりだろう．それで当然である．「これが」ということについてまだ何も説明はしていない．その手がかりを，上にあやしげなフレーズで提供しただけである．しかし，上記のフレーズには，本書を貫く基盤が凝縮されている．わかりやすさとわかりにくさを同居させた中で述べられたこのフレーズを，できるだけ「明確に」，つまり不明確さと明確さを同居させたまま，持ち続けること，それこそが日々の EBM の実践の基盤である，と思う．

RDレインという精神科医がいた．筆者自身は医学生時代にレインの書物に出合った．みすず書房から多くの翻訳が出ている．その中の一冊に，『結ぼれ』という詩集とも何とも形容のしがたい本がある[1]．原題は"Knots"，結び目の複数形．それで「結ぼれ」か．「結ぼれ」なんて言葉は普段使ったことがない．「こんがらがり」，そういったほうが実感しやすいかもしれない．先のフレーズはその『結ぼれ』の一節である．このフレーズ自体まさに「こんがらがり」である．つまり，本書の基盤は「こんがらがり」である．ただその「こんがらがり」を，「こんがらがり」のまま，どこまでときほぐせるのか，EBMを武器にやってみよう．そういうわけである．そこでまず，指導医と研修医に登場してもらおう．

指導医「先のフレーズを読んでどう？」
研修医A「わけがわからないんですけど……」
指導医「じゃあ，こんな質問なら答えられる？ あなたは風邪の治療について知っていますか」
研修医A「そうですね．救急外来で何人もみて，それなりには知っていますけど」
指導医「そうだよね．それじゃあ，あなたはどうですか」
研修医B「わたしはまだよくわかりません．指導医によって全然対応が違ったりして，本当のところどうしていいのかわからないのです」
指導医「なるほど．図ったかのような2通りの答えだ．その通りなんだ．AさんもBさんも，たぶん同じような研修を積んでいる．風邪の患者さんに対する実際の対応を比べれば実は2人ともよく似ているんじゃないかな．でも言うことが反対だ．Aさんはそれなりに知っているといい，Bさんは知らないという」
研修医A「あっ！ さっきのフレーズにつながりました」
指導医「どうつながった？」
研修医A「わたしは『わたしが風邪の治療について知らないのをわたしが知らないならば，わたしは風邪の治療について知っているとわたしは思う』という方向へ振れていて，Bさんは『わたしが風邪の治療について知っているのをわたしが知らないならば，わたしは風邪の治療について知らないとわたしは思う』という方向へ振れているんです」
指導医「そうそう．そんな感じ．Bさん，どう？ 賛同？」
研修医B「それシャレですか？」
指導医「わかった？」

|研修医A|「言っていることはわかったつもりですけど，シャレって言われなければわかんないです」
|指導医|「Bさんが，『シャレですか』，といったことで，Aさんは何か知らないことがあるということがわかったんだね」
|研修医B|「アッ！　わたしもなんとなくわかりました」
|研修医A|「Bさんが，『シャレですか』と言わなければ，わたしは知らないことすら知らなかった，そういうことですよね」

どうだろうか．読者の皆さんもこの会話に参加し，自分なりの言葉で，先のフレーズを言い換えてみよう．

> 🖉 「わたしが知らないのを……」の言い換え

2 すべての基盤

　知らないというと居心地が悪い．知っているふりをするのも大変だ．医者の仕事というのはそういうところにある．それはかなり強固なものである．どんなに強靭な心をもってしても，簡単には逃れられない状況である．そういえば非常に簡単なことだ．特に研修医は常にそういう状況に置かれている．知らないというと，そんなことも知らないのかと指導医に言われ，知ったかぶりをして無理をすると，患者さんが大変なことになったりする．研修医はまさにそうだ．

　しかし，研修医ではなくても，すべての医者，医療従事者，あるいはすべての人間も，実は同じようなところにいる．知らないことに対して居心地が悪くなりやすい人は，ついつい「わたしが知らないのをわたしが知らないならば，わたしは知っているとわたしは思う」という落とし穴に陥りやすい．逆に，知っているふりをするのが困難な人は，「わたしが知っているのをわたしが知

らないならば，わたしは知らないとわたしは思う」という落とし穴に落ちる．どちらにしろ，落ちるのである．前門の狼，後門の虎である．狼と虎の両方に対処できるようになる，それがスタート地点での共通の認識である．そこにEBMがどれだけ使えるか．それではやってみよう．

3 EBMのステップ0（ゼロ）

「ステップ0」の前に，まずEBMの「5つのステップ」（**表1**）を復習しよう．くどいと思われるかもしれないが，この「5つのステップ」があったからこそ，筆者も自己流ながらEBMの実践を何とかやってこられたのである．今後も折に触れ，この「5つのステップ」を復習しつつ，進んでいく．ぜひこの「5つのステップ」を確実にものにしていただきたい．

表1　EBMの5つのステップ

ステップ1：患者の問題の定式化
ステップ2：問題についての情報収集
ステップ3：情報の批判的吟味
ステップ4：情報の患者への適用
ステップ5：1〜4のステップの評価

とりあえず簡単にこの「5つのステップ」を解説しておこう．「ステップ1」で患者の問題を明らかにし，「ステップ2」でその問題について情報収集し，続く「ステップ3」ではその情報を鵜呑みにせず批判的に吟味し，さらに「ステップ4」ではその情報を目の前の患者に役立てていく．そして「ステップ5」では，本当に役立ったかどうか評価し次につなげていく．そういうことである．

しかし，本項の話は，この「5つのステップ」以前である．EBMの実践は，実は「ステップ1」から始まっていない．「ステップ0」から始まる．その「ステップ0」を理解するために，冒頭の『結ぼれ』の引用から始めて，指導医と研修医の身近なやり取りを通して，「ステップ0」を簡単に書いてきたが，筆者自身がここまでたどり着くためには，長々とした数十年に及ぶ紆余曲折がある．それをわずか数ページで振り返ってきた．しかし今となっては，数ページで十分である．その長々とした紆余曲折を経てたどり着いたのが，「わかるの3段階」で

ある．まず以下にそれを示そう．
　第1段階：わかっていないことをわかっていない
　第2段階：わかっていないことをわかる
　第3段階：わかっていることをわかる

　すべての基盤なんて大上段に構えたが，実はこんな単純なことである．しかし大部分のことは第1段階にとどまり，ほとんど意識されることもなく過ぎていく．第2段階までいかないのである．もし筆者がEBMに出合わなかったら，第1段階から出られない，知ったかぶりの馬鹿野郎医者になっていただろうことは間違いない．EBMをきっかけに，第2段階までなんとかたどり着いたのが，EBMの，というより医師としてのスタートである．

　この第1段階から第2段階にいたるステップを，EBMのステップ0（ゼロ）と呼ぼう．そして，そのステップ0をスタートとしてEBMの5つのステップにつなげていったときに，わからない，という負の部分が，なんとしてでもわかりたい，知りたいという正に転じた．知らないという居心地の悪さに対して，EBMという武器を得ることによって，何とか乗り越えようという勇気を得たのである．同時に，知ったかぶりする恐ろしさについて認識した．わからないということの自覚が，日々の患者についての疑問を解決するための最大の動機付けになり，わかったということに対する疑いが，よりよい診療へと結びついていったのである．

参考文献

1）レインRD（村上光彦訳）．結ぼれ，みすず書房，東京，1973．（新装版1997）

コラム：RDレインについて

『結ぼれ』の著者のレインは，反精神医学者として名高い．精神病院の閉鎖病棟を開放し，薬をすべて中止し，というようなことを1960年頃にすでに行っていた．精神科医というだけでなく，詩作も行い，禅など東洋的なものにも関心があったらしい．1989年61歳で亡くなっている．興味がある人は，岩波現代文庫から出ている自伝や，みすず書房のシリーズに挑戦してみてはどうだろうか．きっと日々の臨床に役立つ．筆者は学生時代にみすずのシリーズをほとんど読破したが，今となっては何が書いてあったのかほとんど覚えていない．唯一，繰り返し思い出すのが，本文中に示したフレーズと，「好き？　好き？　大好き？」という詩？である．相手の気持ちを疑い始めたらもう止まらない．死ぬまで，「好き？」と聞き続けるしかない彼女と彼のやり取り．相手から気持ちを確かめられるような質問をされるようじゃもう終わり．医師患者関係もそれに似ていなくはない．

コラム：知らざるを知らずとす

もうひとつ思い出す言葉がある．筆者の師匠である五十嵐正紘前自治医科大学地域医療学教授がいつも口癖のように言っていた．「知らざるを知らずとす，これ知れるなり」．孔子の言葉ということになっている．知らないことを知らないとわかれば，もう知ったも同然だ．レインと同じだ．ただ「わたし」という部分がない分，レインに比べてわかりやすい．「わたし」が前面に出たときに，ややこしくなる．「わたし」が去れば，知っているとか知らないとか，そんなこと自体が重要ではなくなる．知らないことは不都合ではないし，知ったかぶりの必要もない．やはり東洋のほうがずいぶん先に行っている気がする．わたし自身，まだまだ「わたし」がいつも気になる．

昇級試験　10級

自分自身が「わかるの3段階」の第1段階から第2段階へ移行したと実感できる体験を記せ．

［⇒解答（例）は363ページ］

問題の定式化（EBMのステップ1）《Part1》
〜PECOで問題の定式化〜
(9級：背景疑問と前景疑問，PECO，真のアウトカム)

前項では「ステップ0」と「5つのステップ」について確認した．それでは「5つのステップ」の最初のステップ，「問題の定式化」に入っていこう．目の前の患者の問題をいかに整理するか，それが「5つのステップ」のスタートである．

EBMは常に実際の患者から学ぶのが一番である．本項もまずは実際の患者から紹介しよう．

1 ある患者

4月のある日の外来である．2年目の研修医は今日から外来研修開始である．そのうちの一人の患者を紹介しよう．

患者は，46歳男性，昨夜からの左足の甲の痛みを主訴として，徒歩にて午前中の総合内科外来を受診した．痛みは徐々に増悪，起床時には軽い腫れを自覚している．現在は安静時にも痛みがあり，歩行時に増強する．発熱はない．2日前に法事のため2時間ほど正座しており，それが関係しているかもしれないと思っている．

既往歴は33歳時に尿路結石．健診は毎年受けているが異常を指摘されたことはない．

まずこの時点での疑問を下記に書き留めておこう．

この患者についての疑問

さて，どうだろうか．さっぱりわけがわからない？　そうだとすると，

45

EBMの「ステップ1」に入るのはちょっと難しいかもしれない．そんなときはどうするか．「ステップ0」の発動である．いったい自分は何がわかっていないのか．忙しい外来のさなかになかなかそんな余裕はない．しかし，そんな時間のない臨床現場では，まず指導医に聞けばいい．それでは指導医に聞いてみよう．

研修医A「昨日から足の甲が痛いという46歳の患者さんなんですが，どうアプローチすればいいのか，見当が付かないのですが」

指導医「わかるの3段階の第1段階というわけか．足は痛いだけなのかな，赤く腫れがあるのかな？」

研修医A「発赤も，腫脹もはっきりしています」

指導医「痛いのは足だけ？ ほかの関節はなんともない？」

研修医A「そうです」

指導医「そうなると単関節炎というわけだな．単関節炎について3分勉強してみて」

3分後．

研修医A「単関節炎という項目に痛風，偽痛風，蜂窩織炎，淋菌性関節炎，リウマチ性疾患などが鑑別に挙がっていました」

指導医「そこまでわかればいいだろう．一緒に所見を取りに行こうか」

● **患者の身体所見と検査所見**

身体所見では，血圧112/70，脈拍84/分，体温36.8℃．左足の伸側に境界不明瞭な発赤，腫脹，圧痛あり．母趾の基部ではなく，甲の中央部あたりに最も所見が強い．発赤部の皮膚には光沢がある．膝窩部，鼠径部にリンパ節は触知しない．他の関節に所見はない．

指導医「診断はついた？」

研修医A「蜂窩織炎ですか」

指導医「発熱もなく，外傷の既往もはっきりしない．所属リンパ節の腫脹もない．感染らしくないよね．尿路結石と単関節炎で思い浮かぶものはない？」

研修医A「アッ，痛風だ」

指導医「確定診断ではないけれど今の時点では痛風が1番だろう．炎症反応と血

清尿酸値を測っておこう．NSAIDsを1週間処方して1週後の再診でどうかな．改善傾向がなければ1週間を待たずに受診してくれるよう付け加えるといいかもしれないね」

患者を帰宅させた後，夕方に検査結果が明らかになる．検査所見は，血清尿酸値7.0 mg/dL，WBC 11,600，CRP 2.3 mg/dLであった．

● 夕方の外来カンファレンスで

外来後，夕方のカンファレンスで，この患者について再度ディスカッションする機会があった．

指導医「午前中の痛風疑いの単関節炎の患者さんの血液検査の結果が出ていると思うのだけれど」
研修医A「尿酸値は7 mg/dLと境界値で，白血球の上昇とCRPの増加を認めました」
指導医「この結果をどう考える？」
研修医A「外来では痛風との診断でNSAIDsを投与して帰宅させたのですが，発赤部位も母趾の基部ではないうえに，尿酸値はそれほど高くなく，炎症反応が高いことを考えると，痛風よりむしろ感染を考えるべきだったのでしょうか．患者さんに連絡して，抗生剤を投与したほうがいいでしょうか」
指導医「他の研修医の皆さんはどうかな」
研修医B「発作時の尿酸値はあてにならないっていう話を聞いたことがあるけど」
研修医C「痛風関節炎も炎症なんだから白血球やCRPが上昇してもいいんじゃないかな」
研修医D「単純レントゲン写真は撮らなかったんですか」
研修医E「痛風といえばコルヒチン，と思っていたんですが，NSAIDsの方がいいんでしょうか」
指導医「みんな，なかなかいいところを突いていると思うよ．ぜひ来週のカンファまでに痛風を中心とした単関節炎について勉強してみて．患者さんを呼び出して抗生剤を投与するという必要は，とりあえずなさそうかな．じゃあまた来週」
研修医一同「勉強にあたっての何かヒントはないんですか」
指導医「ないよ．それも勉強だから．『ステップ0』を思い出して」

というわけで解決は来週に持ち越された．さてこの患者さんの問題について，どんなふうに勉強すればいいだろうか．「ステップ0」から始めて，何がわかっていないのか，自分がわかっていると思う中でも怪しいこと，そんな視点で考えてみよう．

それを踏まえて，どんな勉強をしたいと思うか，下記のスペースに書き込もう．

> **この問題についてどんな勉強をしたいか**
>
>
>
>
>

2 どう勉強を始めるか

●何がわからないかわからない

研修医は，単関節炎の患者が初めてだったようだ．そんなときには，外来の途中で1分どころか，3分といってもなかなか難しい．何がわからないのかわからない，「ステップ0」までも行けていないことは容易に自覚できたものの，そこから先へ行こうにも，どうしようもないという状況である．3分間で単関節炎の鑑別疾患のリストが勉強できただけでも，かなりのものである．こんなときは，やはり少し腰を落ち着けて，まず背景疑問の勉強から入る必要がある．

●背景疑問と前景疑問

臨床上の疑問は，背景疑問（background questions）と前景疑問（foreground questions）に分けられる．前者は一般的な知識に属する疑問で，後者は個別の患者における疑問である．一般的な背景の疑問を知った上で，個別の前景疑問が明らかになる．臨床の現場の問題解決では，常にその2つが問題となる．一般的なことを知らずに個別の患者の問題を解決することはできないし，一般的なことだけ知っていても，個別の患者の問題を解決することはできない．

背景疑問は標的疾患と5W1H（What, When, Where, Who, Why, How）で定式化できる．たとえば，痛風関節炎とはどんな病気か，なぜ起こるのか，どんな人がかかりやすいのか，どのような病態か，というような疑問である．痛風関節炎を診療するに当たって，当然知っていなければならない一般的な知識である．

　それに対して，前景疑問とは，「この患者にNSAIDsを投与した場合，症状がなくなるまでの期間が短くなるだろうか」，というような疑問である．つまり個別の患者に関する疑問である．背景疑問の5W1Hに対して，こちらは後述のPECOで定式化できる疑問である．EBMの「5つのステップ」で取り扱う疑問と言ってもいい．

● 学習のステップとしての背景疑問，前景疑問

　学習のステップとしては，まず背景疑問をある程度学習した上で，個別の患者と向き合い，その中で出てくる個別の問題の学習を追加する，というようなスタイルになる．先の例でいえば，まず以下のような背景疑問から勉強するのが第一である．

　背景疑問の例
- 痛風関節炎とはどんな病態か，どんな診断法や治療があるか
- 痛風関節炎を起こしやすい人はどんな人か
- 痛風関節炎はどこに多いのか
- 痛風関節炎と鑑別が必要なものにどんなものがあるか

　以上のような背景疑問を踏まえた上で，前景疑問の勉強を追加していくようなスタイルが現実的な勉強法である．ある程度全体像が見えた上でなければ，何をどう勉強すればいいのかわからない．逆に全体像が見えてくると何を勉強すればいいのかの見通しがついてくる．今回のように，単関節炎患者の経験がこれまでにないような場合，何が何だかわからないというときに，全体的な背景疑問についての勉強をおろそかにして，細かい前景疑問の解決に入っていくと，とんでもない見当違いのことをしてしまう可能性がある．全く診断を間違ってしまったり，十分診断がつかないままに治療を始めてしまったり，さまざまな問題が起こる．逆に，背景疑問を押さえた上で細かい問題に入っていけば，見当違いな勉強になる可能性も低くなるし，追加した細かい内容の勉強も記憶に残りやすい．

II章　事例でわかる EBM

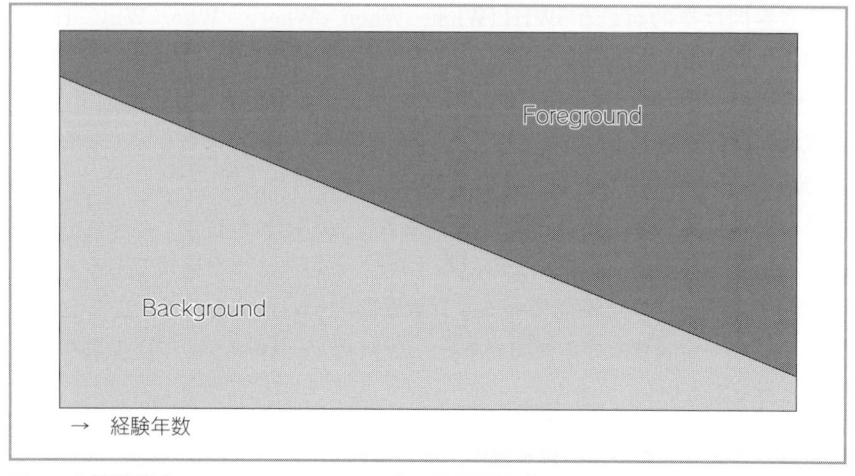

図1　背景疑問(background questions)と前景疑問(foreground questions)
本文説明参照.

　つまり，経験の少ないことに関する勉強は，大部分が背景疑問の勉強であり，前景疑問までたどり着かないことも多い．しかし，経験を積み重ね，背景疑問の勉強を繰り返すうちに，背景疑問の勉強が減り，前景疑問についての勉強が増えてくるし，背景を知った上での前景疑問の勉強はより身につきやすい．またそのように勉強内容が変化していくことにより，個別の患者に応じたより質の高い医療が提供できるようになっていく．

　背景疑問と前景疑問の割合と，医師としての経験年数を図示すると，図1のようになる．背景疑問の勉強の上に，EBMによる前景疑問解決の勉強が付け加えられるような学習が，生涯にわたって続けられるようになれば，自己学習の方法が身に付いたという証である．EBMは，背景疑問を押さえた上での，次のステップの勉強方法であり，自己学習の方法全体の一部であるということを肝に銘じたい．

● **背景疑問からEBMへ**

　背景疑問がそれなりに理解できて，この患者の問題は何か，というところにたどりついて，ようやくEBMの「5つのステップ」が始まる．EBMの「5つのステップ」は背景疑問に答えるための方法ではない．この目の前にいる，個別の患者の問題を解決することが，EBMの目的である．個別化こそがEBMの

実践である．だからこそ，背景疑問をしっかり勉強した上で，EBM の実践に入っていくことが重要なのである．

この先に進むためには，読者の皆さんも，単関節炎の背景疑問についてある程度勉強した上で，次に進んでもらう必要がある．まずは自分自身がよく使う教科書でいい．その単関節炎，痛風の項を読んだ上でお付き合いいただければ，背景疑問の重要さと，背景疑問を押さえた上での EBM の「ステップ 1」のスムーズな導入が，実感してもらえるのではないかと思っている．

それでは，「ステップ 1」の実際に入って行こう．

3 EBM のステップ 1：問題の定式化

● PECO で定式化

EBM は全体が「5 つのステップ」という形で実践方法が明示されているだけでなく，それぞれのステップが一定の方法で提示されている．疑問をなんとなく記述するのでなく，一定の形式に従って，より明確な形で記述しようというのが，EBM の「ステップ 1」である．そしてここで登場するのが，PECO である．PECO とは，Patient, Exposure, Comparison, Outcome の 4 つの頭文字をとったものである（表 1）．目の前の患者の問題を，どんな患者に（P），何をして（E），何と比較して（C），どうなるか（O）という 4 つのコンポーネントで定式化する．Exposure は曝露と訳されるが，薬に曝露する，検査に曝露する，予後因子に曝露される，そういうことである．Comparison とは Exposure に対して，何と比較するかである．Outcome は結果，転帰などと訳されることが多いが，患者の行く末，というようなことである．

ピンとこないかもしれないが，習うより慣れろ，である．それでは，ためしに PECO を使って，先ほどの研修医 E の疑問をもう一度示すので，これをも

表 1　問題の定式化：PECO

Patient	：どんな患者に
Exposure	：何をすると
Comparison	：何と比べて
Outcome	：どうなるか

とに PECO で定式化してみよう．

研修医E「痛風といえばコルヒチン，と思っていたんですが，NSAIDs のほうがいいんでしょうか」

まずは皆さん自身で定式化してみよう．

問題の定式化
P：
E：
C：
O：

さて，どうであっただろうか．それでは実際の研修医とのやり取りで見てみよう．

指導医「NSAIDs よりコルヒチンのほうがいいのではということだったんだけど，PECO にするとどうなるかな」
研修医E「こんな感じでどうでしょう」
　　　　P：痛風関節炎の患者に
　　　　E：コルヒチンを投与して
　　　　C：NSAIDs と比べて
　　　　O：早くよくなるか
指導医「いいじゃないですか．他の研修医はどう？ 隣同士話し合ってみて」
研修医BC「よくなるというのはちょっとあいまいなので，もっと明確にしたほうがいいと思います」
指導医「たとえば？」
研修医B「こんな感じです」
　　　　P：痛風関節炎の患者に
　　　　E：コルヒチンを投与して
　　　　C：NSAIDs と比べて
　　　　O：症状消失までの期間が短くなるか

指導医「確かにはっきりしたね．そのほかは？　何でもいいよ」
研修医C「はっきりしたアウトカムということなら，CRPが陰性化する，というのはどうでしょうか」
　　P：痛風関節炎の患者に
　　E：コルヒチンを投与して
　　C：NSAIDsと比べて
　　O：CRPが早く陰性化するか
指導医「なかなかいい感じだ．症状消失とCRPの陰性化，2つのアウトカムが出たんだけど，どっちがいいだろう．ところで，真のアウトカム，代用のアウトカムって聞いたことある？　ちょっと隣同士確認してみて」

読者の皆さんは，どちらのアウトカムが重要と思うだろうか．

●真のアウトカムと代用のアウトカム

さて，どちらのアウトカムが適切だろうか．これはなかなか難しい問題である．しかし，この難しい問題を，EBMの「ステップ1」においては，代用のアウトカム，真のアウトカムという用語を用いてクリアカットに説明する．たとえば，以下のような例を考えてみよう．

患者は55歳男性，手術不能な胃がんの患者である．化学療法の効果があるのかどうか，勉強したい．どのようにPECOを立てるだろうか．以下に書いてみよう．

問題の定式化
P：
E：
C：
O：

まずは筆者が定式化してみよう．

P：手術不能な胃がんの患者に
E：化学療法をするのと
C：しないのと比べて
O：腫瘍が小さくなるか
　　腫瘍マーカーが減少するか
　　5年生存率が改善するか

ためしに3つのアウトカムを挙げてみた．どのアウトカムが一番適切だろうか．

臨床試験の歴史の中で，腫瘍は小さくしたが，生存率も小さくなった，腫瘍マーカーは改善したが，生存率は悪化した，そんな研究が多くある[1]．つまり，腫瘍の大きさとか腫瘍マーカーがよくなっても，生存率が悪化するというようなことが起こりうるのである．腫瘍は消失したが，患者は死んだ．そういうことは決して珍しいことではなく，むしろ起きやすいことなのだ．いくらがんといえども，死人の中で生き続けることはできないから，腫瘍が死ぬ状況では，患者も死にやすい，そういえば当然のことだ．でも腫瘍のみに関心が行くと，その当然のことが見失われる．病気を診ずに人を診なさい，腫瘍マーカーでなく患者を診なさい，そういうことである．

EBMの「ステップ1」では，腫瘍の大きさや腫瘍マーカーの値を「代用のアウトカム」と呼ぶ．それに対し，生存率というようなアウトカムを「真のアウトカム」と呼ぶ．PECOによる問題の定式化においては，アウトカムを「真のアウトカム」で設定する，これがポイントである．PECOで定式化，真のアウトカム，この2つがEBMの「ステップ1」のすべてといってもいい．もちろんすべてというと，ちょっと言い過ぎなのだが，そのあたりの微妙なところは，本書でこのあと繰り返し取り扱われるだろう．

● さまざまな代用のアウトカムと真のアウトカム

代用のアウトカムと真のアウトカムについておおよそ理解ができただろうか．それでは，代用のアウトカムと真のアウトカムの例をこのほかにもいくつか挙げてみよう．

陳旧性心筋梗塞患者で心室性不整脈があると突然死の危険が高い．臨床医は，不整脈を抑えて突然死を予防しようと試みる．抗不整脈薬で不整脈は抑制

できた．代用のアウトカムでは有効であった．しかし死亡などの真のアウトカムではどうか．この抗不整脈で不整脈が抑制された患者を対象に，抗不整脈薬の効果を真のアウトカムで評価した研究は，真のアウトカムの重要性を示す研究の例として最もよく引用されるもののひとつである．この研究はCAST研究[2]と呼ばれるが，抗不整脈薬を投与した群で有意に死亡が増加したという結果であった（図2）．不整脈は代用のアウトカムにすぎない．死亡のような真のアウトカムで抗不整脈薬の効果を検討しなくてはならない．これも代用のアウトカムで評価することの限界を示す別の例である．

また高コレステロール血症のようなありふれた疾患においても，同じような例がある．コレステロールは下がったが死亡率は増加した（図3）というメタ分析がある[3]．またそれと逆に，代用のアウトカムがそれほど改善していなくても，真のアウトカムが改善する場合もある．腫瘍はそれほど小さくならない

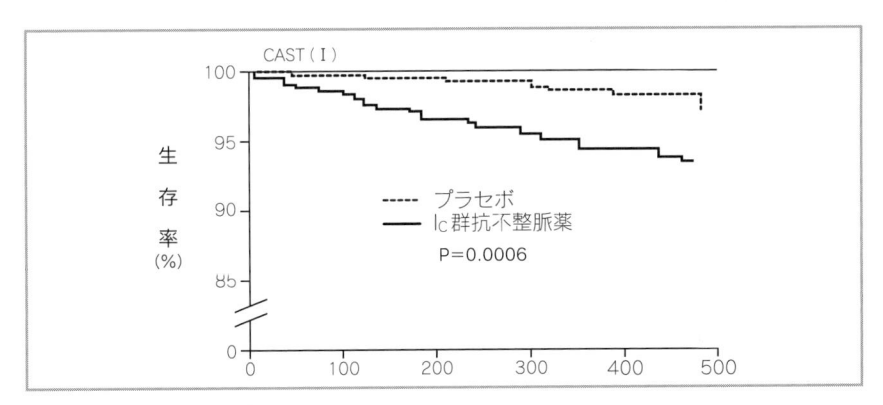

図2 抗不整脈薬と死亡
不整脈は減少したが，死亡は増加した．
(Epstein AE, et al. JAMA. 1993 ; 270 (20) : 2451-5.[2])

表2	代用のアウトカムと真のアウトカム	
	代用のアウトカム	真のアウトカム
糖尿病	血糖	糖尿病性合併症，心筋梗塞
不整脈	不整脈	突然死
高コレステロール血症	血清コレステロール	心筋梗塞，死亡
高血圧	血圧	脳卒中
がん	腫瘍径	生存率

II章　事例でわかるEBM

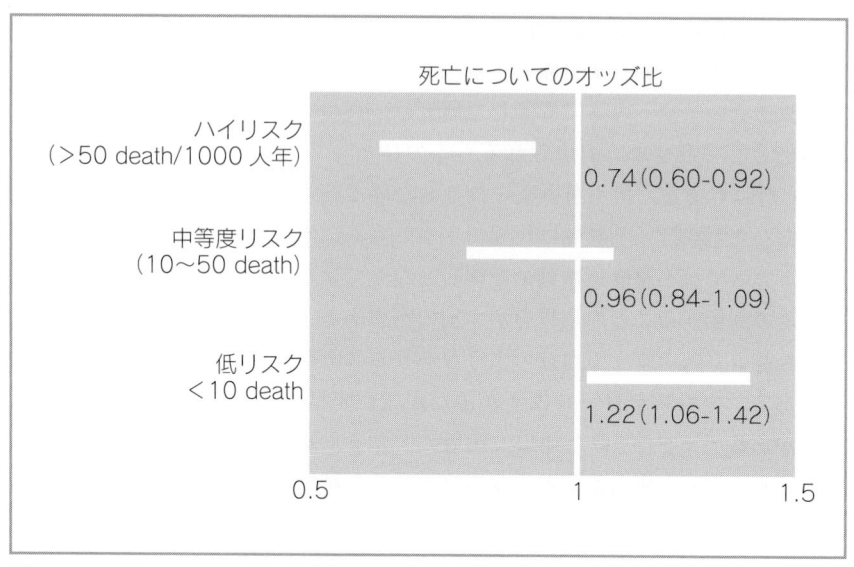

```
                  死亡についてのオッズ比

ハイリスク
(>50 death/1000人年)           0.74(0.60-0.92)

中等度リスク
(10〜50 death)                  0.96(0.84-1.09)

低リスク
<10 death                       1.22(1.06-1.42)

        0.5              1              1.5
```

図3　コレステロール低下薬と死亡の関係
心筋梗塞による死亡が10/1000人年以下の集団では，コレステロールは下がるが，死亡が20％増加する．

(Smith GD, et al. BMJ 1993；306 (6889)：1367-73.[3])

が生存率は伸びた，というがんの化学療法は案外あるのである．
　代用のアウトカムと真のアウトカムの組み合わせを**表2**に示す．代用のアウトカムと真のアウトカムについて，もう一度確認しよう．

4 最初の患者に戻って

　しばらく患者からそれたが，最初の患者に戻ろう．この患者のアウトカムを代用のアウトカム，真のアウトカムという枠組みで検討してみよう．
　この患者について，2つのPECOを立てた．異なるのはアウトカムだけなので，以下のように整理できる．

P：痛風関節炎の患者に
E：コルヒチンを投与して
C：NSAIDsと比べて

O：症状消失までの期間が短くなるか
　CRPが早く陰性化するか

　さて，この2つのアウトカムのうち，どちらが真のアウトカムといえるだろうか．
　CRPは明確で具体的だが，代用のアウトカムかもしれない．CRPが陰性化したといっても，腫れや痛みが続いているようでは，患者は治ったとは思わないだろう．そうすると，症状消失までの期間のアウトカムのほうが，より真のアウトカムに近いと考えられる．読者の皆さんの考えはどうだろうか．
　しかし，検査値が命という患者も多く，案外CRPにも真のアウトカムという面があるかもしれない．医者自身が痛風になったときには，CRPのほうが真のアウトカムに近いかもしれない．当然そういう医師に診てもらう患者の多くも，CRPを重視するようになったりする．まだCRPが陰性化していませんから，薬を続けましょう．そんなことをした経験が筆者にもある．
　現実の臨床は複雑である．代用のアウトカム，真のアウトカムというわかりやすい二分法が，それほどぴったり臨床に当てはまるわけではない．もう少し現実の臨床に即して，この問題を考え直してみよう．

5 ある患者の現実

　実際の患者に，薬の効果を説明しようと，代用のアウトカム，真のアウトカムの考え方まで丁寧に説明していたら，患者が怒り出した．
　「早く治るとか，検査がよくなるとか，そんなことより，とにかく今の痛みをなんとかしてくださいよ！」
　代用のアウトカム，真のアウトカムといっても，絶対的なものではない．この場合は，今の痛みを早く軽減すること，それが真のアウトカムだったかもしれない．目の前の患者での真のアウトカムは，と考えると，これは常に悩ましい問題である．

> **コラム：日常における PECO の利用法**
>
> 　筆者は現在，研修医教育を中心に働いている．研修医がわたしにとっての患者のようなものである．なんていうと研修医は怒るかもしれない．そこはまあ怒らずに，話のネタとして聞いてほしいのだが，初期研修医が急性期の入院患者，後期研修医が慢性期の外来患者，学生が救急外来の患者，というところだろうか．そんな研修医や学生に対して，ほめたり，けなしたり，持ち上げたり，突き放したりしながら，毎日過ごしている．そんな中，研修医に対しついつい声を荒げる場面もあったりする．研修医を(P)，怒りに曝露させる(E)というわけだ．これを PECO にするとアウトカムはどうなるだろうか．多分以下のようになる．
> 　P：下手こいた研修医に
> 　E：怒鳴りつけるのと
> 　C：やさしくさとすのを比べて
> 　O：どちらのほうが指導医の気持ちがすっきりするか
> 　これは代用のアウトカムか真のアウトカムか．「PECO が研修医教育にも使えることを示す好例である」と他人事ではない．これは筆者自身の問題である．

参考文献

1) Laing AH, Berry RJ, Newman CR, et al. Treatment of inoperable carcinoma of bronchus. Lancet. 1975;2(7946):1161-4.
2) Epstein AE, Hallstrom AP, Rogers WJ, et al. Mortality following ventricular arrhythmia suppression by encainide, flecainide, and moricizine after myocardial infarction. The original design concept of the Cardiac Arrhythmia Suppression Trial (CAST). JAMA. 1993;270(20):2451-5.
3) Smith GD, Song F, Sheldon TA. Cholesterol lowering and mortality：the importance of considering initial level of risk. BMJ. 1993;306(6889):1367-73.

昇級試験　9級

以下の患者シナリオからPECOをたて，代用のアウトカム，真のアウトカムを指摘しなさい．

患者は，心不全で外来通院中の75歳の男性である．1年前に心不全の増悪で入院したあとは落ち着いていたが，1週間前くらいから労作時の息切れが出現した．現在，ACE阻害薬，β遮断薬を服用中．利尿薬を浮腫が出たときに時々使用している．この患者に対し，利尿薬の投与以外にどんな選択肢があるのか検討しようと考えた．

［⇒解答（例）は363ページ］

問題の定式化（EBMのステップ1）《Part 2》
～診断のPECO，予後のPECO，治療のPECO～

（8級：7つのPECO）

前項でPECOの基本は押さえた．本項ではそれをさらに進めていく．張り切っていこう．

1 臨床上の疑問のカテゴリー

臨床の疑問にはさまざまなものがある．前項での研修医の意見を振り返ってみよう．

研修医 B「発作時の尿酸値はあてにならないっていう話を聞いたことがあるけど」
研修医 C「痛風関節炎も炎症なんだから，白血球やCRPが上昇してもいいんじゃないかな」
研修医 D「単純レントゲン写真は撮らなかったんですか」
研修医 E「痛風といえばコルヒチン，と思っていたんですが，NSAIDsのほうがいいんでしょうか」

研修医BCDは診断にかかわる疑問である．Eは治療について話題にしている．臨床での議論もこの2つの話題を軸に展開する．カルテの記載も，診断プラン，治療プラン，教育プランというカテゴリーで書かれることが多い．患者教育も治療の1つと考えれば，診断と治療という2つに大別できる．研修医の疑問も，それに沿って，診断と治療についての疑問となっている．

しかしもう1つ忘れていけない重要な問題のカテゴリーがある．何だろうか．少し考えてみてほしい．

たとえば，この患者さんに，これ以上検査も治療もまったく行わない，という選択肢があるだろうか．そんな質問だと，そんな選択肢はない，それで終わりかもしれない．ならば少し質問を変えよう．ではなぜ，検査を行い，治療を行うのだろうか．

足の関節が腫れたからといって，すべての人が医療機関にかかるわけではない．中には医者にかからないうちに治ってしまう人もいる．痛風や偽痛風のよ

うな激しい痛みを伴う病気でさえ，そういうことがある．筆者自身が以前経験した患者にも，そのような人が複数いる．最初の発作のときは，仕事が忙しくて市販の痛み止めを飲んでいるうちに治ってしまったので医者にかかりませんでしたとか，ほとんど症状がよくなったところでようやく休みが取れたといって来院する人もいる．中には市販の薬さえ使わず，そんなようなこともあったけどよく覚えていないな，という人もいる．そういう患者に出会ったとき，多くの医者は，「もっと早く来たほうがいいと思いますよ」と，まずそう考えたりする．本当にそうか．自信を持ってそう答えられるか．

多くの医者は，病気の自然経過を知らない．何か検査をし，とりあえず治療をしてしまうからである．医者が検査や治療をしなくていけないと考えるのは，検査や治療をしても悪くなる患者を多く診ているからで，放っておいてどうなるかをよく診ているわけではない．医者にかからない患者のほうが，放っておいたらどうなるかという点に関しては，つまり病気の自然経過については，よく知っていたりする．

この「放っておいたらどうなるか」，というのを臨床上の疑問としてきちんと位置づけよう，というのが本項で強調したい第一のことである．この「放っておいたらどうなるか」，という問題は，一般的には予後の問題と呼ばれる．診断，治療に，この予後を加え，3つのカテゴリーで，臨床上の疑問をPECOで定式化するにはどうしたらよいか，それが本項で取り扱うことである（**表1**）．

2 診断のPECO

それでは診断のPECOから考えてみよう．まずは前回の研修医の疑問から．

この研修医の疑問をPECOの形にするとどうなるだろう．ちょっとやってみよう．

表1 臨床上の疑問の3つのカテゴリー

- 診断
- 予後
- 治療

> **問題の定式化**
> P：
> E：
> C：
> O：

それでは，研修医BのPECOを見てみよう．

研修医B「アウトカムがなんか変なんですけど，とりあえずやってみました」
　　　P：単関節炎の患者に
　　　E：尿酸値を測定すると
　　　C：しないときと比べて
　　　O：関節炎が早く治るか
指導医「アウトカムを真のアウトカムという掟がよく生かされていていいじゃないか．しかしちょっと変だよね．尿酸を測ったって関節炎は治らないよね．どうしたらいいだろう．他の研修医はどう，ちょっと隣同士議論してみて」

しばらくディスカッション．

研修医一同「降参です」
指導医「実はわたしも降参だ．診断のときのPECOは真のアウトカムにこだわらない．これが重要だ．真のアウトカムにこだわらず，現実の臨床に即して考えるとどうなるだろう」
研修医C「『痛風関節炎の診断に役立つか』というアウトカムはどうでしょう」
指導医「かなりいい感じだ．診断のPECOは今のように真のアウトカムこだわらず普通にやればいい．そう考えれば治療のPECOのときより簡単だ．でも役立つってどういうことだろう．もう少し明確にならないだろうか」

診断に役立つとはどういうことだろう．この役立つという部分がもう少し整理できると診断のPECOの完成である．その役立つという部分をどう定式化するか，ここで「診断の3つのPECO」が登場する．

● 診断の3つのPECO

 すでに議論も行き詰まっているようだ．早速3つの例を挙げてみよう．まずのそのうち2つ．尿酸を測定したときに，尿酸値が高いか低いか（あるいは正常といったほうがいいか）である．そこを真のアウトカムにこだわらず考えるとどうなるか．高いときに痛風と診断してよいか，そんな感じである．それをPECOにしてみる．

　　P：単関節炎の患者に
　　E：高尿酸血症があると
　　C：ない場合と比べて
　　O：痛風関節炎と確定してよいか

 これが診断のPECOの1つ目，確定診断のPECOである．確定診断とは，所見があるときに確定といってよいかというのであるから，その逆も重要な疑問である．所見がないときに除外していいかというわけである．これを除外診断のPECOという．2つ目である．この症例に沿って除外診断についての疑問をPECOにすると以下のようになる．

　　P：単関節炎の患者に
　　E：高尿酸血症がないと
　　C：ある場合と比べて
　　O：痛風関節炎を除外してよいか

 あとは3つ目である．これは，後述の「診断編」で詳しく取り扱うが，確定診断，除外診断は，検査の特性だけでなく，検査をする時点の確率にも大きく左右される．例えば，乳児の単関節炎で尿酸が高くても，痛風関節炎の可能性はそれほど高くならない．検査をする時点での確率が重要なのである．そこで，確定診断，除外診断のPECOに加え，検査をする時点での頻度の疑問，検査前確率の疑問というのが，3つ目の診断のPECOである．それは下記のように定式化できる．

P：単関節炎の患者で
E：
C：
O：痛風関節炎の頻度はどれほどか

EとCがないではないかと言われるかもしれない．しかしそんなことはどうでもいいのである．PECOは道具である．使うほうが使い勝手がいいように使えばいいのだ．道具に使われるのはばかばかしい．真のアウトカムが重要と言いつつ，診断のときにはこだわらなくていいし，EとCだってこだわることはない．ただ，以下のように定式化すれば立派なPECOになる．

P：単関節炎の患者で
E：成人と
C：老人で
O：痛風関節炎の頻度はどれほど異なるか

● 現実の臨床現場で

陽性なら確定，陰性なら除外，という形で書いたが，現実の臨床は厳しい．陽性だからといって確定診断にならない場合が多いし，陰性だからといって除外できないことも多い．そのあたりについては，診断の項で詳しく解説するが，確定，除外のPECOをもう少し臨床の現実に合わせて書くと以下のようになる．

P：単関節炎の患者に
E：高尿酸血症があると
C：ない場合と比べて
O：痛風関節炎の可能性がどれほど上がるか

P：単関節炎の患者に
E：高尿酸血症がないと
C：ある場合と比べて
O：痛風関節炎の可能性がどれほど下がるか

■ 問題の定式化（EBMのステップ1）《Part 2》

表2 診断の3つのPECO

1. 頻度の疑問
2. 確定診断の疑問
3. 除外診断の疑問

P：その診断を疑われる患者で
E：　　　陽性　　　陰性
C：
O：頻度　　確定診断　　除外診断

　これが最も現実的なPECOである．しかし，覚えるときには，紋切り型にして，頻度，確定，除外，と覚えておこう．診断の3つのPECOについて，**表2**にまとめておく，もう一度確認しよう．

3 予後のPECO

　次に予後のPECOである．これもまず研修医に聞いてみよう．

|指 導 医|「PECOにこだわらず，予後についての疑問をまず適当に考えよう」
|研修医B|「この患者さんにNSIAUsを投与するとどれくらいで症状が消失するのか」
|指 導 医|「治療のPECOとどう違うのかな」
|研修医B|「確かに」
|指 導 医|「大体みんなこうなるんだな．患者さんを放っておくという選択肢が最初から取り除かれているから，どうしても治療の疑問になってしまう．現実的な疑問と思えなくても，検査も治療もしないという前提で一度考えてみよう」

　というわけで，読者の皆さんも予後のPECOを，検査も治療もしないという前提で考えてみてほしい．
　検査や治療をするからには，放っておくとまずいことになるという前提がある．しかし，常にその前提の吟味が忘れ去られている．放っておくとまずいかどうかを考えることもなく，放っておくとまずいに決まっているから，とにか

く検査計画と治療計画を立てなくてはいけない．そう考えて，いつもこの前提を飛び越えてしまう．しかしそこを飛び越えてしまうところに予後の疑問がある．

予後の疑問は，今言った前提そのものである．放っておくとまずいことになるかどうか，これが予後の疑問である．検査も治療もまずは考えない，これが予後の問題を考えるときの前提である．

再び指導医と研修医のやり取りに戻ろう．

指導医「この患者に何の検査もせず，何の治療もしないということはあるだろうか」

研修医B「だいたい検査して薬を出してということになると思います」

指導医「予後の問題を考えるときには，現実の臨床はさておき，何もしないで放置したら，ということが大事なんだ．といっても難しいので，さっきの『この患者さんにNSAIDsを投与するとどれくらいで治るのか』というのをまずPECOにしてみよう」

研修医B「それならできそうです．こんな感じでどうでしょう」
　　　　P：単関節炎の患者に
　　　　E：NSAIDsを投与して
　　　　C：投与しないのと比べて
　　　　O：症状消失までの時間がどれほど短くなるか

指導医「そうだな．じゃあ何もしないとしたら？ PECOは単なる道具だ．あまりPECOに合わせることはない．大事なことは問題が明らかになることだ」

研修医B「何もしないということはEもCもなくすということですよね」

指導医「そうだ．頻度のPECOのときと同じだ」

研修医B「ということは，さっきの診断のときのようにECをなしにして書いてみればいいんですよね」
　　　　P：単関節炎の患者で
　　　　E：
　　　　C：
　　　　O：症状消失までにどれくらいの時間がかかるか

指導医「そうそう，それで予後のPECOになるんだ．診断のときのようにあえてEとCを考えたりするとどうなるかな．ちょっと隣同士話してみて」

研修医D「診断のときとまったく同じなんですが，こんなのどうでしょう」

P：単関節炎の患者で
　　　E：成人と
　　　C：老人で
　　　O：症状消失までの時間にどれくらい違いがあるか

指導医「いい感じではないでしょうか．これが予後因子のPECOだ．単関節炎患者の中で，どんな人で予後が悪いのだろうという疑問になっている．年齢は予後因子になるのか，そう言えばもっとわかりやすいな．単関節炎というのは雑多なものだから，予後の疑問としては，痛風関節炎でとか，細菌性関節炎でとかにしたほうがより臨床的かもしれない．でも基本はこれでいいんだ」

　検査も治療もしないでどうなるか．それが予後のPECOである．予後の中でも，自然経過のPECOである．この自然経過に関する知識が多くの臨床医で案外欠けている．放置したらだめだという根拠なき前提があったりする．そこを明確にする．臨床医にとって最も重要な疑問かもしれない．

　治療のPECOを考える際には，常に予後の疑問がある．予後のPECOが明確になり，放っておくのは問題だということになって初めて，診断や治療のPECOにつながるのである．上記のPECOに対して，90%が平均1日で治る，というのなら，多くの患者はまず1日は様子を見るということになるかもしれない．それが平均1週間ということになると，患者のほうも何とかもっと早く治りませんかということになる．あるいは治るどころか，敗血症に進んで生きるか死ぬかの状態になる，そういう患者が5%いる．そうなるともう検査や治療をしないわけにはいかない．そこで初めて，診断や治療のPECOの問題となる．多くの医者は，放置して大変なことになった患者ばかりをよく記憶している．それに対して，あまり医者にかからないような人は，放っておいてなんともなかった経験を重視している．予後の疑問を臨床医が定式化しにくいというのは，そんなバイアスの産物なのである．

　診断のときと同様，予後のPECOも3つに整理できる．それをお示ししよう．

● 予後の3つのPECO

　先ほど示したのが自然経過のPECOとその疾患内での予後因子のPECOである．あともう1つあるのだが，先ほどの2つを含めて提示しよう．

P：単関節炎の患者で
E：自然経過で
C：
O：症状消失までにどれくらいの時間がかかるか

P：単関節炎の患者で
E：成人と
C：老人で
O：症状消失までの時間にどれくらい違いがあるか

P：単関節炎の患者で
E：痛風関節炎と
C：偽痛風関節炎を比較して
O：症状消失までの時間にどれくらい違いがあるか

　最初のPECOは，検査も治療も考慮せず，自然経過を追跡したときにどうなるかという，自然経過を問うPECOである．ECに患者の種類を入れれば，疾患内の患者属性を予後因子としたPECOになる．3つ目は，一般健常者や他の疾患と比べての予後である．実際の例においては，一般集団との比較ではなくて，他の疾患と比較したPECOを示した．一般集団との比較となるとどんなPECOが立てられるだろうか．下記のスペースに書いてみよう．

問題の定式化
P：
E：
C：
O：

　なかなか難しいかもしれない．以下のようなものはどうだろう．

P：高尿酸血症の患者で
E：痛風関節炎の既往のある場合と
C：ない場合を比べて
O：痛風発作の1年以内の発生率はどれほど異なるか

これは高尿酸血症をもつ患者の予後因子のPECOでもある．ただ高尿酸血症の有無に関係なく，一度痛風関節炎を起こした人と起こしていない健常者の予後の違いを定式化すれば，一般集団との予後の違いとなる．その場合のPECOは，以下のようになる．

P：成人で
E：痛風関節炎の既往のある場合と
C：ない場合（一般健常者）を比べて
O：痛風発作の1年以内の発生率はどれほど異なるか

重要なことは，PECOは道具である，ということである．臨床上の問題を明らかにすることが目的であって，PECOに合わせて問題を作ることが目的ではない．問題に合わせてPECOを使うのである．やや議論が袋小路に入りそうなので，このあたりでやめにして，もう一度予後の3つのPECOをまとめておこう．

予後のPECO3つとは，自然経過，一般人や他疾患と比べた予後，同じ疾患内での予後因子，その3つである．自然，一般，予後因子と，診断のときと同様，リズムに乗って覚えよう．表3に予後についての3つのPECOをまとめた．

表3　予後の3つのPECO

1. 自然経過
2. 一般健常者，他疾患と比べた予後
3. 疾患内の予後因子

P：
E：自然経過　　患者　　　　　　　予後因子あり
C：　　　　　　　一般人，他疾患　予後因子なし
O：アウトカムは真のアウトカム

● 7つのPECO

　診断のPECOの3つ，予後のPECOの3つについて解説した．しかし表題は7つのPECOである．もう1つは前項ですでに取り扱った治療についてのPECOである．これで7つのPECOである．治療の中には，予防や副作用を含めてかまわない．予防，副作用のときのPECOの使い方は，治療のときと特に変わりはないからである．

4 実際の臨床現場で

　最後に，この7つのPECOを実際のEBMの実践の中で，どう生かすかについて，まとめておきたい．

　くどいようであるが，EBMは道具である．使ってナンボである．今回の7つのPECOが臨床現場で使われてこそ，初めて意味を持つ．そのためには臨床現場での使い方を明確にする必要がある．

　臨床医は，救急外来で，病棟で，常に多くの患者と接している．そのすべての患者に対して，初診時に，とりあえずこの7つのPECOを立てるとよい．それについて全部勉強しなければならないというわけではない．むしろそんな無理はしないほうがよい．ただ，意外な患者の問題点が明らかになるかも知れない．背景疑問について一般的な勉強をしてみたものの，個別の患者のためにどう勉強を進めればいいのか，全く見当が付かない状況から，一歩が踏み出せるかもしれない．それだけでもPECOの威力は大きい．PECOをEBMのステップ2へ，必ずつなげなければいけないということはない．その多くの問題の中から，優先順位をつけて，重要な問題から取り組み，すべての問題には取り組まないことが重要である．全部の問題に5つのステップで取り組んでいたら，それこそ患者と話す時間がなくなったり，自分自身の寝る暇もなくなってしまうだろう．

　とりあえず，7つのPECOを立ててみよう．もちろん背景疑問をそれなりに押さえた上でPECOに行く必要がある．常に背景疑問のほうが，優先順位が高い．そして，その上で7つのPECOを立て，そのうちのどの問題から取り組めばよいか，優先順位付けをする．その優先順位付けが，臨床の現場では重要である．

表4	どの問題から取り組むか

1. 患者にとって重要な問題
2. 繰り返しよく出合う問題
3. エビデンスがありそうな問題
4. 自分自身が興味のある問題

　まずは患者にとって急ぐ問題，重要な問題から取り組む．これが，第一である．続いて，繰り返しよく出合う問題，エビデンスがありそうな問題に取り組むといい．さらには自分自身の興味がある問題．そのような優先順位付けで取り組んでみる（**表4**）．

　是非，明日からといわず，今日から，次に出会う患者から，早速7つのPECOを使ってみよう．使えば使うほど，PECOの威力がわかってくる．そしていかに自分自身が何も知らないか，それが明らかになってくる．しかし，くじけることはない．わかっていないことすらわかっていない人に比べれば，わかってないことをわかっている人は相当にいけているのだ．

　「知らざるを知らずとす，これ知れるなり．」　くどい！

コラム：真のアウトカムで評価した診断の論文

　本文では，診断のPECOは真のアウトカムにこだわらない，ということを強調した．しかし例外がある．診断でも真のアウトカムで評価されている場合がある．がんのスクリーニングである．それについてのPECOを，真のアウトカムで定式化してみると以下のようになる．
　P：成人女性に
　E：マンモグラフィーを行うのと
　C：行わないのと比べて
　O：乳がんの死亡率が減少するか

　これは治療のときと同様なPECOである．乳がんのスクリーニングに関しては，この疑問に対するランダム化比較試験（RCT）[*1]が行われている．大腸がんについても同様である[*2]．先ほど診断のPECOでは真のアウトカムにこだわらないと書いたが，診断の研究であっても，真のアウトカムで評価した研究があれば，そちらのほうがいいのである．特にがんのスクリーニングに関しては，まず真のアウトカムでPECOを設定してみてもよい．

　さらに最近では，がんのスクリーニング検査以外でも，真のアウトカムで評価される検査が出てきている．肺塞栓を疑う患者でどの検査が患者の予後を改善するかというランダム化比較試験[*3]，また右心カテーテルについては，RCTのメタ分析[*4]まで発表されている．今後このような研究は増加していくと思われるが，診断の疑問もまず真のアウトカムで，という時代が，近い将来くるのかもしれない．

[*1] Nyström L, et al. Breast cancer screening with mammography: overview of Swedish randomised trials. Lancet. 1993;341(8851):973-8.
[*2] Mandel JS, et al. Reducing mortality from colorectal cancer by screening for fecal occult blood. Minnesota Colon Cancer Control Study. N Engl J Med. 1993;328(19):1365-71.
[*3] Righini M, et al. Diagnosis of pulmonary embolism by multidetector CT alone or combined with venous ultrasonography of the leg: a randomised non-inferiority trial. Lancet. 2008;371(9621):1343-52.
[*4] Shah MR, et al. Impact of the pulmonary artery catheter in critically ill patients: meta-analysis of randomized clinical trials. JAMA. 2005;294(13):1664-70.

コラム：SpPinとSnNout

　診断のPECOの3つのうち，確定，除外のPECOの2つとセットにして，このSpPinとSnNoutということを覚えておくとよい．陽性のときに確定診断ができるかどうかは，その所見の特異度が100％近いかどうかということであるし，陰性のときに除外できるかどうかは，その所見の感度が100％近いかどうかということである．

　表に感度・特異度の計算方法を示すが，感度が100％とはc＝0である．つまり検査が陰性のとき，cが0なので疾患があるということはなく，疾患が除外できる．また同様に，特異度が100％というのはb＝0であるから，検査が陽性のとき，bが0なので，疾患があり，確定診断といえる，というわけである．SpPin：特異度（<u>Sp</u>ecificity）が高い検査が陽性（<u>P</u>ositive）のとき診断を確定（rule <u>in</u>）でき，SnNout：感度（<u>Sn</u>sitivity）が高い検査が陰性（<u>N</u>egative）のとき疾患を除外（rule <u>out</u>）できると覚えておく．

　しかしこれには落とし穴もある．それについては5級で勉強しよう．

表　感度，特異度とSnNout，SpPin

感度（sensitivity）＝a/(a+c)
　　SnNout：感度（sensitivity）が高い検査が陰性（negative）のとき疾患を除外（rule out）
特異度（specificity）＝d/(b+d)
　　SpPin：特異度（specificity）が高い検査が陽性（positive）のとき診断を確定（rule in）

		疾患	
		あり	なし
検査	＋	a	b
検査	－	c	d

昇級試験　8級

1. 以下の患者シナリオから診断の PECO の3つを定式化しなさい

　41歳女性，2ヵ月前より咳が続いている．市販の咳止めで様子をみていたが改善しない．ヘルパーとして働いているが，利用者の前で咳が止まらなくなり困っている．この患者の診断はなんだろうか．

2. 以下の患者シナリオから予後の PECO の3つを定式化しなさい

　40歳男性，帯状疱疹の診断でアシクロビル5日間服用，現在まだ痛みがかなり残っている．患者より，以下のように聞かれた．
「この痛みがずっと続く可能性が高いのでしょうか」
「抵抗力が弱っていて，何か別の病気が元にあるなんてことはないでしょうか」

[⇒解答（例）は363ページ]

問題についての情報収集（EBMのステップ２）
〜5Sアプローチによる情報収集〜

（7級：PECOT，5Sアプローチ）

「ステップ1」の基本が終了して，次は「ステップ2」の情報収集である．しかし，「ステップ2」の前に，PECOを復習しながら，PECOを情報収集につなげるための方法について，まず勉強しよう．

1 PECOからPECOTへ

PECOTという用語は，いまだ一般化していない．「ペコット」というのは，「ペコ」に比べごろがよくないことが一因だろうか．しかし，「ステップ1」と「ステップ2」の橋渡しとして重要なツールなので，説明しておきたい．

Tは"Type of question（疑問の種類）"，"Type of study design（研究デザイン）"のTである．"Type of question"とは，治療，副作用の疑問なのか，診断の疑問なのか，予後の疑問なのかということである．"Type of study design"とは，観察研究なのか，介入研究なのか．観察研究なら，横断研究なのか，症例対照研究なのか，コホート研究なのか．あるいはメタ分析なのか，ということである．

なぜこのような項目が追加されたのか．疑問の種類によって，求めるエビデンスが異なるからである．このTの項目を追加することにより，「ステップ2」の情報収集において，どんな研究デザインの論文を集めればいいのかが明確になる．「ステップ1」のPECOと「ステップ2」の情報収集が，このTの項目によって関係付けられるのである．

それでは，ここで治療，診断，予後，副作用，のそれぞれの"Type of question"について，求めるべき適切な"Type of study design"の組み合わせを下記の空欄に書き込んで，確認しておこう．

> **適切な研究デザインは**
> 治　療　→　（　　　　　　　　　　　）
> 診　断　→　（　　　　　　　　　　　）
> 予　後　→　（　　　　　　　　　　　）
> 副作用　→　（　　　　　　　　　　　）

　治療の疑問の場合は，ランダム化比較試験（RCT）を求める．診断の論文の場合，頻度の疑問であれば有病率を調査した横断研究を探す．確定診断，除外診断の場合は，感度・特異度を求めている研究を探す．これも横断研究のひとつである．予後の疑問であれば，コホート研究を探す．副作用では，できるだけ網羅的に探す．このように疑問の種類によって情報収集の戦略が絞り込める．このＴについて**表1**にまとめた．

　EBM ＝ RCT，という誤解はいつまでたってもなくならないが，これはあくまで治療の疑問に限った話の一部である．診断や予後，副作用について情報収集する場合には，RCTは適切でない場合が多い．疑問に応じた研究デザインの論文を探す，これがEBMの情報収集の鉄則である．

　前項で定式化した「7つのPECO」について，PECOTの形にすると以下のようになる．PECOの復習をかねて確認しよう．

P：痛風関節炎の患者に
E：コルヒチンを投与して

表1　PECOからPECOTへ

Type of question	Type of study design
治療	→ RCT
診断	→ 横断研究（頻度，感度・特異度）
予後	→ コホート研究
副作用	→ 症例対照研究，症例報告を含め何でも
	どんな場合もメタ分析があるといい

C：NSAIDsと比べて
O：症状消失までの期間が短くなるか
T：治療，ランダム化比較試験

P：単関節炎の患者で
E：
C：
O：痛風関節炎の頻度はどれほどか
T：診断，横断研究（頻度）

P：単関節炎の患者に
E：高尿酸血症があると
C：ない場合と比べて
O：痛風関節炎の可能性がどれほど上がるか
T：診断，横断研究　（感度・特異度）

P：単関節炎の患者に
E：高尿酸血症がないと
C：ある場合と比べて
O：痛風関節炎の可能性がどれほど下がるか
T：診断，横断研究　（感度・特異度）

P：単関節炎の患者で
E：自然経過で
C：
O：症状消失までにどれくらいの時間がかかるか
T：予後，コホート研究

P：痛風関節炎の患者で
E：成人と
C：老人で
O：症状消失までの時間にどれくらい違いがあるか

77

T：予後，コホート研究

P：単関節炎の患者で
E：痛風関節炎と
C：偽痛風関節炎を比較して
O：症状消失までの時間にどれくらい違いがあるか
T：予後，コホート研究

2 ステップ2：情報収集

それでは本項の主題である情報収集に入っていこう．EBMの情報収集というと，英語の論文を検索して，原著論文を取り寄せて，そんなふうに思っている人がいる．とんでもない間違いである．

とんでもない間違いとはどういうことか．いつものように研修医に聞いてみよう．

指導医「EBMでは『原著論文を読むな』なんて言っているんだけど，どういう意味だろう」
研修医B「僕なんか，読むなって言われる前から読まないので，どうでもいいんですが」
指導医「さすが生まれながらのEBMの実践者は違う．言われる前からそんなことはわかっていたと」
研修医B「いやあ，それほどでも」
指導医「冗談はさておき，それはちゃんとベッドサイドで患者に張り付いてがんばっていたということだろう．まじめに研修したら，原著論文を悠長に読んでいる暇なんかそうそうないよね」
研修医B「暇がないというか，たまには読もうと思ったこともあったんですが，読み始めて1分も経たないうちに眠ってました」
指導医「それもよく研修したということだな．でも全然勉強しないってこともないだろう．勉強するときはどんなふうにしてるの？」
研修医B「まずは指導医や先輩に聞いたり，あとはマニュアル本とかを，その場でさっと見てという感じです」
指導医「マニュアル本を利用した，『その場の1分』だな．それはなかなかの方法

■ 問題についての情報収集（EBMのステップ2）

　だ．少なくとも英語の原著論文を1時間かけて読むよりは効率はいいだろう．しかしマニュアル本もまた原著論文とは反対の極端で，その中間にあるいい方法を実践しようというのがEBMの情報収集なんだ．情報の妥当性，関連性と，それにかかる労力も考慮した，効率のいい情報収集を目指さなければいけない．ただ，いまのやり方を捨てることはない．是非今のやり方に，EBMのやり方を付け加えることができるといいと思うよ」

研修医B「そういわれるとなんだかやってみようという気になってきました」

　上記のような対応に対し，研修医をただ甘やかしているだけではという意見もある．原著論文が読めなくて医者としてやっていけるか．そんな医者になってはいけないと．逆に，患者に向き合うのが第一で，勉強なんかそれに比べれば重要でない，となると，EBMなんて無意味だという議論と紙一重である．現実臨床におけるEBMの実践はこの極端の間にある．いきなり原著論文を読んでという勉強は非現実的である．それこそ勉強が嫌いになって，二度と勉強しない医者になってしまうかもしれない．逆に，患者に向き合っていれば勉強なんかしなくたって大丈夫となると，それもまた問題だ．そこでEBMを進める人たちは，その間を取る現実的なやり方を重視するのである．

　EBMのバイブルともいえる"Evidence-Based Medicine：How to practice and teach EBM[1]"には，「原著論文の定期購読はやめよ」と書いてある．原著論文なんかに手を出して，読むのに時間がかかると，患者に迷惑をかけるだけだ．もっと患者に迷惑をかけないような，効率的な情報収集でなければならないというのである．かといって，効率がよければいいというのでもない．この本ではこうも言うのである．「伝統的な教科書を燃やせ」．とんでもないことを言うものである．伝統的な教科書とは，内科で言えば『ハリソン』とか『セシル』，小児科で言えば『ネルソン』のような教科書のことだろう．これを燃やせというのである．なぜか．

　ここにも驚くべきことが書いてある．伝統的な教科書からは，「腐ったごみのにおいがする」からだというのである．腐ったにおいとは，情報の改訂がなされず，古くなった情報から出てくる匂いらしい．伝統的な教科書は，3～4年ごとの改訂が相場で，それでは日進月歩の医学の進歩についていけず，時代遅れの医療を患者に提供することになってしまうというのである．確かにそうなんだが，思い切ったことを書く人たちである．こういう人たちでないと，

EBMを立ち上げ，普及させることはできないのかもしれない．

それではどうすればよいのだ．やはりマニュアル本か．そんなわけはない．そこで，エビデンスに基づく検索性のよいデータベースを使え，というのである．短時間で情報収集して，患者に最大限の時間を使えるようにする，これがEBMの情報収集である．

● 5Sアプローチ

EBMの情報収集では，「5Sアプローチ」[2]というのを提唱している（**図1**）．5SのSとは，それぞれStudies, Syntheses, Synopses, Summaries, Systemsの頭文字である．"Studies"とは，原著論文である．"Syntheses"とは，原著論文をまとめたメタ分析やシステマティックレビューである．"Synopses"は，原著論文やメタ分析などの個々の要約である．"Summaries"は，これらの情報をまとめて要約したものである．Synopsesとの違いがややこしいが，例えば心不全に関するACE阻害薬の効果についての論文要約というのはSynopsisであるが，心不全に関する薬物治療の選択肢すべてを含んだ要約がSummaryである．さらに"Systems"とは，電子カルテにリンクした決断支援

レベル	Examples
Systems	Computerized decision support
Summaries	Evidence-based textbooks
Synopses	Evidence-based journal abstracts
Syntheses	Systematic reviews
Studies	Original journal articles

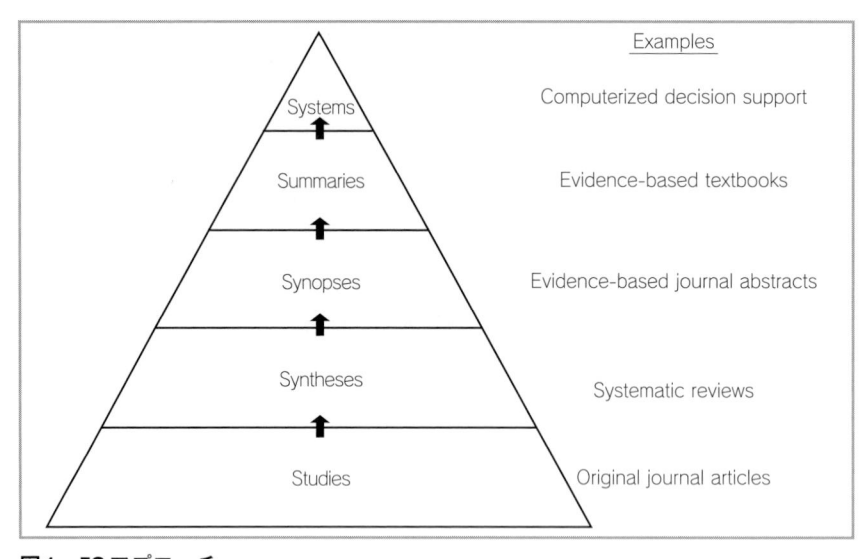

図1 5Sアプローチ
上から順に使用していく．

(Haynes RB. ACP J Club. 2006 ; 145 (3) : A8.[2])

■ 問題についての情報収集（EBMのステップ2）

システムのようなものである．この5つの情報源のピラミッドの上から順にアプローチしていく，というのがこの「5Sアプローチ」である．ただ残念ながら，電子カルテが情報源とリンクしていて，その場の決断を支援してくれるというシステムはいまだない病院が大部分であろう．

しかし，カルテとのリンクというわけではないが，診断の支援ツールとして，"Isabel Healthcare（http://74.205.85.50/home/default）"という診断ロボットが利用できるようになっている．"Case Records of Massachusetts General Hospital（New England Journal of Medicine誌）"の症例の所見を"Isabel"に入力すると96％（残り4％は"Isabel"に登録されていない診断名であった）で正確な診断が得られるという研究もある[3]．しかし750ドルと値段も高く，まだまだこれからというシステムだろう．

そうすると，どうしてもこちらから積極的に情報源を検索していかなくてはならない．現実には多くの場合，"Summaries"から始めることになる．"UpToDate[4]"，"DynaMed[5]"などの教科書，"Clinical Evidence[6]"，"Essential Evidence Plus[7]"などの情報源がここに含まれる．また2009年にはBestPractice[8]という新しいデータベースも登場した．そこにいい情報がなければ，"ACP Journal Club[9]"のような論文要約集にあたる（Synopses）．それでもだめなら，"Cochrane Library[10]"のようなシステマティックレビューのデータベースやメタ分析を探してみる（Syntheses）．それでもだめなら，そのとき初めて原著論文（Studies）に至るというわけである．

表2に，5つのSに対応するデータベースを一覧にしてまとめた．無料のものや，無料のデモのサービスを提供しているものも多く，是非一度実際に使ってみてほしい．

表2　5つのSと代表的なデータベース

Systems	：電子カルテとデータベースの統合
	Isabel
Summaries	：UpToDate，DynaMed，Clinical Evidence，Essential Evidence Plus，BestPractice
Synopses	：ACP Journal Club
Syntheses	：Cochrane Library
Studies	：PubMed（original articles）

Ⅱ章　事例でわかる EBM

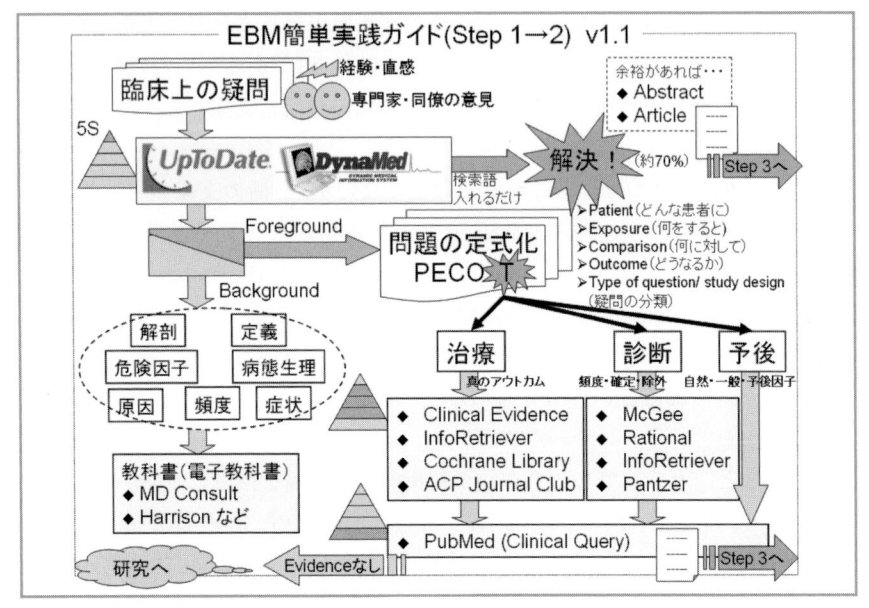

図2　ステップ1からステップ2へ
　PECO から PECOT へ，そして 5S アプローチ．

（公立長生病院，福士元春医師による）

3　7つの PECO から情報収集を概観する

　最後に，「ステップ1」から「ステップ2」にかけての EBM の実践の全体像を概観しておこう（**図2**）．「背景疑問」と「前景疑問」，「PECO」から「PECOT」，そして「5S アプローチ」．それぞれ項目の詳細と項目同士の関係を確認して，日々の臨床現場での EBM の実践をイメージしよう．図には疑問のカテゴリーごとに分けてアプローチ法が書かれているが，これについては中級で取り上げる．

　「その場の1分」，「その日の5分」，「その週の1時間」，この表を実践できるようなスキルが身に付いたら，もう EBM の初級は卒業である．

参考文献
1) Straus SE, Richardson WS, Glasziou P, et al ed. Evidence-Based Medicine：How to practice and teach EBM, 3rd ed, Elsevier Churchill Livingstone, Edinburgh, 2005.

2) Haynes RB. Of studies, syntheses, synopses, summaries, and systems : the "5S" evolution of information services for evidence-based health care decisions. ACP J Club. 2006;145(3):A8.
3) Graber ML, Mathew A. Performance of a web-based clinical diagnosis support system for internists. J Gen Intern Med. 2008;23 Suppl 1:37-40.
4) UpToDate：http://www.utdol.com/
5) DynaMed：http://www.ebsco.co.jp/medical/dynamed/
6) Clinical Evidence：http://www.clinicalevidence.com/
7) Essential Evidence Plus：http://www.essentialevidenceplus.com/
8) BestPractice：http://bestpractice.bmj.com/best-practice/welcome.html
9) ACP Journal Club：http://www.acpjc.org/
10) Cochrane Library：http://www3.interscience.wiley.com/cgi-bin/mrwhome/106568753/HOME?CRETRY=1&SRETRY=0

昇級試験 7級

1. 以下の臨床上の疑問を PECOT で定式化せよ

   禁煙を勧められた患者が以下のように質問した.
   「タバコを吸っていると，どれくらいがんになりやすいんですか」

2. 下に挙げる情報源を5Sアプローチでアクセスする順に並べ替えよ.

   原著論文
   ACP Journal Club
   メタ分析
   UpToDate
   Clinical Evidence

   [⇒解答（例）は364ページ]

| 中級編 | 6級～1級 |

~ EBMを武器に臨床上の問題に向き合う ~

治療編：糖尿病血糖コントロール
~ EBMの5つのステップに沿った問題の解決 ~

（6級：ランダム化比較試験，抄読会）

さあ，いよいよ中級編である．といっても大したことはない．「5つのステップ」，「ステップ0」，「7つのPECO」，「情報収集の5Sアプローチ」と基本的な道具は身につけた．それを使えばいいのである．身についていないと思う読者がいるかもしれない．でもそんなことはかまわない．何となくわかっていれば，あとは繰り返しこれらの道具を使うことが重要である．本書のシナリオの患者に対して，似たような実際の自分の患者に対して，わけもわからず使っているうちに，気がつくとEBMの実践が身についている，多分そうなる．だまされたと思ってついてきてほしい．

泳ぎを覚えるのには，泳ぐ以外に方法はない．いつまでも泳ぎ方を学んでいるだけでは，決して泳げるようにならない．そう言えば当たり前のことだ．本書に現れる患者を，実際に自分が診るつもりで，EBMの「5つのステップ」に沿って，問題解決を試みよう．

1 糖尿病患者の薬物治療を何から始めるか

● 外来診療中にも勉強する

ある日の総合内科外来である．この4月から外来を初めて担当するようになった研修医が，前任者に引き続き外来フォローすることになった糖尿病患者である．

> 研修医A 「55歳，男性の糖尿病患者です．肥満気味ですが，他の心血管疾患のリスクはなく，初診時の評価では，腎症，眼症，神経症とも認めません．3ヵ月前から食事・運動療法を行ってきましたが，HbA$_{1c}$ 7.5%以上とあま

|指　導　医|「何か勉強してみた？」
|研修医A|「"UpToDate"を見てみましたが，あまりに多くの項目が検索されてわけがわかりませんでした」
|指　導　医|「"UpToDate"も糖尿病となるとなかなか大変だな．今日の外来は混んでる？」
|研修医A|「いいえ．まだ再診のコマが始まったばかりで，今日の予約は10人ほどです」
|指　導　医|「それではもう一度検索してみよう．PECOはどんなふうになるかな」
|研修医A|「食事運動療法のみで改善のない2型糖尿病患者に（P），最初の薬物療法として，他の薬物と比べて（C），心血管疾患，糖尿病合併症（O）をより減少させる治療（E）はなにか，という感じです」
|指　導　医|「PECOは言うことない．それじゃ3分を目安に検索してみよう」
|研修医A|「『その場の1分』じゃなくていいんですか？」
|指　導　医|「細かいことを言うやつだな．今日は比較的ひまだから3分で行こう」

り改善が認められませんでした．患者の希望もあり，薬物療法を開始したいと思いますが，どの薬剤から開始したらよいのか，相談したいのですが」

読者の皆さんもぜひここで実際に検索してみよう．

● **"UpToDate"を検索する**

「5Sアプローチ」に従い，もう一度"UpToDate"を見てみる．まず"diabetes"の1語で検索すると，多くの項目が検索され，どれからみればいいのかわからない．しかし1つ目に"Overview of medical care in adults with diabetes mellitus"という項目があり（図1），とりあえずこれを見てみる（図2）．しかしここはケア全体を取り扱っているが，薬物療法については簡単にしか取り扱われていない．こういう場合は，左半分の目次の下方にある"RELATED TOPICS"を見てみる．すると，その中に"Initial management of blood sugar in type 2 diabetes mellitus"とある．これはいかにも今回の疑問に合いそうである．この章へさっそく飛ぶ．

するとこのページには，最初の薬物治療として，メトホルミンが取り上げられており，そこには，禁忌がない限りメトホルミンが第一選択となる，と書いてある（図3）．さらに，体重減少作用があり，インスリンやスルホニルウレア（SU）と比べても，糖尿病関連合併症や総死亡率を減少させたとある．副作用

■ 治療編：糖尿病血糖コントロール

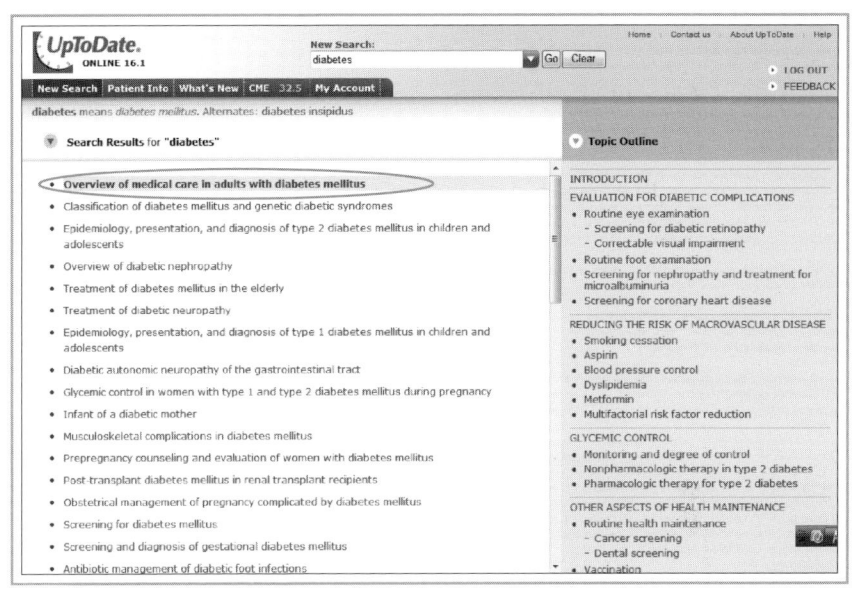

図1　"UpToDate"の検索画面
　"diabetes" 1語で検索して，とりあえず"overview"をクリックする．

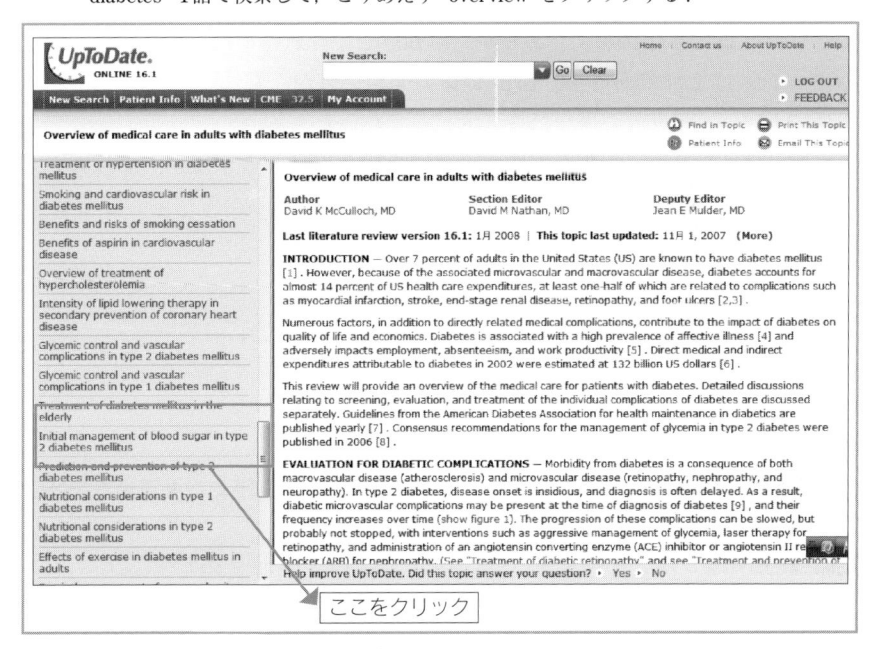

図2　最初に閲覧したトピックの関連項目
　薬物治療の第一選択をどうするかという疑問には合わないため，別の項目を左側の目次の"RELATED TOPICS"から探す．

87

> MEDICATIONS FOR INITIAL THERAPY — The metabolic abnormalities that characterize type 2 diabetes worsen with age. Early institution of treatment for diabetes, at a time when the A1C is not significantly elevated, is associated with improved glycemic control over time and decreased long-term complications [21]. Pharmacologic therapy is often not initiated soon enough, resulting in poor glycemic control. A 2006 consensus statement from the American Diabetes Association (ADA) and the European Association for the Study of Diabetes (EASD) proposed that metformin therapy (in the absence of contraindications) be initiated, concurrent with lifestyle intervention, at the time of diabetes diagnosis [7]. Metformin was chosen for initial therapy because of glycemic efficacy, absence of weight gain and hypoglycemia, general tolerability, and favorable cost. (See "Metformin" below).
>
> Other options for initial therapy in those with contraindications to metformin are available (show table 1). In patients with contraindications to metformin, we suggest a shorter acting sulfonylurea, such as glipizide. A thiazolidinedione may be considered in patients with lower initial A1C values or if there are specific contraindications to sulfonylureas. If a thiazolidinedione is to be used as initial therapy, pioglitazone is preferred because of the greater concern about atherogenic lipid profiles and a potential increased risk for cardiovascular events with rosiglitazone. (See "Thiazolidinediones in the treatment of diabetes mellitus", section on Cardiovascular effects).
>
> Other oral agents, such as meglitinides, alpha-glucosidase inhibitors, or sitagliptin may be appropriate initial therapy for some patients [22]. However, limited clinical experience, higher cost, and/or side effects reduce their appeal as initial agents.
>
> Insulin is a reasonable option for initial therapy in patients who present with symptomatic or poorly controlled diabetes or in patients in whom it is difficult to distinguish type 1 from type 2 diabetes. (See "Insulin" below and see "Classification of diabetes mellitus and genetic diabetic syndromes", section on DKA in type 2 diabetes).
>
> Combinations of these drugs are often necessary to achieve optimal results. The balance among efficacy in lowering A1C, side-effects, and costs must be carefully weighed in considering which drugs or combinations to choose. Avoiding insulin, the most potent of all hypoglycemic medications, at the expense of poorer glucose control and greater side-effects and cost, is not likely to benefit the patient in the long-term.
>
> A consensus algorithm for initiating medication in type 2 diabetes has been developed by the American Diabetes Association and the European Association for the Study of Diabetes (show algorithm 1) [7]. A discussion of the individual medications considered in the algorithm follows below.
>
> **Metformin** — In the absence of contraindications, metformin is the first choice for oral treatment of type 2 diabetes. It generally reduces A1C by 1.5 percentage points [23,24]. In contrast with most other antidiabetic drugs, metformin often leads to modest weight reduction or weight stabilization (show figure 3) [10,25,26]. Furthermore, obese patients in the UKPDS who were assigned initially to receive metformin rather than sulfonylurea or insulin therapy had a decreased risk of the aggregate diabetes-related endpoint and all-cause mortality [27]. The cardiovascular benefits of metformin in the UKPDS need to be confirmed before metformin can be recommended to reduce cardiovascular disease. (See "Metformin in the treatment of diabetes mellitus").

図3　最初の薬物治療の指針が書かれた部分

としては，消化器症状がよくあるが，単独療法で低血糖は起こさない．乳酸アシドーシスはまれであるが，血清クレアチニン値が，女性で1.4mg/dL以上，男性で1.5mg/dL以上の場合は投与すべきでないとある．

　さて，"UpToDate"の結果を見て，読者の皆さんはどうするか．少し考えてみよう．

●実際の患者にどうするか

　それでは指導医と研修医のやり取りの続きを見てみよう．

| 研修医A |「まずメトホルミンですね」
| 指　導　医 |「"UpToDate"ではそのようだ．どうする？」
| 研修医A |「この患者は，尿中アルブミンも陰性で血清クレアチニンも正常ですからメトホルミンを処方します」
| 指　導　医 |「用量，用法は？」
| 研修医A |「添付文書で確認します」

　研修医が電子カルテ上で，メトホルミンの添付文書を確認する．

|研修医A|「500mgで開始とあったので，250mgを朝夕食後2回で開始します．薬価も9.8円と非常に安い薬でした」
|指導医|「OK．それでいこう」

2 その日の外来レビューで

その日の外来後の夕方には，その日の外来患者全体を見直す．「その日の5分」である．ここで今日のこの糖尿病患者の薬物治療について，もう5分勉強してみる．

|指導医|「今日の糖尿病患者について，もう少し勉強してみよう」
|研修医A|「肥満気味の糖尿病にメトホルミンを投与した患者さんですね」
|指導医|「インスリンやSUより糖尿病関連合併症や総死亡率を減少させたというエビデンスをたどってみよう」

"UpToDate"を再度検索し，メトホルミンがインスリンやSUより糖尿病関連合併症や総死亡率を減少させたという部分の引用論文の抄録を見てみる（**表1**）．

まず読者の皆さんも，下記に自分なりの論文抄録の簡単な要約を作ってみよう．

> **論文抄録の要約**
>
>
>
>

それでは誌上の研修医と一緒に勉強しよう．

表1 UKPDS34の "MEDLINE" の抄録
（まず読むべきところを太字のイタリックにした.）

BACKGROUND : In patients with type 2 diabetes, intensive blood-glucose control with insulin or sulphonylurea therapy decreases progression of microvascular disease and may also reduce the risk of heart attacks. This study investigated whether intensive glucose control with metformin has any specific advantage or disadvantage. METHODS : Of 4075 patients recruited to UKPDS in 15 centres, 1704 *overweight (> 120% ideal bodyweight) patients with newly diagnosed type 2 diabetes*, mean age 53 years, had raised fasting plasma glucose (FPG ; 6.1-15.0mmol/L) without hyperglycaemic symptoms after 3 months' initial diet. 753 were included in a *randomised controlled trial*, median duration 10.7 years, of conventional policy, primarily with *diet alone* (n = 411) versus *intensive blood-glucose control policy with metformin*, aiming for FPG below 6mmol/L (n = 342). A secondary analysis compared the 342 patients allocated metformin with 951 overweight patients allocated *intensive blood-glucose control with chlorpropamide (n = 265), glibenclamide (n = 277), or insulin (n = 409)*. The primary outcome measures were *aggregates of any diabetes-related clinical endpoint, diabetes-related death, and all-cause mortality*. In a supplementary randomised controlled trial, 537 non-overweight and overweight patients, mean age 59 years, who were already on maximum sulphonylurea therapy but had raised FPG (6.1-15.0mmol/L) were allocated continuing sulphonylurea therapy alone (n = 269) or addition of metformin (n = 268). FINDINGS : Median glycated haemoglobin (HbA1c) was 7.4% in the metformin group compared with 8.0% in the conventional group. Patients allocated metformin, compared with the conventional group, *had risk reductions of 32% (95% CI 13-47, p = 0.002) for any diabetes-related endpoint, 42 % for diabetes-related death (9-63, p = 0.017), and 36% for all-cause mortality (9-55, p = 0.011)*. Among patients allocated intensive blood-glucose control, *metformin showed a greater effect than chlorpropamide, glibenclamide, or insulin for any diabetes-related endpoint (p = 0.0034), all-cause mortality (p = 0.021), and stroke (p = 0.032)*. Early addition of metformin in sulphonylurea-treated patients was associated with an increased risk of diabetes-related death (96 % increased risk [95 % CI 2-275], p = 0.039) compared with continued sulphonylurea alone. A combined analysis of the main and supplementary studies showed fewer metformin-allocated patients having diabetes-related endpoints (risk reduction 19% [2-33], p = 0.033). Epidemiological as-

sessment of the possible association of death from diabetes-related causes with the concurrent therapy of diabetes in 4416 patients did not show an increased risk in diabetes-related death in patients treated with a combination of sulphonylurea and metformin (risk reduction 5% [−33 to 32], p = 0.78). **INTERPRETATION** : Since intensive glucose control with metformin appears to decrease the risk of diabetes-related endpoints in overweight diabetic patients, and is associated with less weight gain and fewer hypoglycaemic attacks than are insulin and sulphonylureas, it may be the first-line pharmacological therapy of choice in these patients.
PMID : 9742977

(Lancet. 1998;352(9131):845-65.[1])

●論文要約をさらに要約する

指導医「とりあえず，この論文の結果を定量的に評価するところまでやってみよう．まずPECOとランダム化比較試験かどうかだけチェックしてみて」

研修医A「肥満のある2型糖尿病患者に，メトホルミンの投与と，食事療法のみとを比較して，糖尿病関連合併症，糖尿病関連死，総死亡が減るかどうか検討したランダム化比較試験です」

指導医「論文のPECOとランダム化は完ぺきだ．少し追加すると，この論文では"UpToDate"にもあったように，メトホルミンとインスリン，SU剤も比較しているよね．じゃあ結果を簡単に要約してください」

研修医A「食事療法のみと比べて，risk reductions of 32% (95% CI 13〜47, p=0.002) for any diabetes-related endpoint, 42% for diabetes-related death (9〜63, p=0.017), and 36% for all-cause mortality (9〜55, p=0.011)とあります」

指導医「説明してよ」

研修医A「risk reductionsというのがよくわかりません」

指導医「だれか説明できる？ B先生，どう？ 後期研修医の格の違いを見せてくれ」

研修医B「格はそんなに違わないですけど．risk reductionsというのはrelative risk reduction (RRR), 相対危険減少のことでいいんですか？ それならなんとかわかります．糖尿病関連合併症，糖尿病関連死，総死亡，いずれも相対危険減少が30〜40%で，p値が0.05より小さいので，統計

学的にも有意な効果があるという結果です」

指導医「そのとおり．相対危険減少，RRRで30〜40%ってどういうこと？」

研修医B「糖尿病関連合併症の相対危険減少32%で説明すると，100人の糖尿病合併症が起こるところ，メトホルミンによる治療により68人に減少，100人から68人に減少，つまり100マイナス68で32人減少する，という説明でいいですか」

指導医「言うことなし．あと"95% CI 13〜47"という部分について解説できる？」

研修医B「日本語で言うと95%信頼区間です」

指導医「そのとおり．でもそれだけ？」

研修医B「それだけです」

指導医「説明してよ」

研修医B「インチキな説明ですけど」

指導医「それがいいんだ」

研修医B「相対危険減少32%，95%信頼区間13〜47ですから，相対危険減少が，少なく見積もっても13%，多く見積もると47%です．少なく見積もっても13%減らす，という結果ですから，かなり減らすという結果だと思います」

指導医「A先生，わかった？」

研修医A「なんとなく」

指導医「じゃあ，糖尿病関連死についての結果を説明してみて」

研修医A「相対危険減少が42%ですから，100人の糖尿病関連死が起こるところ，治療により42人減って，58人にまで減るということですか？」

指導医「そうそう．じゃあ信頼区間は？」

研修医A「9〜63だから，少なく見積もって9%減らす，多く見積もって63%減らす．少なく見積もっても9%減らすというのだから，糖尿病関連死が減少するといってよさそう？」

指導医「そのとおり！　それじゃあ次のような結果だったら？　相対危険減少が15%，95%信頼区間が−2〜24%」

研修医A「相対危険減少15%とは，発症が100人から15人減って85人まで減るということですよね．95%信頼区間の下限が，−2ということは……この辺が実は1年目の研修医のときに講義で聞いても，よくわからなかったのです」

研修医B「−2減るっていうのは2増えるってことじゃない？」

研修医A「そうか．相対危険減少が最小だとすると，減少ではなく2%増加するか

治療編：糖尿病血糖コントロール

もしれないということだ．ただ効果が最大だと見積もると24%減少させるかもしれない．増加するかもしれないし，減少するかもしれない．つまり効果があるかどうか，よくわからないということだ！」

指導医「そうなんだ．何となくわかったみたいだな．せっかくだからもう少し頑張ろう．最初に統計学的にも有意って言ったけど，どこでわかった？」

研修医A「p値をみて，0.002, 0.017, 0.011と，どれも0.05より小さいのでそう判断しました」

指導医「そうだよね．p値，危険率って言うんだけど，それが0.05より小さいかどうか見ればいいんだよね．ただ95%信頼区間が書いてある場合，信頼区間を見るだけでも統計学的に有意かどうかわかるんだけど，どう？」

研修医A「……」

指導医「ヒントは，信頼区間の下限に注目，総死亡の結果で見てみて」

研修医A「相対危険減少が36%，95%信頼区間が9〜55だから，少なく見積もっても9%減少する．少なく見積もった下限でも減少しているから，統計学的にも減少するということですか？」

指導医「そうそう．そのとおり．今のことを一般化すると，『相対危険減少の95%信頼区間が0を含まないとき，有意水準0.05で有意差ありと判定できる』というんだ．かえって分かりにくいな．『相対危険減少の効果の下限で見ても0より大きく，減少させるという結果だから，有意に減少させると判断』，ということだな．さっきの例で95%信頼区間が−2〜24%だと，下限が−2で，下限では発症を増加させるかもしれない，信頼区間は0を含んでいて有意差なし，ということになる」

研修医A「かなりはっきりしてきました．すぐ忘れそうですけど」

● **実際の患者に戻る**

　論文に少し時間をかけすぎたようだ．でも論文結果を定量的に評価できるようになっておくことは，まず真っ先にマスターしておくとよいことなので，少し時間をかけた．とりあえず相対危険減少と信頼区間の読みを繰り返し確認しておこう．それが確実にものにできたら，再び実際の患者に戻ろう．再び指導医研修医のやり取りから．

指導医「論文の結果が定量的に把握できたところで，今日の患者に戻ろう．今日の患者にメトホルミンを投与したことはどうだったかな？」

|研修医A|「メトホルミンが30〜40％糖尿病合併症や死亡を減少させることがわかりましたし，インスリンやSU剤よりもいいという記載も，実際の論文要約で確認できたので，いい判断ができたと思います」

|指導医|「B先生どうかな」

|研修医B|「この患者さんは，これまでSU剤やインスリンを使っていない患者さんで，最初の薬物療法としてメトホルミンを投与したんですよね．でもそれって添付文書の記載には矛盾するんです．添付文書には，『効果・効能：インスリン非依存型糖尿病（ただし，SU剤が効果不十分な場合あるいは副作用等により使用不適当な場合に限る）』とあるんですよ」

|研修医A|「でもさっきの論文抄録には，SU剤で治療している患者にメトホルミンを追加した場合，糖尿病関連死を96％増加させるとありますよ．少なく見積もっても2％増やす，多く見積もると275％増加ということは，統計学的にも有意な結果ですよね．SU剤にメトホルミンを追加するのは，むしろ危険ということだと思うのですが」

|研修医B|「そうなんだけど，添付文書とかは，インターネットで患者さんも見たりするんだよね．さっきの論文を見ることはあまりないんだけど」

|指導医|「実際にそういうことあった？」

|研修医B|「ないんですけど」

|指導医|「でもそんなときこそ，この論文について患者にきちんと説明してみるいいチャンスじゃないだろうか．なかなか難しいとは思うけど」

|研修医A|「知らないほうが何でもなく処方できるというのもなんだかですね」

|指導医|「そうだな．でも5分もとっくに過ぎているので，ここから先は今週末の抄読会で今の論文の原著までさかのぼってみたらどうだろう．それじゃあ，残りの患者をさっとレビューして，今日は終わりにしよう」

3 その週の抄読会で

「その場の1分」，「その日の5分」，「その週の1時間」．というわけで，今から先の糖尿病患者の治療に発した関連論文の抄読会である．

●抄読会の準備

まず原著論文を手に入れる．論文抄録の末尾にPMID9742977とある．この番号を"PubMed"の検索ボックスに入れて検索すると，原著論文に至る．あるいは，"PubMed"の"Single Citation Matcher"で雑誌名，巻，ページを入力し

■ 治療編：糖尿病血糖コントロール

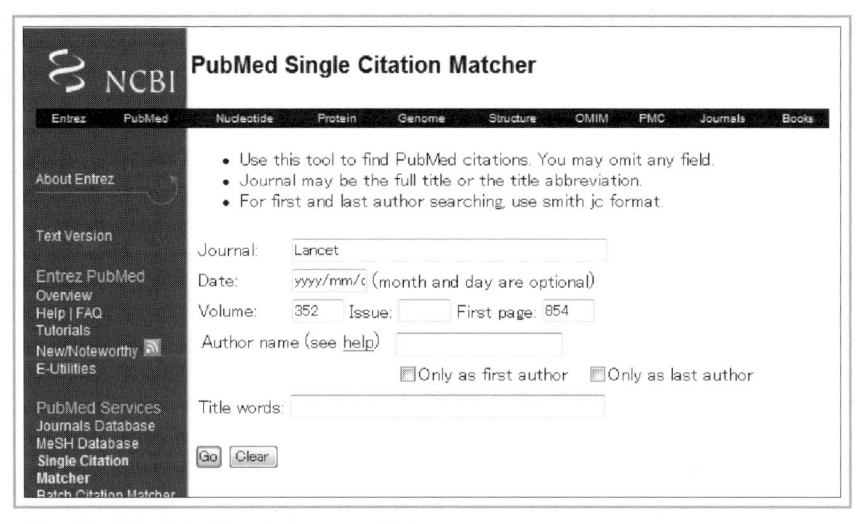

図4 "PubMed"の"Single Citation Matcher"

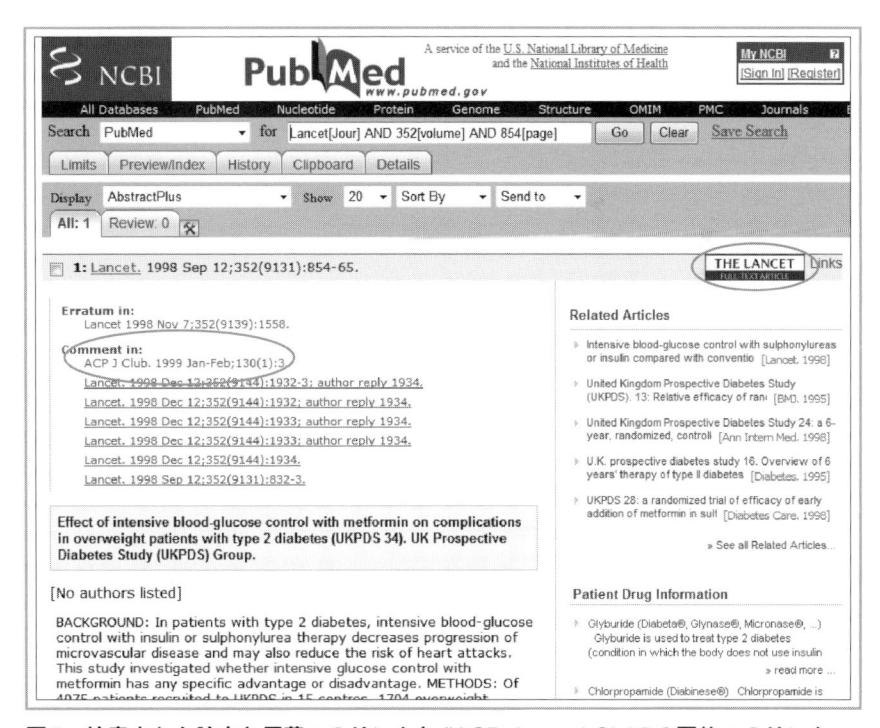

図5 検索された論文と原著へのリンクと"ACP Journal Club"の要約へのリンク

ても同様にたどりつける（**図4**）．また，検索ボックスに［1998　352　854-65］と入れてもたいていたどりつける．ここで右上の"The Lancet"のタブをクリックすると"Lancet"のホームページに飛び，"Lancet"を購入してオンラインの登録をしてあると，原著論文がPDFファイルで手に入る．また"Comment in"のところを見ると，1行目に"ACP Journal Club. 1999 Jan-Feb;130(1):3"とある．この論文は"ACP Journal Club"に論文要約があることがわかる（**図5**）．磁気版がある場合，ここがクリックできるようになっていて，リンクで飛ぶことができる．ここではクリックができないので，磁気版がなく，雑誌版のコピーを手に入れるか，"ACP Journal Club"を再度検索する必要がある．"ACP Journal Club"の要約が手に入れば，それを利用して抄読会をしてもよい．

● **抄読会のおきて**

　この抄読会は，EBMスタイルジャーナルクラブと呼ばれる．従来の抄読会というと，担当者が勤務時間終了後，遅くなってから病院の図書館をさまよい歩き，深夜に読む論文がようやく決まり，夜通し日本語訳を作って，翌日の抄読会の準備をする．そしていざ抄読会となると，だれも出席者がいなかったり，出席していても大部分の人が寝ていたりする．それは極端だとしても，筆者自身が研修医時代に経験した抄読会は，大部分がそれに近いものであった．その反省とEBMで身につけたノウハウを生かしたのが，このEBMスタイルジャーナルクラブである．

　この抄読会には以下のようなおきてがある．
1. 準備しない
2. その場で読む
3. みんなで読む
4. 公式に沿って読む
5. 実際の患者にどうするか議論する

　担当者の役割は，読む論文を決めて，参加者分のコピーを作ることだけである．今回も研修医のA先生が，準備した論文を配布し，その論文を読むきっかけとなった患者さんについて簡単にプレゼンテーションし，あとはみんなで論文を読み，みんなで先の患者にどうするか議論するのである．それでは実際の抄読会を始めよう．使用するのは以下の論文である[1]．読者の皆さんもぜひこの論文を手に入れてこの先に進もう．手に入らなかった人は，この論文の

methodsの部分を示したので(**表2**),それを参照しながらお付き合い願いたい.

・Effect of intensive blood-glucose control with metformin on complications in overweight patients with type 2 diabetes (UKPDS 34). UK Prospective Diabetes Study (UKPDS) Group. Lancet. 1998 ; 352 (9131) : 854-65.

表2 UKPDS34のMethods(方法)の部分(抄読会で指摘した部分を太字にした.)

Methods
Patients
UKPDS has been described in the accompanying paper. In brief, between 1977 and 1991, general practitioners in 23 centres in the UK referred patients with newly diagnosed type 2 diabetes, aged 25-65 years, for possible inclusion in UKPDS. 5102 diabetic patients with FPG above 6.0 mmol/L on two mornings were recruited. The patients were advised to follow a diet high in carbohydrates and fibre and low in saturated fats, with energy restriction in overweight patients. After 3 months on diet, 4209 eligible patients with FPG above 6.0 mmol/L were randomised by a stratified design : 2022 (48%) were nonoverweight patients (<120% ideal bodyweight13) and 2187 (52%) were overweight. **Patients were allocated conventional treatment with diet or intensive treatment with sulphonylurea or insulin with metformin as an additional intensive therapy option in overweight patients in the first 15 centres. We report here results for the overweight participants who had FPG between 6.1 and 15.0 mmol/L (n=1704) without symptoms of hyperglycaemia, after diet treatment.** This paper reports on two randomised controlled trials in patients in the first 15 centres, in which metformin was a therapeutic option.
Trial in overweight, diet-treated patients of intensive blood-glucose control with metformin versus conventional treatment
The 1704 overweight patients **were randomly assigned conventional treatment, primarily with diet (24%), or intensive treatment with chlorpropamide (16%), glibenclamide (16%), insulin (24%), or metformin (20%).**
(中略)
Intensive treatment policy with metformin
The aim of the intensive approach for glucose control with metformin, sulphonylurea, or insulin therapies, in addition to dietary advice, was to obtain near-normal FPG (ie, <6.0 mmol/L). If FPG increased, patients

were kept on the allocated monotherapy alone until marked hyperglycaemia developed, so that the clinical effects of each therapy could be assessed. 342 overweight patients were assigned intensive control with metformin. Treatment started with one 850 mg tablet per day, then 850 mg twice daily, and then 1700 mg in the morning and 850 mg with the evening meal (maximum dose = 2550 mg).
(中略)
Trial in non-overweight and overweight sulphonylureatreated patients of addition of metformin versus continued sulphonylurea alone
1234 patients, both non-overweight and overweight, were assigned to intensive treatment with sulphonylurea in the first 15 centres. Of these, 537 who were treated with maximum doses of sulphonylurea and had FPG of 6.1-15.0 mmol/L without symptoms of hyperglycaemia, were randomly assigned in equal proportions early addition of metformin to the sulphonylurea (n = 269) or continued sulphonylurea alone (n = 268 ; figure 2).
(中略)
Clinical endpoint analyses
The closing date for the study was Sept 30, 1997. Endpoints were aggregated for analysis to keep to a minimum the numbers of statistical tests. **The three predefined primary outcome analyses were the time to the first occurrence of**: any diabetes-related clinical endpoint (sudden death, death from hyperglycaemia or hypoglycaemia, fatal or non-fatal myocardial infarction, angina, heart failure, stroke, renal failure, amputation [of at least one digit], vitreous haemorrhage, retinopathy requiring photocoagulation, blindness in one eye, or cataract extraction) ; diabetes-related death (death from myocardial infarction, stroke, peripheral vascular disease, renal disease, hypoglycaemia, or hyperglycaemia, and sudden death) ; and all-cause mortality.
(中略)
Statistical analysis
Analyses were by intention to treat. Life-table analyses were done with log-rank tests and hazard ratios, used to estimate relative risks, were obtained from Cox proportional-hazards models. For the primary and secondary outcome analyses of clinical endpoint aggregates, 95% CIs are quoted. For single endpoints 99% CIs are quoted, to make allowance for potential type 1 errors. Further details are given in the accompanying paper.

(Lancet. 1998;352 (9131) :854-65.[1])

●抄読会の実際

最初に患者の紹介と今回の論文に至る経緯を担当者が紹介する．

> **研修医A**「患者は55歳，男性．肥満気味の糖尿病患者です．他の心血管疾患のリスクはなく，初診時の評価では，腎症，眼症，神経症とも認めません．3ヵ月前から食事・運動療法を行ってきましたが，HbA$_{1c}$ 7.5%以上と改善が認められません．患者の希望もあり，薬物療法を開始しようと考え，"UpToDate"を検索したところ，メトホルミンが第一選択で，インスリンやSU剤より優れるという記述を見つけました．そのもとになった論文を今日は取り上げたいと思います．今から論文を配りますので，今から5分程度でまず読んでみてください」

それでは読者の皆さんも5分程度で論文を読んで，この論文の要約を下記にまとめておこう．

> ✎ **論文の要約**

●実際の論文を読む

> **研修医A**「だいたい読めましたか．それでは隣同士，周囲の2～3名で，読んだ内容について，公式（表3）に沿って確認し，議論してください」

5分ほど確認，議論したら，公式に沿って論文要約を確認する．

> **研修医A**「まずこの論文のPECOはどうでしょう．そこの2人のグループどうですか」
>
> **研修医C**「Pについては，855ページの"Methods"の"Patients"に，25～65

歳の2型糖尿病患者で，早朝空腹時血糖が2回6.1mmol/L以上15mmol/L未満，理想体重より120％以上の肥満患者1,704人を対象とあります．EとCは855ページの"Trial in overweight"に続く部分に書かれており，Eは，クロルプロパミド，グリベンクラミド，インスリン，メトホルミンのいずれかで，Cは食事療法ですが，空腹時血糖が15mmol/Lを超えたり，高血糖の症状が出た場合には薬物治療が開始されています．メトホルミンは850mg1回投与から始め，2回投与まで増量，朝1,700mg，夕850mgの計2,550mgを最大量として投与しています．Oは857ページの右の列の最後の段落に，3つの前もって計画された一次アウトカムとして書かれています．突然死，高血糖や低血糖による死亡，心筋梗塞，狭心症，心不全，脳卒中，腎不全，1指以上の切断，重篤な出血，光凝固が必要な糖尿病性網膜症，失明を合わせた糖尿病関連合併症，糖尿病関連死亡，総死亡の3つです」

研修医A「何か追加ありますか」

研修医D「856ページの右の列に，SU剤で空腹時血糖が6.1mmol/L以上15mmol/L未満の肥満のない患者や肥満患者に対して，メトホルミンを追加する群，SU剤のみを継続した群を比較した別な試験も，この中で解析されています」

研修医A「続いてランダム化とintention-to-treat（ITT）解析についてはどうですか（コラム参照，p.106, 108）」

研修医E「抄録の"Methods"の7行目に"randomised"とあります．また，858ページの"Statistical analysis"の1行目に"intention-to-treat"とあります」

研修医A「結果についてだれかお願いします」

研修医F「Figure 6に書かれています．糖尿病関連合併症については，メトホルミンと食事療法群との比較において，相対危険0.68，95％信頼区間0.53〜0.87，糖尿病関連死について0.58（0.37〜0.91），総死亡について0.64（0.45〜0.91）です」

研修医A「インスリン，SU剤による集中治療群と食事療法群との比較はどうですか」

研修医D「同じくFigure 6にあります．先ほどの3つのアウトカムについて，相対危険と95％信頼区間は，それぞれ，0.93（0.77〜1.12），0.80（0.58〜1.11），0.92（0.71〜1.18）です」

研修医A「何か追加はありますか」

研修医G「非肥満者も含めてメトホルミンを追加したもう1つの比較では，SU剤

単独とメトホルミン追加群を比較して，1.04（0.77〜1.42），1.56（1.02〜3.75），1.60（1.02〜2.52）とメトホルミン追加群で糖尿病関連死亡や総死亡が多くなっています」
研修医A「指導医の先生，何か追加ありますか」
指 導 医「今日の読み込みは素晴らしい．特に付け加えることはありません．複雑な臨床試験ですがよく理解できています」

こんなふうに進めばいいのだが，実際はもっと大変である．こう簡単にはいかない．しかし，EBMの実践の経験の長い指導医やEBMを得意とする研修医がいれば，30分もあればだいたいここまで読むことができる．

ここで利用した治療の論文を読む公式とそれに沿った論文要約を**表3**，**4**に示す．原著論文を読むといっても，スミからスミまで読むような無理なことはせず，**表3**に示すような公式に沿って読むようにする．この公式は研究デザインごとに異なるが，ここでは治療の論文についての公式を示す．**表3**の表題にある「歩きながら論文を読む法」というのは，「公式に沿って，無理せず，日常臨床を阻害することなく読む法」ということである．

表3 歩きながら論文を読む法：治療編

1. 論文のPECO
2. ランダム化か
3. intention-to-treat（ITT）解析か
4. 一次アウトカムの結果は何か

表4　論文要約

PECO 1
　P：25〜65歳の理想体重より120％以上の肥満のある2型糖尿病患者
　E：メトホルミン850mgから1,700mgへ増加，最大2,550mg
　　　インスリン，クロルプロパミド，グリベンクラミド
　C：食事療法
　O：糖尿病関連合併症，糖尿病関連死，総死亡が減少するか

PECO 2
　P：SU剤最大量で空腹時血糖が6.1mmol/L以上15mmol/L未満の2型糖尿病患者
　E：SU剤にメトホルミンを追加して
　C：SU剤単独と比べて
　O：糖尿病関連合併症，糖尿病関連死，総死亡が減少するか

ランダム化：されている
ITT解析：されている

一次アウトカムについての結果：相対危険と95％信頼区間

	糖尿病関連合併症	糖尿病関連死	総死亡
メトホルミン	0.68 (0.53〜0.87)	0.58 (0.37〜0.91)	0.64 (0.45〜0.91)
インスリン，SU剤 （対照：食事療法）	0.93 (0.77〜1.12)	0.80 (0.58〜1.11)	0.92 (0.71〜1.18)
SU剤＋メトホルミン （対照：SU剤単独）	1.04 (0.77〜1.42)	1.56 (1.0〜3.75)	1.60 (1.02〜2.52)

●論文内容をどう生かすか議論する

　さて，原著論文のまとめを見て，外来の糖尿病患者にどうすべきであったかもう一度考えてみよう．原著論文を読んだ結果を付け加えて，今の時点での考えを下記に書いておこう．"MEDLINE"の抄録を読んだだけのときとは何か違いがあるだろうか．そのあたりも考えて書き込もう．

■ 治療編：糖尿病血糖コントロール

✎ この患者にどうすべきであったか

　ここからが EBM スタイルジャーナルクラブの本番である．論文を読むだけでは何にもならない．それを臨床に，個別の患者に役立ててこそ EBM である．

研修医A「皆さんならこの患者さんにどうしますか」
研修医C「この患者さんはメトホルミンでいいんじゃないですか」
研修医B「でも保険適用とか投与量とかはどうしますか」
研修医C「保険適用はあるんじゃないですか」
研修医B「添付文書では，『SU 剤が効果不十分な場合あるいは副作用等により使用不適当な場合に限る』となっているし，用量だって最大 750 mg までしか使えないんだ」
研修医D「とりあえず 750 mg まで使ってみればいいんじゃないかな．この研究に参加したのは平均体重 85 kg，平均の BMI 30 以上というような人たちだから，65 kg くらいの日本人なら案外 750 mg でもいいかもしれない」
研修医A「副作用と薬価の問題はどうですか」
研修医B「副作用については，低血糖は食事療法群 7.9% に対し，メトホルミンでは 8.3% とほとんど差がない．SU 剤やインスリン群では 15〜20% に報告されている．重症な低血糖でも食事療法群で 0.7%，メトホルミン群で 0.6% で同様な傾向だ．"UpToDate" では腎不全がなければ乳酸アシドーシスの心配は少ないとある．薬価も 10 円以下ともっとも安い薬の部類だ」
研修医F「ピオグリタゾンや新しいタイプの SU 剤はどうなんだろう」
研修医B「"UpToDate" では，それらは第二選択以降になっていたようだよ」
研修医A「じゃあちょっとロールプレイをやってみよう．じゃんけんで一番負けた人を決めてください」
研修医G「またおれだよ」
研修医A「あまり発言がなかったのでちょうどいいじゃないですか．わたしが患者

役です．薬を出すかどうか，出すなら何をというところをロールプレイしましょう．よろしくお願いします」

　というわけで，ロールプレイの後，そのやり取りをもとにもう一度ディスカッションして，抄読会は終わる．最後のディスカッションも治療について議論する場合，最低限以下の3点を押さえて議論する．
　1. 論文の患者と目の前の患者の異なるところはどこか
　2. 一次アウトカム以外のすべてのアウトカムを評価したか
　3. 副作用とコストを考慮しても治療効果が期待できるか
　以上を踏まえて，誌上でこの抄読会に参加したあなたの意見を最後にまとめておこう．

抄読会に参加して

参考文献

1) Effect of intensive blood-glucose control with metformin on complications in overweight patients with type 2 diabetes (UKPDS 34). UK Prospective Diabetes Study (UKPDS) Group. Lancet. 1998；352 (9131)：854-65.

コラム：UGDP研究

UGDP研究[*]は，"University Group Diabetes Program"の略であるが，2型糖尿病の真のアウトカムを検討した最初のランダム化比較試験である．経口血糖降下薬トルブタミド群，一定量のインスリン群，血糖値により調節するインスリン群，プラセボ群の4つの群が比較されている．この研究のPECOは以下のようなものである．

P：2型糖尿病の患者に
E：トルブタミド，インスリンを投与して
C：プラセボと比べて
O：心血管死亡が減少するか

そしてその結果はどのようなものだったのだろうか．この研究の血糖以外の結果は意外なものである．治療により血糖コントロールはよくなったものの，インスリン群ですら，心血管疾患による死亡は減少せず，トルブタミド群では，心血管疾患による死亡が3倍増加した，というのである．その結果を下記に示す．この研究の後，20年以上を経て発表された，2型糖尿病について真のアウトカムで検討したランダム化比較試験が，本項でも取り上げたUKPDS (United Kingdom Prospective Diabetes Study) である．

表 UGDPの結果のまとめ

	プラセボ	トルブタミド	一定量インスリン	用量調節インスリン
累積心血管死亡 (%)	6.0	17.6	7.7	8.1
死亡 (%)	11.4	19.8	11.7	12.9
GOODコントロール[*] (%)	27.0	37.4	38.5	49.0

[*]空腹時血糖110mg/dL未満が70%以上

[*]Meinert CL, et al. A study of the effects of hypoglycemic agents on vascular complications in patients with adult-onset diabetes. II. Mortality results. Diabetes. 1970;19:Suppl:789-830.

コラム：ランダム化，隠蔽化，マスキング（盲検化）

　治療効果を検討するにあたって，治療群と対照群の背景をそろえて，交絡因子を除くことが最も重要視される．ランダム化はそのための最も強力な方法と考えられている．最近の大規模試験では，コンピュータによる中央割付が最も多いやり方だろう．「コンピュータにより」というのは，コンピュータによって発生させた「0527843746」などという数列を，0～4を治療群A，5～9を対照群Bに割付けるというような約束で，「ABABBAABAB」という割付表を作成し，それをもとに参加者を割り付けるのである．

　中央割付というのは，おのおのの医療機関とは別のセンターが割付表を作成し，参加者の割付を行ったということである．ここで作成された割付表をオープンにしないでおくことを隠蔽（concealment）と呼ぶ．もしこの割付表を現場の医師が手に入れ，次に割り付けられるのがどちらかわかってしまったりすると，次が治療群の場合，予後のよさそうな患者が来るまで治療群への組み入れを待ち，次が対照群とわかっていたら，予後が悪そうな人が来たときに割り付ける，というような不正が可能になる．

　隠蔽の説明をすると，マスキングとの違いが必ず問題となる．マスキングと隠蔽化は区別が難しいが，割付前に行われた割付表をオープンにしないのが隠蔽化，割付後にどちらの治療かわからないようにするのがマスキングである．マスキングのひとつの方法は，二重盲検である．中央割付で二重盲検されていれば，通常隠蔽化されていると考えられる．しかしオープン試験の場合は，中央割付というだけでは隠蔽化が保たれているかどうかはわからない．

　また二重盲検は，医師患者間のマスキングに限定した話で，アウトカムの評価時，解析時にもマスキングが問題となる．患者だけがマスキングされていれば一重盲検，医師患者がマスキングされていれば二重盲検，アウトカムの評価がマスキングされていれば三重盲検，解析までマスキングされていれば四重盲検である．

　ランダム化，隠蔽化，マスキングの関係を**図**にまとめた．

■ 治療編：糖尿病血糖コントロール

図 ランダム化，隠蔽化，マスキングの関係

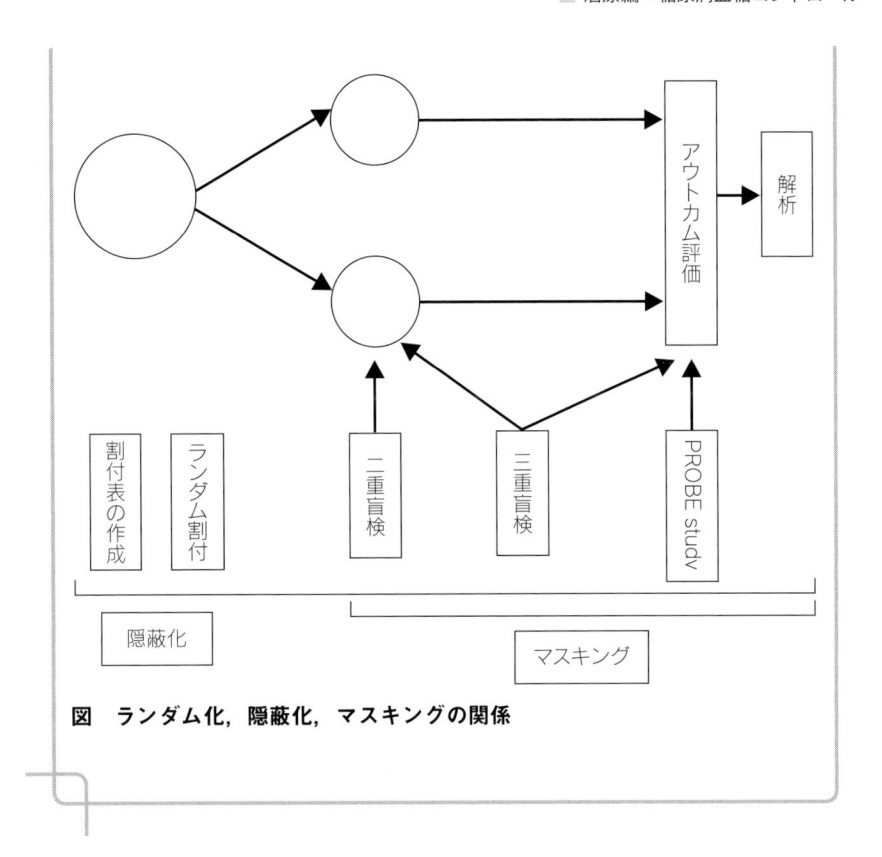

コラム：ITT (intention-to-treat) 解析

　実際に行われた治療にかかわらず，最初の割付に基づいて解析する方法である．「治療意図に基づく解析」と訳されるが，「実際に行われた治療に基づく解析 (on treatment解析，あるいは per protocol 解析)」と対で理解するとわかりやすい．脱落者を含めて解析するのが ITT 解析，脱落者を除いて解析するのが，on treatment解析である．ITTの語呂あわせで，い(I)った(T)と(T)おり解析と覚えようという人もいる．

　「歩きながら論文を読む法：治療編」で，まずチェックする部分はランダム化と ITT 解析であるが，これは交絡因子のコントロールを優先させるということである．せっかくランダム化して背景をそろえても，解析時に脱落者を除いたら再び背景が異なってしまい交絡因子となる．それを防ぐための方法である．

　もう1つの重要な点は，臨床現場でのリアルな効果を見積もるということである．一般に臨床試験での脱落率は，実際の臨床での脱落率よりは低い．脱落者を除いて解析すれば，医者にとって都合のいい聞き分けのよい患者についての効果はわかるかもしれないが，さらに脱落者の多い現実臨床での有効性はかえって不明確になる．ITT解析は治療効果を過小評価する方向にあり，on treatment解析で有効というだけの結果より，ITT解析でも有効ということであれば，そのほうが臨床に適用しやすい．

　交絡因子を除く，現実の臨床でのリアルな効果を見積もるという2点で，ITT解析がまず優先されるのである．

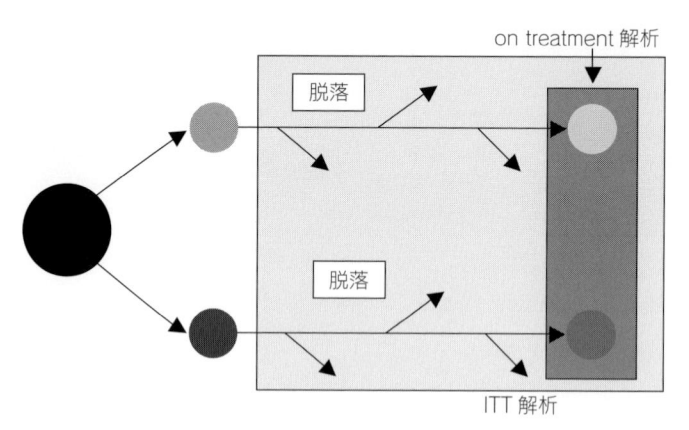

図　ITT 解析と on treatment 解析

■ 治療編:糖尿病血糖コントロール

昇級試験 6級

以下の論文を入手し,抄読会を開催し,論文要約を作成せよ.原著が手に入らない場合は,MEDLINEの抄録を手にいれ,それを利用せよ.

- Intensive blood-glucose control with sulphonylureas or insulin compared with conventional treatment and risk of complications in patients with type 2 diabetes (UKPDS 33). UK Prospective Diabetes Study (UKPDS) Group. Lancet. 1998;352(9131):837-53. PMID:9742976

[⇒解答(例)は348ページ]

診断編：インフルエンザ迅速キットの有用性

（5級：検査前確率，尤度比，検査後確率，ベイズの定理）

早いもので，10級から始まってもう5級である．5級では，多少箔が付いた感じがするような，しないような微妙なところ．しかし5級がクリアできれば，もうかなりいけている．とりあえず臨床現場で日常的にEBMを実践できるレベルだと思う．また誰かにEBMを教えるという役割だって，それなりに果たせるようになっているはずだ．そんなこと言われてもと思う人もいるかもしれないが，それは実力の問題より，自信の問題が大きいだろう．自信を持って，引き続きがんばろう．

1 この患者はインフルエンザか

いつものように1人の患者からはじめよう．PECOで定式化，診断の3つのPECO，5Sアプローチによる情報検索という道具立ては変わらない．これらの武器を存分に使いながら，患者の問題解決に取り組もう．

● 再びある日の外来で

5月中ごろの総合内科外来である．外来を担当してひと月半が経って，研修医もちょっと落ち着いて患者を診られるようになった頃である．

研修医A「15歳，男性，昨日朝からの咳とのどの痛みを主訴に徒歩で来院した患者です．発熱，全身倦怠，食欲不振はありません．身体所見でも軽い咽頭発赤を認めますが，ほかに所見はありませんでした．ただインフルエンザで休んでいるクラスメートがいるらしく，来週から中間試験ということで，インフルエンザの検査を希望されています．インフルエンザの迅速診断キットを行おうと思うのですが」
指導医「迅速キットについて何か勉強してみた？」
研修医A「当院の採用キットの添付文書を参照すると，鼻腔吸引液では，感度90％，特異度100％となっていて（表1），やってみてもいいと思うのですが」

■ 診断編：インフルエンザ迅速キットの有用性

|指導医|「『その場の1分』ができているじゃないか．OK．そうしよう．結果が出たところでまた相談しよう」

研修医Aが「その場の1分」の勉強を実行している．もちろん添付文書でいいのかという問題はある．しかし勉強しないよりは全然いいのだ．とりあえずそれを受け入れて，検査をすることにした．しかしその間にちょっと"DynaMed"を検索してみる．

30分後，検査結果が出る．

|研修医A|「検査結果でB型が陽性だったので，臨床症状は軽いですがインフルエンザと説明した上で治療の相談をしようと思うのですが」
|指導医|「偽陽性ということはないですか」
|研修医A|「特異度が100％近いので，インフルエンザといっていいと判断しました」
|指導医|「なるほど．SpPinというわけだ．でも検査前確率はどれほどと見積もった？」
|研修医A|「特異度が100％に近いので，まあいいかと」
|指導医|「そうだな．大雑把に言えばそれでいいだろう．じゃあそういう方向で患者と相談してください．ただあとで時間があったら"DynaMed"を見ておくといいと思うよ」
|研修医A|「わかりました」

表1　採用品の添付文書

検体種		感度 [%]	特異度 [%]	一致率 [%]	検体数
咽頭拭い液	A型	85.3　(64/75)	100　(119/119)	94.3 (183/194)	194例
	B型	71.6　(48/67)	99.2 (126/127)	89.7 (174/194)	
鼻腔拭い液	A型	96.8　(90/93)	97.4 (148/152)	97.1 (238/245)	245例
	B型	87.9　(58/66)	99.4 (178/179)	96.3 (236/245)	
鼻腔吸引液	A型	85.4 (125/131)	100　(145/145)	97.8 (270/276)	276例
	B型	91.2　(52/57)	100　(219/219)	98.2 (271/276)	

（　）内：例数

さて，この研修医と指導医のやり取りを読んで，どんなふうに感じたであろうか．あるいはあなたが研修医であったら，どのように対応しただろうか．あるいはあなたが指導医なら，どのように研修医に対応しただろうか．

その後の外来である．「検査の結果ではインフルエンザ陽性だが，症状も軽いので，1日様子を見て熱が出ないようなら学校へ行ってもかまわない」，という説明で患者を帰宅させた．患者は納得して帰ったようである．

● 「その日の5分」

その日の9時ごろ，研修医は何とか今日1日の仕事を終え，帰り支度である．しかしちょっと待て．インフルエンザの迅速診断について，指導医が"DynaMed"（図1）を検索したらと言っていたことを思い出した．

研修医A 「ちょっと5分調べてみるか」

そこには添付文書とはずいぶん違うデータが載っている．ある迅速キットでは，感度58％，特異度96％．その上，臨床診断と迅速キットの診断に差はな

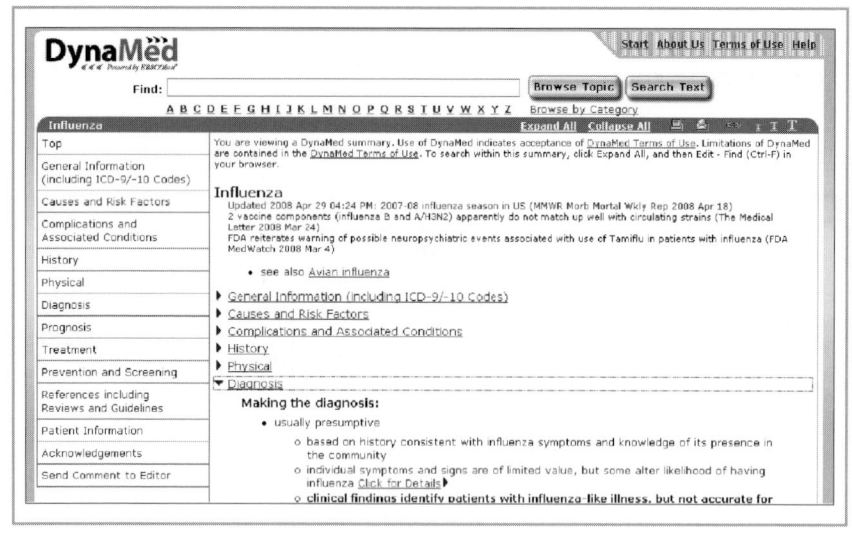

図1 "DynaMed"のインフルエンザの項
　それぞれのトピックが，History, Physical, Diagnosisなどの項目で整理されている．図はDiagnosisの項のみを展開したところ．

■ 診断編：インフルエンザ迅速キットの有用性

表2 "DynaMed"のインフルエンザ診断についてのまとめ

臨床判断と迅速キットの感度・特異度

	感度	特異度
臨床判断	67%	96%
rapid influenza test (QuickVue)	58%	96%
臨床予測指標（咳と熱）	75%	89%

FDAが認可する迅速キットの感度・特異度

	感度	特異度
QuickVue Influenza Test	73〜81%	95〜99%
ZstatFlu	57〜65%	95〜100%
Flu OIA	77%	93%

いとある（**表2**）．

　添付文書ほど感度・特異度がよくないかもしれない．ただ "DynaMed" で検討されたキットの感度・特異度が低いだけかもしれない．いずれにしろ今日の患者についての判断は，陽性だからインフルエンザという単純なものでないかもしれない．

2 3つのPECOに戻る

　なんだか，研修医がせっかく添付文書のいいデータを持ってきてうまく判断できたのに，"DynaMed" で勉強したら，それをひっくり返すようなことになってしまった．EBMを実践すると，どうしていいのか余計わからなくなる．よく起こりがちな状況である．驚くにはあたらない．こういうときはまずPECOに戻ろう．診断の3つのPECOである．まず先ほどの患者について，診断の3つのPECOを下記に書き込もう．頻度，確定，除外，である．

> **診断の3つのPECO（頻度，確定，除外）**
> P：
> E：
> C：
> O：

とりあえず診断の3つのPECOは以下のようになるだろうか．

頻度（検査前確率）のPECO
P：咳とのどの痛みの患者で
E：非流行期で
C：流行期に対して
O：インフルエンザの確率はどれほど低いか

確定診断のPECO
P：咳とのどの痛みの患者に
E：インフルエンザ迅速キット陽性の場合
C：陰性の場合に対して
O：インフルエンザと確定してよいか

除外診断のPECO
P：咳とのどの痛みの患者に
E：インフルエンザ迅速キット陰性の場合
C：陽性の場合に対して
O：インフルエンザを除外してよいか

今回重要なのは，頻度の疑問と，陽性のときに確定といってよいかという2つの疑問である．研修医の判断としては，特異度100％だったから，確定といってよいというものだった．しかし，感度・特異度がそれほどよくないかもしれない．そうなると検査前確率のPECOについても調べてみる必要があるかも

しれない．さらにはベイズの定理に登場してもらう必要もありそうだ．

3 ベイズの定理と検査後確率の計算

　PECOで整理する際に，陽性なら確定，陰性なら除外と紋切り型に説明したが，現実の臨床ではなかなかそうは行かない．どんなに感度・特異度が優れていても，検査前確率が低いと確定と言えないし，検査前確率が高いと除外といえない場合も多い．ましてや感度・特異度が70％，80％という状況では，さらに確定，除外ということから遠ざかる．そうした状況では，検査前確率と尤度比から検査後確率を求めてみると参考になる．そのときに使用する式がベイズの定理である．それではこのベイズの定理について，ちょっと患者を離れて，研修医とともに勉強しよう．

指　導　医「ベイズの定理について誰か簡単に説明してくれるかな」
研修医一同「……」
指　導　医「じゃあ隣同士でまず確認してみて」

　しばしディスカッション．

指　導　医「そこのペアではどんなふうに説明できた？」
研修医A「検査前確率から尤度比を用いて検査後確率を求める式のことですけど」
指　導　医「言うことない．じゃあ尤度比って何？」
研修医C「感度／(1−特異度)です」
指　導　医「何だ，みんなわかってるじゃないか．実際のベイズの式はどんなの？」
研修医D「検査前オッズ×尤度比＝検査後オッズ，です」
指　導　医「そのとおり．ある検査前確率から検査後確率を導き出すファンクションが尤度比だ．そして，確率をオッズに変換すると，検査後オッズは，検査前オッズと尤度比に比例する．大事なことは，感度・特異度がいいだけでは検査後確率は上がらない．検査前確率も重要ということだな．じゃあ確率とオッズの違いと変換方法は？」
研修医E「ここでわたしですか？」
指　導　医「じゃあまた隣同士で確認してみて．お互い確率からオッズへの変換を2題ずつ出し合ってみて」

しばしディスカッション

指導医「確率1/2のときのオッズは?」
研修医A「1/(2−1) = 1です」
指導医「オッズが3なら?」
研修医D「3/(1 + 3) = 3/4です」
指導医「そのとおり.確率pのときオッズは,p/(1−p)というわけだ.オッズから確率への変換は,オッズ/(1+オッズ)だな」

さて読者の皆さんはどうだろうか.それでは下記の例題を解いてみよう.

- 検査前確率が0.1%のとき,感度99%,特異度99%の検査が陽性と出た.検査後確率はいくらか.

例題の解答

それでは,一緒に計算しよう.

検査前確率0.1%をオッズに直すと,0.001/(1−0.001)なので,近似して0.001とする.尤度比は,感度/(1−特異度)であるから,0.99/(1−0.99) = 99.したがって,0.001×99 = 0.099となる.これを確率に直すと0.099/(1+0.099),おおよそ0.1/1.1なので約9%ということになる.感度・特異度99%という優れた検査であっても,検査前確率が0.1%と低いと,90%は偽陽性なのである.SpPinといっても,検査前確率が低い状況では,なかなか確定診断と言えないのである.

ベイズの定理がおおよそ理解できたところで,その週のカンファレンスに臨もう.

4 外来カンファレンスで

その週の外来カンファレンスでも，季節はずれのインフルエンザのことが話題になった．

指導医「今週のインフルエンザの患者さんについて簡単にプレゼンして下さい」
研修医A「15歳の，咳とのどの痛みで来院した患者ですが，それ以外に症状も所見もありませんでしたが，クラスメートにインフルエンザの人がいるということで，患者の希望もあり，迅速キットを施行したところ陽性で，インフルエンザと診断した患者です．当初，当院で採用しているキットの添付文書の感度・特異度のデータを調べたところ，それぞれ95％と100％ということで，このような判断をしたのですが，"DynaMed"で再度調べたところ，迅速キットによる診断は臨床診断と差がないであるとか，感度・特異度も最も悪いデータでは，57％，93％と，添付文書ほどよくはありませんでした（表1）．今後同じような患者さんが来ると思うので，今日のカンファで話題にしてもらいたいと思います」
指導医「ということなんだけど，今のような非流行期において，インフルエンザキットをどう使うかというのはなかなか難しい問題だ．今度似たような患者が来たらどう対応するか，ちょっと隣同士で話してみて」

さて，読者の皆さんはどうだろうか．この"DynaMed"を検索してわかった，迅速キットと臨床診断の感度・特異度には差がないという記述から考えて，先ほどの患者さんにどのように対応すべきだったのか，立ち止まって少し考えてみよう．

シナリオの患者の検査前確率と"DynaMed"に記載された感度・特異度から，検査後確率が計算できればいいわけだが，感度・特異度は"DynaMed"からわかるとして，検査前確率のデータは示されておらず，検査後確率が計算できない．検査前確率を見積もるには，どうしたらいいのであろうか．

● **頻度（検査前確率）を見積もる**

感度・特異度のエビデンスだけでは，検査後確率を大きく見誤ることがある．先ほどの例題に見るように，検査前確率0.1％の状況で，感度・特異度99％の検査が陽性でも，検査後確率は10％に満たない．3つのPECOのうち，

検査前確率についての PECO の重要性が認識できただろうか．そこで，その検査前確率を見積もる方法である．

まずは検査前確率を見積もる方法としてどんなものを思いつくか，今の時点の考えを書きとめておこう．

✎ 検査前確率を見積もる方法

それでは，研修医と検査前確率を見積もる方法について，ディスカッションしてみよう．

指 導 医「この患者の検査前確率はどう見積もればいいかな．隣同士で話してみて」

しばしディスカッション．

指 導 医「何かアイデアはありましたか？」
研修医 D「多分かなり低そうなので，適当に 5％くらいと見積もって，とりあえず計算してみる……」
指 導 医「経験，直感で見積もるというのは簡便だし，現実的だよね．ほかのグループは？」
研修医 G「感染症情報にアクセスして，流行がないようならかなり低めに見積もってもいいのではないかという意見と，クラスメートがインフルエンザなら少し高めに見積もってもいいのではという意見の両方があります．ちなみに東京都のインフルエンザ流行のデータはすぐに検索できました（図 2）」
指 導 医「インフルエンザは定点観測されているから，その情報を見てみようという意見と，クラスメートがインフルエンザという情報から見積もるというのと 2 つ出たわけだな．ほかにはどうかな」
研修医 A「やはり検査前確率を臨床研究としてまとめた論文を，だめもとで探してみてもいいのではないでしょうか」

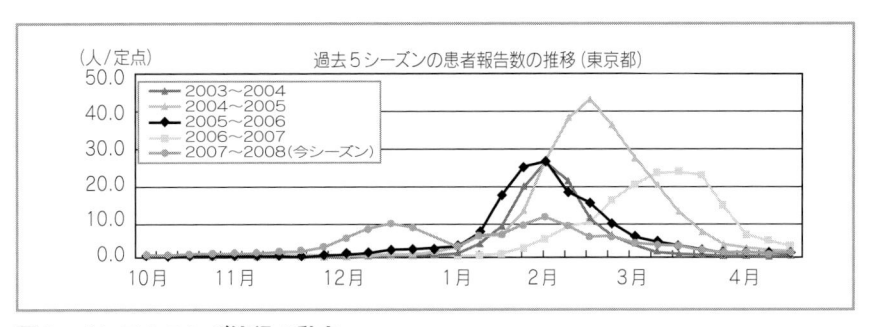

図2 インフルエンザ流行の動向

(http://idsc.tokyo-eiken.go.jp/flu/index.html)

指導医「実際に探してみた？」
研修医A「いえ，"DynaMed"が精一杯でした」
指導医「"DynaMed"に検査前確率について記載は見つからなかったのかな．あと，こういうエビデンスがあればいい，というようなことはないかな．現実的には無理そうだとしても」
研修医C「電子カルテに蓄積されたデータが検索できて，今月のインフルエンザ患者が何人か調べることができたり，あるいはこの病院で臨床研究をやって，1年を通じてかぜ症候群患者の中に，インフルエンザがどれほどいるのかを研究してみてもいいと思います．そうなればこの病院のデータということで，最もいいエビデンスになると思います」
指導医「そんなデータがあったらいいよね．でも電子カルテが普及して，それが臨床研究と結び付けられれば，夢物語でもないよね．皆さんの世代がそんなことを実現してくれるといいなあ」
研修医B「先生こそやってくださいよ」
指導医「以前ちょっとやったんだけどね．外来患者すべてを電子カルテでデータベース化して，来診理由と最終診断を結びつけて，検査前確率が出るデータベースを作っていたんだ．その結果は1つだけ論文[1]になっているんだけど，あとであげるよ」
研修医B「是非下さい」
指導医「了解．それはさておき，検査前確率の見積もりだ．今の議論でほとんど出てきたと思うけど，もう一度まとめておこう」

それでは，今の議論をまとめてみる．まずは経験，直感．これは常にやったほうがいい．外部のエビデンスを探すときも，探す前に自分なりの検査前確率

をきちんと見積もった上で勉強すると，勉強結果が記憶に残りやすい．またとんでもないエビデンスに振り回されないためにも，現場の状況を踏まえた自分自身での検査前確率の見積もりは必須である．もちろん現場を踏まえたはずの経験，直感がとんでもないことになっていて，外部のエビデンスで修正されるということもよくある．だからこそ，経験，直感による見積もりと，外部のエビデンスによる見積もりの両方が重要なのである．

あとは外部のエビデンスをいかに収集するかであるが，地域，国の有病率調査からのエビデンスをまず探すといい．インフルエンザでは各都道府県の感染症情報がある．あるいは，電子カルテや臨床統計など臨床データベースからの情報も有用かもしれない．また，検査前確率を検討した臨床研究から，いいエビデンスが得られるかもしれない．さらに臨床研究にも，幅広い患者を対象とした臨床研究から，似たような症状を持つ絞り込まれた対象で頻度（有病率）を調査した臨床研究まで，いろいろある．病歴聴取以前の検査前確率の見積もりには前者が有用であるし，病歴聴取後には後者が有用である．さらにはそのような臨床研究が自分自身の設定で実施され，自分自身の施設の電子カルテにリンクするようになれば，診断についてのEBMの実践は，日常の当たり前の業務になっていくだろう．

しかし，自己の経験もなければ，統計結果も，臨床研究もないという場合も多い．そうした場合には，検査前確率が低そうなら10％，よくわからなければ50％，高そうなら90％と見積って，大雑把に計算してみるのもひとつの方法である．これらの検査前確率を見積もる方法を**表3**にまとめた．

今回のインフルエンザに関するエビデンスについて具体的に見てみよう．研修医の指摘のように，東京都の感染症情報を見ると，2008年の流行は小さく，4月末以降の報告はほとんどないことがわかる．現在の電子カルテから検査前

表3　検査前確率を見積もる方法

- 自己の経験から
- 地域，国の有病率調査から
- 電子カルテや臨床統計など臨床データベースから
- 幅広い患者を対象とした診断手技についての臨床研究から
- 似たような症状を持つ対象で有病率を調査した臨床研究から
- 低いとき10％，わからないとき50％，高いとき90％と見積もってみる

確率のエビデンスを得ることは難しい．臨床研究はどうか．検査前確率や尤度比のエビデンスを探す際，まず『アメリカ医師会雑誌（JAMA）』に不定期連載中の"Rational Clinical Examination Series"を参照するとよい．インフルエンザについては，"Does this patient have influenza?"があり[2]，さまざまな状況での有病率，つまり検査前確率の記載がある．しかし，日本の研究は含まれず，大部分は流行期の研究である．その上7%から67%の広い範囲の報告となっており，今回のような非流行期に限った検査前確率に関し，ぴったりくるデータはない．

●検査後確率を計算する

それでは実際に検査前確率を見積もって，ベイズの定理から検査後確率を計算してみよう．この病院は東京都内にあるとしよう．クラスにはインフルエンザで休んでいる同級生が1名いるらしい．地域の感染症報告での報告はほとんどない．日本の研究を含まない研究での検査前確率では，流行期でも7%という報告もある．さて，そこでどれくらいと見積もるか．

流行期で最低の7%という報告，クラスメートがインフルエンザかもしれないが，地域での流行の情報はない，症状は軽微であることを考慮して，1%と見積もって計算してみる．

また尤度比をどう見積もるか．昨朝の発症から24時間と考えると，時期的には感度・特異度は高い時期といってもいいだろう．添付文書と"DynaMed"の間を取って，感度90%，特異度98%でどうだろう．尤度比は45となる．

検査後オッズ＝1/99×45＝5/11

検査後確率＝5/16＝31%

検査が陽性にもかかわらず，インフルエンザの可能性は約30%という結果である．しかし，このような一点での計算には基本的に無理がある．そこで登場するのがノモグラムである（図3）．左の列が検査前確率，真ん中が尤度比，その2点を直線で結んで，右側の検査後確率の線との交点の目盛りを読む．このノモグラムは，検査前確率を1〜5%の範囲で動かしたり，尤度比も10〜50の間で動かしたりしてみて，幅を持って検討できるところが大きな利点である．もし検査前確率を5%と多めに見積もり，尤度比を50とすると，検査後確率は70%を超える位置にあることが簡単にわかる（図3のA）．逆に検査前確率1%で尤度比10くらいとすると，検査後確率はせいぜい10%弱である（図3

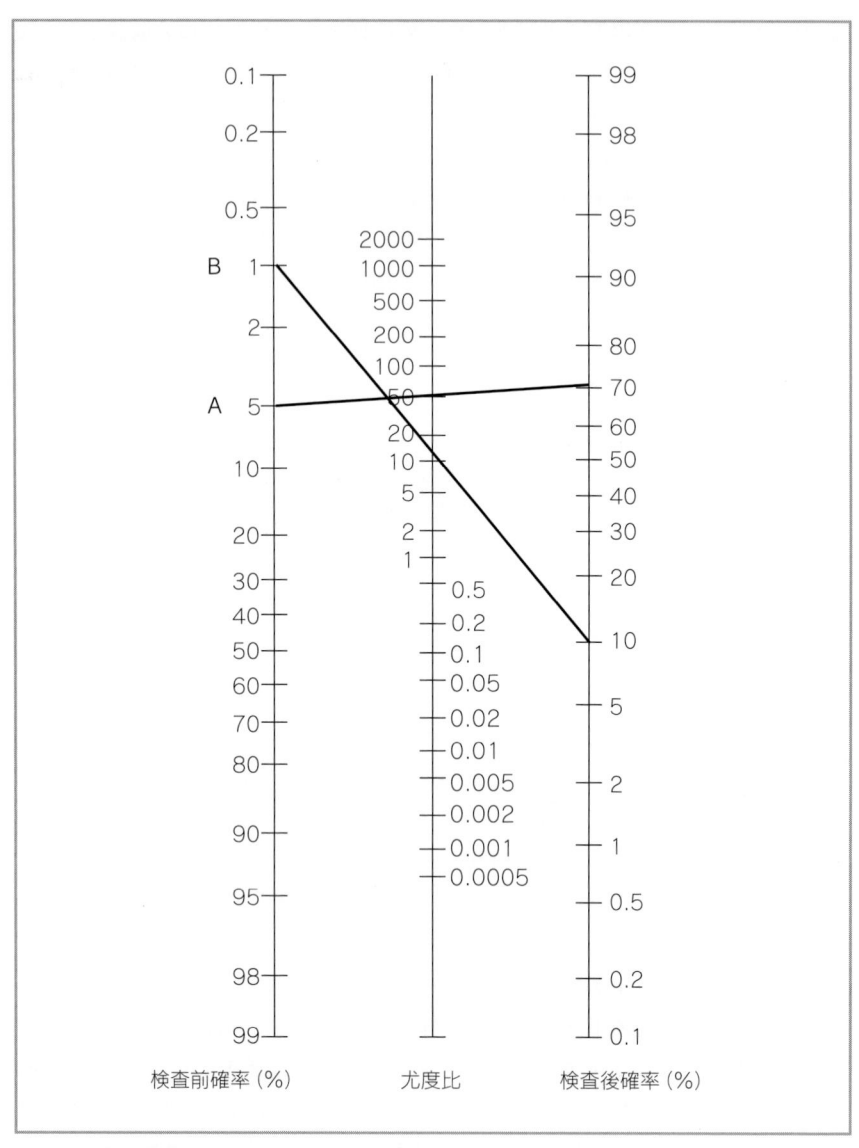

図3 検査後確率を求めるためのノモグラム
　　A：検査前確率5%，尤度比50．B：検査前確率1%，尤度比10．
　　　　　　　　　　　　　　　　（http://www.cebm.net/index.aspx?o=1161）

のB).検査後確率は10%から70%くらいの幅がある．それに対して，検査前確率はせいぜい1〜10%くらいの幅かもしれない．何かとんでもないことになっている．

なんだかわけがわからなくなってきたかもしれない．そのとおりだと思う．しかしここはわけがわからないまま，もう一度研修医とのカンファレンスに戻ろう．

5 再びカンファレンスで

指導医「最初に検査前確率1%，尤度比45で計算された検査後確率から言うと，半分以上が偽陽性という状況だ．ノモグラムを使って，検査前確率を1〜5%の間で，尤度比を10〜50の間で動かすと，検査後確率は10〜70%と，検査をしたがためにその範囲が広くなってしまう．かえって診断が曖昧になるという結果になった．この結果をどう考えればいいだろう．まずは周囲の人とディスカッションしてみて」

やや長いディスカッション．

研修医D「検査が役に立っていないというより，かえって害になっているというか．今考えたことを正直に患者さんに話すと，『検査は陽性ですが，インフルエンザかどうかはよくわかりません』というようなめちゃくちゃな説明になりそうです」

指導医「そう正直に説明するのもひとつの方法だよね」

研修医B「でも検査が陽性となった以上，インフルエンザと説明するしか仕方がない面があるんじゃないでしょうか．検査をやってもよくわからないというような説明は，検査をするという判断が間違っていたということを患者に伝えるようなものじゃないでしょうか」

指導医「それもそうだな．しかし，検査の結果を待つ間の勉強結果で，検査をするという判断が間違っていたと説明すればいいという選択肢もあると思うのだけど．ちょっと無理かな．あとはどう．実際に外来で患者を診たA先生はどうかな」

研修医A「結構参りました．わたしも最初はB先生のように考えていました．しかし，そう考えて実際の外来でそれなりにうまくいってしまったからといって，大丈夫だとは言えないことはよくわかりました．要するにわたしが

やったことは，どんな病歴や身体所見の患者であっても，インフルエンザの検査をし，検査の結果のみに基づいて説明するという医療でした．こんな医療なら，医者じゃなくても誰でもできると思います．さらにそれは，すばらしい検査のおかげで誰でもできるようになったという医療ではなくて，検査に頼るしかないようなレベルの低い人たちにとって，誰でもできる医療です」

指導医「一般的な医療としてではなく，自分自身が行った個別の医療を，自分自身のこととして振り返ることはとても重要だ．そんな風に考えることができれば言うことはない．時間もかなり過ぎたので，最後に，次に似たような患者が来たらどうするか．隣同士で少し話してみて，終わりにしよう」

　結論はない．その場その場で考えることが重要である．また議論することが重要である．さまざまな意見を認めた上で，個人個人の対応をぶつけ合うようなカンファレンスができれば，タフな臨床医の育成につながるかもしれない．

　ただ患者がいくら検査を希望しようとも，検査をやらないという選択肢はある．しかし，わかりやすい説明を求める中で，医者も患者も検査をしないという選択肢を失ってしまった．患者自身が検査は不要だと思うことができれば，このような問題は解決してしまうだろう．しかし多くの患者が検査をしたいと思う背景には，医者のほうから散々検査を勧めてきたという面がある．このことを決して見逃してはいけない．単に患者が希望するからという理由でどんどん検査をしてきたことが，今の休む暇もない忙しい日常を作っているということを，肝に銘じなければいけないと思う．

参考文献

1) 山田隆司，吉村学，名郷直樹，ほか．日常病，日常的健康問題とは-ICPC（プライマリケア国際分類）を用いた診療統計から（第1報）．日プライマリ・ケア会誌. 2000；23：80-89.
2) Call SA, Vollenweider MA, Hornung CA, et al. Does this patient have influenza? JAMA. 2005;293(8):987-97.

コラム：H＆P万能主義

　H＆Pとは history and physical examination（病歴，身体診察）である．よく「H＆Pだけでは診断がつかない．診断に役立たない所見なんてとっても無駄だよ」，そんなふうに言う医者がいる．本当か？
　うそである．H＆Pだけで診断がついたり，診断がつかないまでも，帰宅させればいいという判断ができたり，そういう患者はいくらでもいる．本項で取り上げたインフルエンザもそうである．インフルエンザ患者の診断に対して，最も大きな武器はH＆Pである．またインフルエンザ様症状の患者において除外が必要なときでも，H＆Pで除外できることはいくらでもある．H＆Pでほぼ判断がつくような場合に検査をすると，むしろわけがわからなくなる．
　日常疾患の大部分の患者は何の検査の必要もなく，帰宅させることができる．それはH＆Pにより，日常的な疾患の診断ができているのだし，危険な疾患の除外診断ができているのである．
　もちろんそういうことばかりではない．H＆Pが終わったところで，確定診断にも，除外診断にもほど遠いということはよくある．しかしそういうときもH＆Pが無駄だったというわけではない．H＆Pでは診断がつかないと判断できたからこそ，次に検査をしようと決断できるのである．本項のインフルエンザの患者に即して言えば，インフルエンザかどうか，H＆Pの結果迷う場合，H＆Pにより診断がはっきりしないからこそ，迅速検査をすればいいと決断できるのである．
　つまり，H＆Pで確定，除外できればそれに越したことはない．できない場合でも，そのときは検査すればいいという判断が，まさにH＆Pの結果によって可能になる．つまり常にH＆Pは役立つ．筆者は，これをH＆P万能主義と呼ぶ．

コラム：よく当たる占い師

　よく当たる占い師とはどんな占い師だろう．ベイズの定理に当てはめて考えてみる．
　検査前オッズ×尤度比＝検査後オッズ
　検査後オッズが高いということが，よく当たるということである．つまり，検査前オッズが高いことを言うほど，尤度比が高いほど，検査後オッズが高くなり，よく当たる占い師である．
　尤度比が高い占い師とはどんな占い師だろう．検査特性がいい占い師，高い感度，特異度を持って予言する占い師，つまり予知能力が高い占い師である．しかしそういう占い師はまれだろう．多くの占い師はどうだろうか．単に高い検査前確率，占い師では占い前確率だが，それを利用しているだけかもしれない．お客が座るや否や，「最近何かありましたね？」と言えば，だいたい当たるのである．何かあった人でなければ，何も占い師にみてもらおうとは思わないだろう．つまり，よく当たる占い師とは，高い占い前確率を利用して当てる占い師である．
　ばかばかしい話であるが，医者は臨床診断の現場で，どれだけ検査前確率をうまく利用しているだろうか．予知能力の限界をどれだけ意識しているだろうか．検査前確率をないがしろにし，検査の予知能力だけを過大評価して，とんでもない医療をやってはいないだろうか．そうだとすれば，それはもう明らかに占い師以下の医療である．

昇級試験　5級

シナリオの患者について，感度・特異度ともに90％の検査を施行した場合，検査前確率が10％，50％，90％のときの検査後確率を計算せよ．

- 検査が陽性のときの検査後確率
- 検査が陰性のときの検査後確率

［⇒解答（例）は365ページ］

予後編：メタボはどれくらい怖いか

（4級：コホート研究）

メタボリックシンドロームという言葉はあっという間に世の中に広がった．メタボと言ったほうが通りがよいか．さらにウエスト85cmという数字が独り歩きした．筆者も大体そんなウエストである．筆者自身にも関係のあることなので，これは勉強にも身が入る．まずは診断基準を見てみる．

腹囲：男性85cm，女性90cm以上で，
- 血圧130/85mmHg以上
- 中性脂肪150mg/dL以上またはHDLコレステロール40mg/dL未満
- 空腹時血糖110mg/dL以上

の3項目中2項目以上．

今年の健診での血圧と中性脂肪の値からすると，筆者自身もメタボである．この背景にはどんなエビデンスがあるのか．ちょっと調べてみよう．

1 予後に関するPECOを立てる

いつものようにPECOからである．まず読者の皆さん自身で以下のスペースにPECOで定式化してみよう．

予後に関するPECO
P：
E：
C：
O：

7つのPECOのうち，予後の3つのPECOを思い出そう．自然，一般，予後因子である．

自然経過のPECO
P：メタボリックシンドロームの基準を満たす男性
E：自然経過で
C：
O：10年後の死亡率は

別に他人と比較されたくない．自分自身の予後がわかればいいのだ．そういうことであれば，上記のようなPECOになるが，どうせならメタボでない人と比べたい．すると以下のようなPECOが立てられる．

一般集団と比較してのPECO
P：成人男性で
E：メタボリックシンドロームの基準を満たす場合
C：満たさない場合と比べて
O：死亡率に差があるか

これは今回の筆者自身の疑問にぴったりする．ただ，メタボリックシンドロームの男性といっても，その範囲は広い．それを少しずつ狭めて，より自分自身に近い集団の予後がわかるといい．そんなときは以下のようなPECOが立てられる．

メタボリック症候群内の予後因子のPECO
P：メタボリックシンドロームの基準を満たす男性で
E：喫煙者と
C：非喫煙者で
O：死亡率に差があるか

予後の3つのPECOの復習であったが，上記に挙げた例以外にも多くのPECOが立てられる．上記の3つに準じて，他にもどんなPECOが立てられるのか，考えてみよう．

●情報収集

復習の意味もあり，複数のPECOを挙げたが，ステップ2では，以下のPECOに基づいて情報収集する．

P：成人男性で
E：メタボリックシンドロームの基準を満たす場合
C：満たさない場合と比べて
O：死亡率に差があるか

最初に挙げたメタボリックシンドロームの基準は日本独自のもので，日本人についてのエビデンスを探し出したい．しかし，日本人の場合となると情報源が限られる．"DynaMed" にはコホート研究のメタ分析があり，男性における総死亡に対する相対危険が1.44（95％信頼区間　1.17～1.84）と報告されている．ただ日本における腹囲85cmという基準でのメタボリックシンドロームを同様に扱うのは少し無理がある．やはり日本の基準での検討が欲しい．

ここで "PubMed" の "Clinical Queries" を使ってみよう．"Clinical Queries"

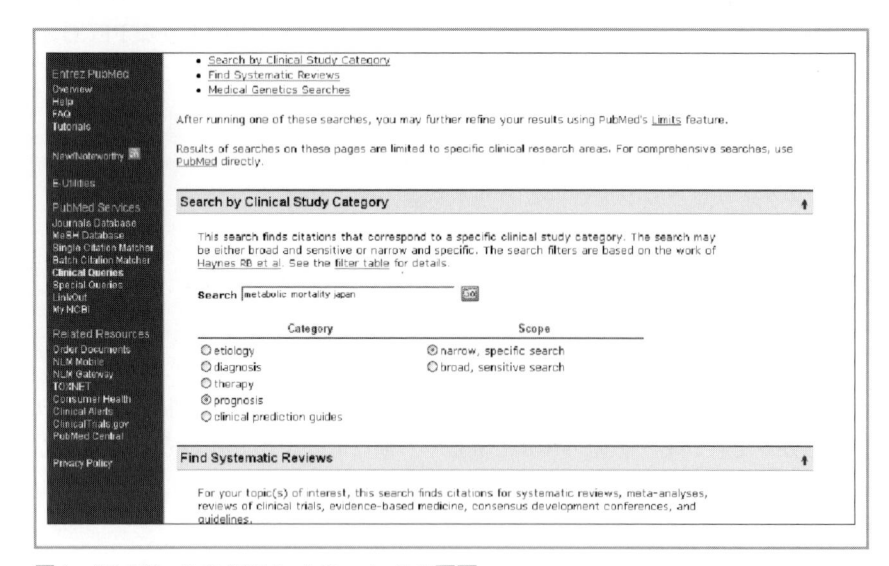

図1　"PubMed" の "Clinical Queries" の画面

■ 予後編：メタボはどれくらい怖いか

```
☐ 6:  Impact of metabolic syndrome among patients with
      and without diabetes mellitus on long-term outcomes
      after percutaneous coronary intervention.
      Kasai T, Miyauchi K, Kurata T, Okazaki S, Kajimoto K,
      Kubota N, Daida H.
      Hypertens Res. 2008 Feb;31(2):235-41.
      PMID: 18360042 [PubMed - indexed for MEDLINE]
      Related Articles

☐ 7:  Association between heart rate and multiple risk factor
      syndrome: cross-sectional analysis of a screened
      cohort in Okinawa, Japan.
      Inoue T, Iseki K, Iseki C, Ohya Y, Kinjo K, Takishita S.
      Circ J. 2008 Mar;72(3):454-7.
      PMID: 18296845 [PubMed - indexed for MEDLINE]
      Related Articles  Free article at journal site

☐ 8:  Metabolic syndrome mortality in a population-based
      cohort study: Jichi Medical School (JMS) Cohort
      Study.
      Niwa Y, Ishikawa S, Gotoh T, Kayaba K, Nakamura Y,
      Kajii E.
      J Epidemiol. 2007 Nov;17(6):203-9.
      PMID: 18094519 [PubMed - indexed for MEDLINE]
      Related Articles  Free article at journal site
```

緑色の文字で"Free article"とある論文は全文データベースにリンクあり

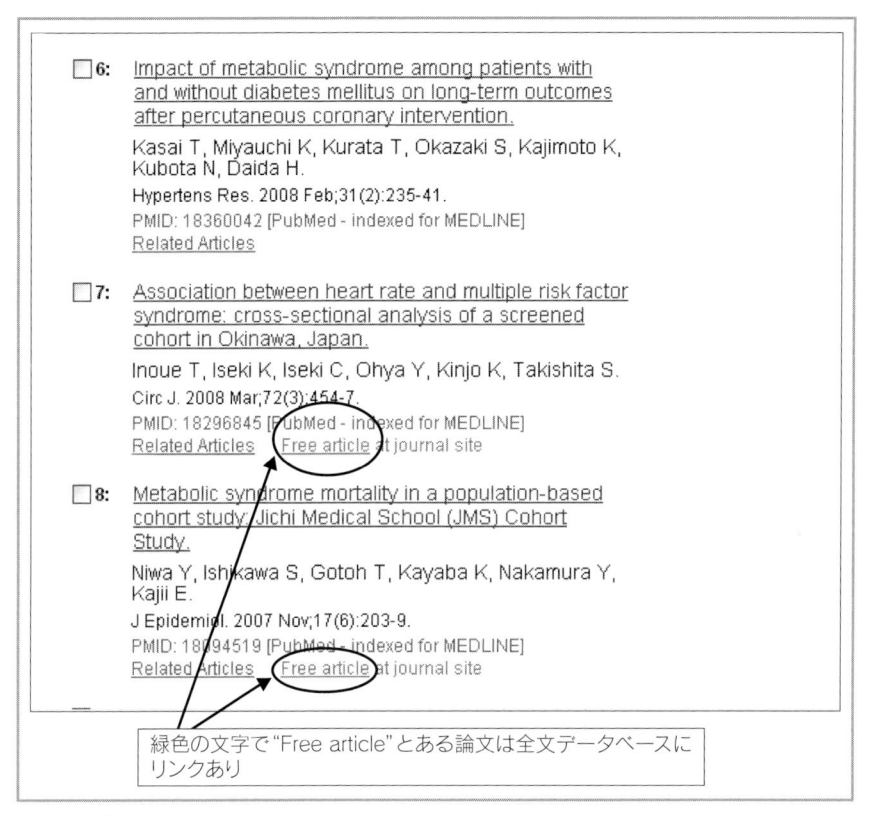

図2　全文データベースへのリンク

についての詳細は，このあとの情報収集応用編で取り上げるので参照して欲しい(p.196)．日本語なのに"PubMed"というと，不審に思われる方が多いかもしれない．しかし，日本の雑誌も150誌程度含まれており，日本語の論文に絞り込むこともできる．日本のエビデンスを探すときにも，一度は使ってみてもいいデータベースである．

"Clinical Queries"の画面の検索ボックスに"metabolic syndrome mortality Japan"と入力し，予後についての検索であるから，"prognosis"にチェックをいれ，まずは"narrow"(特異度の高いはずれのない検索)をチェックし，検索してみる(**図1**)．そうするとこれだけで13論文に絞り込まれ，その上から8つ目に以下のような論文[1]が検索される(2009年4月検索)．

• Metabolic syndrome mortality in a population-based cohort study : Jichi

Medical School (JMS) Cohort Study. J Epidemiol. 2007 Nov；17(6)：203-9.

当初の PECO にぴったりの論文である．日本人のエビデンスについても「PubMed 侮るなかれ」である．

図2に "PubMed" の検索結果の画面を示すが，該当の論文の下に緑色の文字で "Free article" とある．これは全文が無料で手に入る印である．是非この論文を手に入れ，この先に進んでいただきたい．

それではこの論文を抄読会で取り上げてみよう．

2 抄読会の実際

今回の抄読会も研修医と一緒にやろう．RCT やそのメタ分析の論文に慣れてきたら，今回のような観察研究の論文に挑戦するといい．

指導医「今日は，最近話題のメタボリックシンドロームについての論文を読もう．病棟でも患者さんから質問を受けたことがあったかもしれないね．これまでないとしても，そのうちきっとぶつかる問題なので，是非一緒に勉強しよう．今日は観察研究の原著論文だ．今から5分ほどで読んでみて」

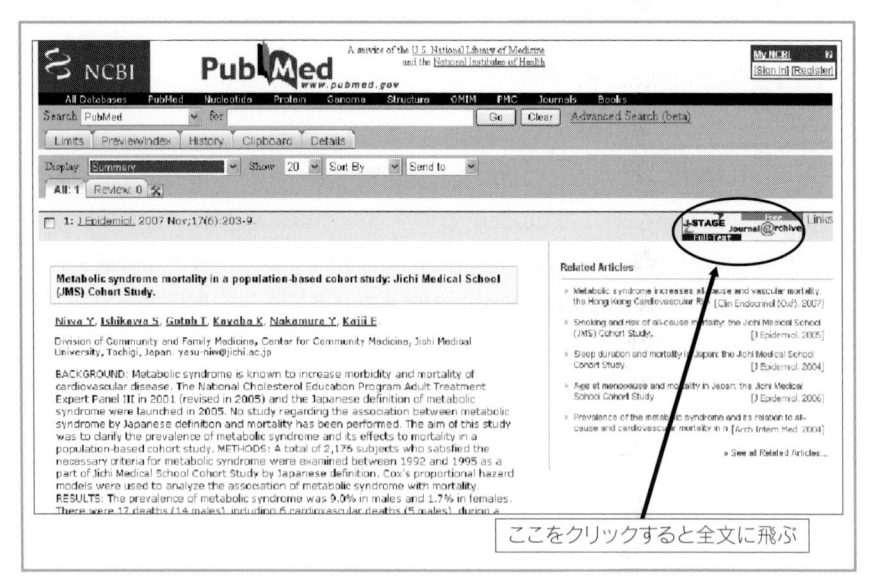

図3　全文データベースへのリンク

読者の皆さんも治療の項で紹介した "PubMed" の "Single Citation Matcher" を利用して論文を探し，全文データベースから論文を手に入れよう（**図3**）．手に入れたら，その論文を5分くらいで読んで，下記に論文要約を書き込もう．

> **論文の要約**
>
>
>
>
>

指導医「それでは一緒に読んでいこう．誰か進行役を」
研修医A「わたしがやります．まずは論文のPECOから，確認しましょうか」
研修医B「住民健診を受診した一般住民を対象に（P），日本のメタボリックシンドロームの基準を満たす人と（E），満たさない人を比べて（C），総死亡（O）に差があるかどうか検討した研究です（**表1**）」
研修医A「研究デザインは何ですか」
研修医C「コホート研究と書かれています」
指導医「コホート研究について誰か説明してくれますか」
研修医D「観察研究のうち，前向きに検討された研究です（**図4**）」
指導医「そうですね．観察研究の3つの要素って知ってる？」
研修医D「曝露，交絡，アウトカム，です（**表2**）」
指導医「その通り．じゃあもう少し説明してよ」
研修医D「この研究で言うと，先ほどPECOで確認したように，曝露はメタボリックシンドローム，アウトカムは死亡です．観察研究は，このように曝露とアウトカムの関係を検討した研究です．ただ曝露とアウトカムの間には交絡因子があるため，交絡因子を考慮して結果を読まなければいけません」
指導医「完璧．わかりにくい人もいるだろうから，結果の読みのところでもう一度復習しよう」
研修医A「PECOと研究デザインがコホート研究であることを確認できたので，結果の読みに入っていいですか．ここまでで何か質問があれば」
研修医B「健診の受診率が56％とありますが，これはどう評価すればいいのでしょう」

Ⅱ章　事例でわかる EBM

| 表1 | 論文のPECO |

P：住民健診を受診した一般住民を対象に
E：日本のメタボリックシンドロームの基準を満たす人
C：満たさない人と比べて
O：総死亡に差があるかどうか

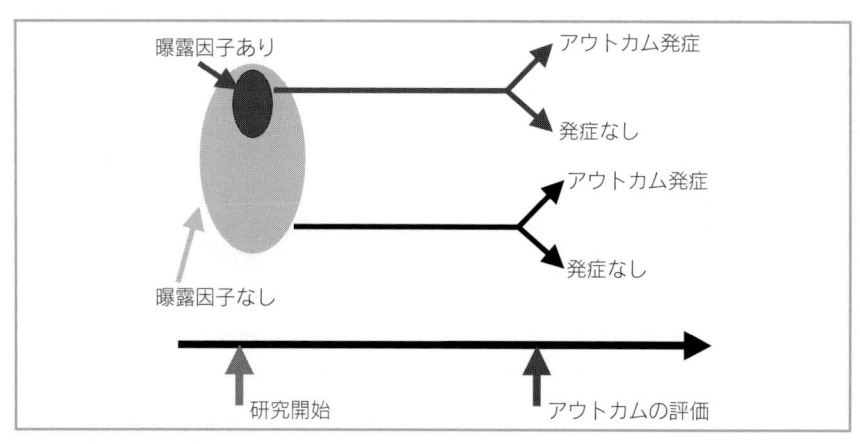

図4　コホート研究

| 表2 | 観察研究の3つの要素 |

・曝露
・交絡
・アウトカム

研修医 D「半分を超えており，かなりいいのではないでしょうか」
指導医「RCTと比べてどうだろう．例えば，高齢者の孤立性収縮期高血圧に関するSHEP研究では，当初の集団の1％しか最終的に組み入れられていないんだ．それもランダムに選んだわけじゃなく，承諾を得られた偏った人が組み入れられているにすぎない．それからすると観察研究の50％以上の受診率というのは，かなり高率なのかもしれない．少なくとも集団の代表性，外的妥当性という点では，コホート研究の方がRCTよりも優れていると考えていい．ただ本当に代表性のある選択バイアスのない集団と

なると，ランダム抽出されていたり，参加率が80％以上あるということ
なんだけど．それでは結果の読みに入っていこうか」

研修医A「それでは結果についてまとめてください」

研修医C「Table 2（表3）に記載されています．まず男性ですが，年齢のみで調整
した相対危険と95％信頼区間は，1.05（0.60〜1.82），年齢に加え，
喫煙，飲酒でも調整した解析では，1.13（0.64〜1.98）です」

指導医「この調整ということについて，もう少し詳しく説明してください」

研修医C「Table 2に"crude mortality"というのがあるのですが，これは多変量
解析前の粗の死亡率で，男性ではメタボ群で14.1/1000人年，対照群
で12.4/1000人年です．単にこの比を取れば，14.1/12.4＝1.14と
粗の相対危険が計算できます．ただこれでは，メタボ群の方が平均年齢が
高かったり，喫煙率が高かったりすると，それが交絡因子になりますから，
これらの交絡の可能性がある因子を考慮して，多変量解析をする必要があ
ります．それで，年齢で調整したというのは，両群の年齢が同じだとした
ときの相対危険，年齢，喫煙，飲酒で調整したというのは，両群の年齢，
喫煙率，飲酒率が同じだとしたときの相対危険です．この表からすると，
調整後も1.13と調整前とあまり変わらない結果です」

指導医「言うことなし．ただ『粗』の死亡率というのは聴きなれない言葉だから，
少し説明が必要かもね．『多変量解析していない調整前の』という意味で
すね．コホート研究の結果は，表の脚注に注目すると，調整した交絡因子
が読み込めるよ」

研修医A「交絡因子の調整ということに関してはいいでしょうか．それでは，この
結果の95％信頼区間の解釈について周囲の人と確認してみてください」

1.05（0.60〜1.82），1.13（0.64〜1.98）という2つの相対危険と信頼区間につい
ての解釈を，下記に書き留めておこう．

表3 原著論文の結果の表

	死亡	心血管死亡
男性	1.13（0.64〜1.98）	1.84（0.68〜4.96）
女性	1.31（0.41〜4.18）	1.31（0.17〜9.96）

＊年齢，喫煙，飲酒状況で調整

> **相対危険と信頼区間**

研修医E「相対危険は1のときに差がないという指標ですから，どちらの相対危険も信頼区間が1を含み，統計学的な有意差はないという結果です」

指導医「メタボリックシンドロームは死亡を増加させない，そう結論していいだろうか．ちょっと周囲の人と話し合ってみよう」

しばしディスカッション．

研修医E「信頼区間の上限で見ると2に近いですから，有意差がないといってもまだ2倍近く死亡を増やすかもしれないという結果です」

指導医「結果の読み方には大分慣れてきたね．くどいようだがもう一度確認しておこう．有意差がないということは，メタボリックシンドロームで死亡が増えないというわけではない．それは単に統計学的な検定による判定であって，信頼区間の上限で見ると，やはり2倍近く死亡の危険を増すのかもしれない，そういうあいまいさをもって読み込む必要がある」

研修医A「女性についても同様に読んでみてください」

研修医D「女性も同様に，日本の基準である腹囲90cm以上をクライテリアとしたときの解析を見てみると，年齢，喫煙，飲酒で調整後の相対危険と95％信頼区間は，1.31（0.41〜4.18）と1を含んでおり，統計学的な有意差はなく，男性のときよりさらに信頼区間は広くなっています．これはメタボ群がわずか1.7％の22名しかいないためだと思われます．信頼区間の上限で見ると4.18ですから，女性においてもメタボリックシンドロームが死亡と関係ないとは結論できないと思います」

指導医「そうだよね．男性にしろ，女性にしろ，単に研究規模が足りないために統計学的な有意差が出ていないだけかもしれない．これを，差があるのにないとしてしまう，βエラーというんだけど，その可能性はあるよね．こ

の論文結果から，メタボは死亡率と関係ない，というわけにはいかないというところだけは，最低限押さえておこう」

観察研究の論文は詳しく読もうとするとなかなか大変である．「コホート研究を歩きながら読む法」を表4に示す．これまでのディスカッションでほぼ読めているが，アウトカムの客観性，独立した評価，追跡率が追加でチェックできれば，大きな問題はほぼ指摘できる．この論文では，死亡がアウトカムであり，バイアスが入りにくく，客観的なアウトカムである．また独立した評価をしなくても，死亡の診断に影響が出ることは少ないと考えられ，この点で大きな問題はない．また追跡率に関しても，Table 1のコホート集団の背景の表とTable 2の解析の表の人数が同じなので，追跡率も100％と考えてよさそうである．これらの項目も含めた論文のまとめを表5に示す．

3 実際の臨床の現場で

それでは，今日勉強した論文結果を実際の臨床現場でどう生かすか，考えてみよう．今回は，ロールプレイを使って，実際の臨床場面に即して考えてみよう．

表4　歩きながら論文を読む法：コホート研究編

1. 論文のPECO
2. 交絡因子の調整がされているか
3. 代表的な集団が選ばれているか
4. アウトカムの測定は客観的で独立して行われているか
5. 追跡率は十分か

表5　公式に沿った論文のまとめ（PECOは表1参照）

1. 交絡因子　　　　年齢，喫煙，飲酒で調整
2. 健診受診率　　　56％（RCTに比べれば代表性は高い）
3. アウトカムの評価　死亡であるため問題は少ない
4. 追跡率　　　　　100％？

指導医「今日はちょうどメタボ気味であるわたしが患者役をやります．誰か医師役になって，わたしに説明してみて．46歳の男性．わたしの腹囲はちょうど85cm，収縮期血圧138mmHg，中性脂肪184mg/dLと診断基準に当てはまる．わたしを診察室に呼び入れるところからやろう」

　読者の皆さんも，この論文の内容を踏まえて，患者にどう説明するか考えた上で，この先に進んでいこう．
　それではロールプレイを開始しよう．

研修医B「○○さん，診察室にお入りください．どうされましたか」
患者役指導医「健診でメタボと言われちゃったんですよ．これが健診結果です」
研修医B「確かにそうですね．腹囲と血圧，中性脂肪がそれぞれぎりぎりのところでひっかかっていますね．でも日本の基準は少し厳しすぎて，あなたくらいであれば，そんなに心配ないという日本人の研究もあるんですよ」
患者役指導医「いや，わたしもそんなに心配していないんですけどね．妻が絶対医者にかからなきゃだめだなんていうんですよ．確かに若いときに比べるとずいぶんおなかに脂肪がついていますけど，周りの人からすれば少ないような気がするんですけどね．全部が基準値ぎりぎりだから，そんなに心配ないということですよね．イヤー安心しました．妻には全然問題ないって言われたって報告します．どうもありがとうございました」
研修医B「いや，まったく大丈夫ってわけじゃないんです．やはりおなかの周りの脂肪は少ない方がいいですし，血圧や中性脂肪も低いに越したことはないんですよ」
患者役指導医「さっきと言ってることが違うじゃないですか．さっきは心配ないって言ったじゃないですか」
研修医B「あまり心配ないとは言いましたが，まったく心配ないというわけではないんですよ」
患者役指導医「何だ，せっかくいい気分で帰れると思ったのに．やっぱり気をつけたほうがいいんですね」
研修医B「実はそうなんです．食事や運動に気をつけたほうがいいと思います」
患者役指導医「でも食事や運動に気をつけるなんて，できそうにないんだよなあ．大体うちの嫁なんか，今回のように医者へ行けって言う割には，食事なんかでたらめで，揚げ物や，炒め物ばっかりなんだから，いやになっちゃうよ．運動だって，毎日仕事でへとへとで，運動なんかしてられないんだよ．そ

んなに体重が増えているわけじゃないし，何とかこれでいいということにしてくれないかなあ」
研修医B「それは大変ですね．どうしましょう」
患者役指導医「イヤーだから，大丈夫ってひとこと言ってくれれば，妻にはそう報告するんだけどね，っと．これくらいにしておこう．どうもご苦労さん．今のロールプレイについて振り返ろう．医師役としてはどうでした？」

　読者の皆さんはどうだっただろうか．この時点で感じたことや意見を書き込んでおこう．

ロールプレイを踏まえて

　それでは研修医とのディスカッションに戻ろう．

研修医B「正直言ってわけがわからなくなりました．論文を読んで，メタボはそんなに心配ないなと考えていたんですが，いざ患者に説明するとなると，最初は大丈夫という説明で始めても，やっぱり気をつけたほうがいいという方向に傾いて，自分でも矛盾したことをいっていると思いました．自分自身が患者だったとしたら，どっちなんだ，はっきりしろと怒り出すかもしれません」
指導医「わたしはそんな怒るほどじゃなかったけどね．でも確かに大丈夫なんだか，気をつけたほうがいいんだか，わけがわからないということはあるよね．誰か今のロールプレイについて意見ある？」
研修医A「運動や食事療法は害が少ないので，あまり大丈夫というより，少しでもウエストが小さくなるようがんばりましょう，という説明で終始やったほうがうまく行くような気がしました．運動でウエストがちょっと引き締まればいいんじゃないですか，ということをきっかけにして，運動できれば，血圧も中性脂肪も多少は下がると思います」

研修医B「でも，患者さんの状況を考えると，食事・運動療法を無理やりやるのは，日常生活に大きな変化を強いることになり，かなり害の可能性があると思ったんだけど」

研修医C「平均年齢50代後半で年率の死亡率が14.1/1000人年ということは，40代ならさらに少ないわけだよね．予後の3つのPECOのうち自然経過のPECOだけで見てみれば，全然心配ないという気もするんだけど．メタボじゃない群だって12.4/1000人年なんだから，100人年で考えれば，どちらも年間2%も死なないんだよね．相対危険の上限が2だということは，ぜいぜい1年間に2%死ぬのがメタボの50代で，1%しか死なないのがメタボじゃない群と考えれば，どちらにしろ98〜99%は生きているわけで，そんな説明ができた上でゆっくり考え，次の外来につなげていければ，今日中に結論が出なくてもいいんじゃないですか」

研修医D「でも，今のような説明は，医師同士ではうまく腑に落ちるかもしれないけど，患者さんが理解するのは少し難しいんじゃないのかなあ」

研修医C「信頼関係ができて，繰り返し説明できれば何とかなるよ」

研修医D「そうかもしれないね．ちょっと話は少しそれるけど，メタボの基準って，腹囲が絶対条件で，それ以外の3項目から2項目っていうのがおかしいんじゃないのかなあ．脂質や血圧，血糖は単独でもリスクになっていることが明らかなんだけど，腹囲が単独でリスクになるなんて論文は見たことない．これが一番の疑問なんだけど」

指導医「そこは重要だよね．今の疑問をPECOにするとどうなる？」

研修医D「一般の成人で，腹囲が大きいのと，小さい人を比べて，どれほど死亡率や心血管疾患に差があるか，という感じでしょうか」

指導医「誰か今のPECOについて知ってる？」

研修医C「今回の"ACP Journal Club"に腹囲と死亡には関連がないってコホート研究が載ってました」

指導医「じゃあ来週はその論文を読もうか」

研修医A「大体時間になりましたけど，ほかに何かありますか？」

研修医B「結局のところどうすればいいのか，よくわからないのですが」

研修医C「来週また続きをやろう」

4 まとめ

特定健診の義務化，メタボリックシンドロームというコトバの独り歩きが，もうすでに大きな問題になっている．エビデンスから考えれば，単独でリスク

かどうかもはっきりしない腹囲が必須条件で，リスクとして確立されている糖尿病，高血圧，HDLがおまけの項目ということだけから考えても，この基準は怪しい．日本人のエビデンスを実際にたどってみるとさらに怪しい．

　しかし，怪しいとはいえ，特定健診は始まってしまった．「メタボなんて心配ない」，そう切り捨てることも，「これは大変だ，しっかり気をつけないと」，というのもおかしい．これは悩む．これで悩まないような医者なら，医者の資格はない．そして，こうした状況でこそEBMのステップが役に立つ．そういう例として提示したのだが，うまくいっただろうか．

　「エビデンスにそぐわないから放っておけばいいんだ」，そう簡単に済ませない．簡単に済ませないということは，いろいろ困ったことも，うまくいかないことも多く起こる．それでも，そうした問題まで込みにして向き合うほか解決の道はない．それがEBMの5つのステップが示すところである．

参考文献

1) Niwa Y, Ishikawa S, Gotoh T, et al. Metabolic syndrome mortality in a population-based cohort study : Jichi Medical School (JMS) Cohort Study. J Epidemiol. 2007；17(6):203-9.

コラム：RCTは予後の検討に使えるか

　予後の検討のための最良のエビデンスはコホート研究である．しかし，ランダム化比較試験（RCT）の結果からも予後のエビデンスを得ることができる．たとえば，降圧薬で収縮期血圧が150 mmHg程度に下がった人の予後はどれほどかということに関して，RCTの治療群でどれほど脳卒中が発生し，どれほど死亡が起きたかで，ある程度判断できる．また降圧薬を服用せず170 mmHg程度の人の予後についても，対照群での結果から知ることができる．しかし，予後の判定にはRCTよりコホート研究が重要である．RCTにはむしろ大きな問題がある．

　悉皆調査（すべての対象者を調査）やランダム抽出されたコホート研究での予後は，実際の患者群に対して選択バイアスが少なく，代表性のあるデータが得られる．それに対して，RCTでは承諾が得られた人のみが参加する点からして，選択バイアスを避けがたい．これは予後のエビデンスとして決定的な弱点である．

　実際に，RCTでの慢性疾患の予後はよい方向にぶれやすく，急性疾患では悪いほうへぶれやすい．慢性疾患では，健康意識の高い，一般集団より予後のよい患者が集まりやすいし，急性疾患では，症状が重く，新薬にでも頼りたいという人たちが参加しやすいからである．健診やがんのスクリーニングなどのRCTでは，一般住民集団より対照群の死亡率がかなり低かったり，帯状疱疹の予後では，コホート研究の結果[*1]に比べ，RCTの対照群[*2]で神経痛を残す割合が高いことが示されている．

[*1] Helgason S, Petursson G, Gudmundsson S, et al. Prevalence of postherpetic neuralgia after a first episode of herpes zoster：prospective study with long term follow up. BMJ. 2000；321（7264）：794-6.

[*2] Jackson JL, Gibbons R, Meyer G, et al. The effect of treating herpes zoster with oral acyclovir in preventing postherpetic neuralgia. A meta-analysis. Arch Intern Med. 1997；157（8）：909-12.

昇級試験　4級

JAMA 2007；298：2507のACP Journal Clubの論文要約で，運動能，BMI，腹囲，脂肪率と総死亡率の関係を見たコホート研究の結果である．

1. 結果の統計学的な解釈をまとめよ．
2. 本文で読んだ論文結果を踏まえ，この論文結果を追加し，メタボリックシンドロームと判定された患者に対する対応法について，自分自身の考えを述べよ．

Association between cardiorespiratory fitness and measures of adiposity and all-cause mortality in older adults at mean 12 years

Risk factors	Level of risk factor	Mortality/1000 person-y	Hazard ratio (95% CI)*	P value
Fitness (treadmill time, min)	<8.7	33	1 [reference]	<0.001
	8.7 to 11.2	17	0.51 (0.39 to 0.68)	
	11.3 to 13.6	13	0.42 (0.31 to 0.56)	
	13.7 to 18.3	12	0.40 (0.30 to 0.55)	
	≥18.4	8	0.27 (0.19 to 0.39)	
Body mass index (kg/m^2)	18.5 to 24.9	14	1 [reference]	0.005
	25.0 to 29.9	13	0.72 (0.58 to 0.89)	
	30.0 to 34.9	18	0.76 (0.54 to 1.07)	
	≥35.0	32	1.11 (0.60 to 2.05)	
Waist circumference (cm)	Normal	13	1 [reference]	0.95
	Obese (≥88 in women, ≥102 in men)	18	0.99 (0.79 to 1.25)	
Percentage of body fat	Normal	14	1 [reference]	0.07
	Obese (≥30% in women, ≥25% in men)	15	0.83 (0.67 to 1.01)	

*CI defined in Glossary. Hazard ratios (HRs) adjusted for age, sex, examination year, smoking, abnormal exercise electrocardiogram response, and baseline health conditions. HRs for fitness also adjusted for body mass index. HRs for adiposity measures also adjusted for fitness.

［⇒解答（例）は365ページ］

メタ分析編：術後の栄養

(3級：メタ分析)

　これまでの治療，診断，予後，という普段から接している枠組みと違って，本項は「メタ分析」である．メタ分析というのは，臨床的な分類ではなくて，研究デザイン上の分類である．これまでの用語との対応では，ランダム化比較試験，コホート研究，横断研究，そういう並びにある用語である．

　それでは，まず「メタ分析」とは何か，そこから始めよう．メタ分析とは分析の分析である．これまでに行われた原著論文を集めて，体系的に統合したものである．しかし，そんな説明をするより，ここでも研修医に聞いてみよう．誰か知っている研修医がいるかもしれない．

指導医「メタ分析って何ですか」
研修医A「ランダム化比較試験（RCT）を集めたものですか」
指導医「コホート研究を集めたものは，メタ分析とは言わないのかな」
研修医B「それもメタ分析だと思います」
指導医「そうだよね．RCTに限らず，一定の問題について行われた研究を，一定の手続きで，1つにまとめたもの，ということになるだろうか．RCTのメタ分析，コホート研究のメタ分析，症例対照研究のメタ分析，あるいはそれらをすべて含んだメタ分析というのもある．似たようなものにシステマティックレビューというのがあるんだけど，メタ分析とどこが違うのかな」
研修医C「同じだと思ってました」
研修医D「システマティックというところがポイントだと思います」
指導医「どういうこと？」
研修医D「体系的に情報収集をして，批判的に吟味したメタ分析という感じですか」
指導医「そうそう，そんな感じ．システマティックって，エビデンスベースなプロセスを経て行われたということだよね．ただ，レビューというのは結果を1つの指標に統合するかどうかは問わないので，メタ分析のような1つの指標に統合してなくても，システマティックレビューと呼んでいいんだ．オッズ比に結果を統合しているシステマティックレビューはメタ分析

でもあるし，システマティックに行われたメタ分析は，当然システマティックレビューでもある．どう？　わかった？」

表1に，「レビュー」，「システマティックレビュー」，「メタ分析」の関係と違いについてまとめた．というわけで本論に入っていこう．

1 術後の食事はいつから始めるか

外科をローテート中の研修医が，術後数日経過しないと食事が食べられない患者と日々向き合う中で，術後の栄養について興味を持った．早速研修医に聞いてみよう．

指導医「どんな患者さんですか」
研修医D「85歳の男性です．S状結腸癌でS状結腸切除後の患者です．手術は内視鏡下で施行し，術中問題なく，根治手術と判断されました．術後合併症もなく順調に経過しましたが，術後なかなか排ガスが見られなかったため，食事の開始が術後5日目になったという患者です」
指導医「なるほど，どんなことを疑問に思ったんですか」
研修医D「この患者でもっと早く食事を開始してはいけないものか，あるいは術後の食事が遅れることによるカロリー不足のデメリットがあるのではないか，そんな疑問です」
指導医「PECOの形にして是非調べてみてください」
研修医「わかりました」

表1　レビューのいろいろ

	作成プロセス	定量的な結果の統合
レビュー：これまでに行われた研究をまとめたもの	問わない	問わない
システマティックレビュー：EBMのプロセスに沿って行われたレビュー	システマティック	問わない
メタ分析：結果を定量的な指標に統合したレビュー	問わない	必要

読者の皆さんも，この疑問を PECO の形にして書きとめておこう．余裕があれば検索もしてみよう．

> **問題の定式化**
> P：
> E：
> C：
> O：

研修医は，この疑問について，「その場の1分」，「その日の5分」を活用し調べていたところ，消化管の手術であっても，手術後24時間以内に食事を開始したほうがいいというメタ分析の論文を見つけた[1]．しかしこのメタ分析の論文は27ページからなる大著で，一人で読める気がしない．そこで，週に一度の抄読会を使ってみんなで読むことを提案した．

● その週の抄読会で

「その場の1分」，「その日の5分」に引き続く，「その週の1時間」，「その月の1時間」のジャーナルクラブモードである．読者の皆さんも参加者の一員になったつもりで，付き合っていただきたい．

研修医D「今，外科をローテート中なんですが，排ガスがあるまで，術後数日間食事が摂れない患者さんを診ていて，術後の栄養をどうすればいいかと調べていたところ見つかった，『コクランレビュー』のメタ分析の論文を読みたいと思います．よろしくお願いします」

指導医「PECO にするとどうなります？」

研修医D「P：消化管手術後の患者で，E：術後早期に経口摂取を開始するのと，C：しないのと比べて，O：術後の合併症や死亡率に差があるか，というところです」

指導医「真のアウトカムで明確な PECO ですね．あとこの論文にたどり着くまでの経過を簡単に教えてください」

研修医D「最初は，術後の高カロリー輸液について "UpToDate" で調べていたのですが，経静脈的栄養どころか，術後早期の経口高カロリーがいいという

■ メタ分析編：術後の栄養

記述を見つけ，それで"PubMed"の"Clinical Queries"を＜ surgery, early enteral nutrition, postoperative, mortality ＞で，システマティックレビューに限って検索したところ（p.197, 図6参照），今日の論文が検索されました．ただ27ページからなる『コクランレビュー』で，一人で読むのが難しかったので，今日の抄読会に出しました」

指導医「"PubMed"の"Clinical Queries"もたまにはうまくいくよね．ところで『コクランライブラリ』ってわかる？」

研修医D「システマティックレビューのデータベースです」

指導医「そうだな．多くの論文を1つにまとめたお得な論文だ．それでは，この論文を一緒に読もう」

● メタ分析の論文を読む

それでは，下記の論文[1]を一緒に読んでいこう．

- Early enteral nutrition within 24h of colorectal surgery versus later commencement of feeding for postoperative complications. Cochrane Database Syst Rev. 2006 Oct 18;(4):CD004080. PMID：17054196

全文は『コクランライブラリ』を購入していないと読めないが，抄録は無料で手に入る．"PubMed"から抄録を手に入れて，まず読んでみよう．治療の項で紹介したように，"PubMed"の検索ボックスにPMID17054196を入れれば検索できる．また『コクランレビュー』のコード番号CD004080を入力しても，この論文の抄録が表示される．

まず，抄録（**表4**）にざっと眼を通して，読んだ内容を下記にまとめておこう．

論文抄録の要約

自分で一通り読んだら，研修医との抄読会に戻ろう．

II章 事例でわかる EBM

表2　歩きながら論文を読む法：メタ分析編
1. 論文の PECO
2. ランダム化比較試験のメタ分析か
3. 一次アウトカムの結果は何か
相対危険，治療必要数，95%信頼区間

指導医「どうぞ始めてください」
研修医D「『メタ分析の論文を歩きながら読む法』の公式（表2）に沿って読んでいきますか」

しばし論文を個人個人で読む．

研修医D「じゃあまず隣同士で読んだ内容を共有してください」

しばし共有．

研修医D「それでは言い出しっぺのわたしから．Pは消化管の手術を受けた患者，Eが術後24時間以内に経口摂取を開始するグループ，Cがちょっとよくわかりません．Oは術後合併症です．よく読めていないので誰か追加してください」
研修医C「抄録の"SELECTION CRITERIA"にEとCが書かれています．24時間以内のカロリーを含む経口摂取と経管栄養のいずれかを行ったものがEで，排ガスがある前に，経口摂取や経管栄養を行わなかった群がCです．カロリーのないものや水の摂取は対照群でも許可しています」
指導医「ばっちりですね．アウトカムについて追加することある？」
研修医A「"DATA COLLECTION AND ANALYSIS"のところに＜primary end points of interest＞とあり，創感染，腹腔内膿瘍，心筋梗塞，血栓症，肺炎のような術後合併症，縫合不全，死亡，入院期間，重大な副作用となっています」
指導医「PECOはこれで大体OKだな．27ページの論文といっても驚くことはない．大事な部分はほとんど抄録で読めてしまうんだ．あとは何を読めばいい？『メタ分析の論文を歩きながら読む法』に基づけば，PECOを読

■ メタ分析編：術後の栄養

み込んだら，RCTのメタ分析かどうかをチェックするだけだ．それについてはどう？」
研修医D「"SELECTION CRITERIA"にRCTを検索したとあります」
指導医「OK．PECOも，RCTのメタ分析かどうかもチェックできた．それでは結果についてはどうかな」
研修医D「抄録には，早期に経口，経管栄養を始める群で結果がいい方向にはあるが，ほとんどの項目に有意差はなく，死亡率のみに有意な効果が見られたとあります」
指導医「せっかく元論文までたどったので，ここは抄録を離れて，本文で結果を見てみよう．単に有意差のあるなしだけではなくて，定量的に結果を評価しよう」

　読者の皆さんも**図1**を参照して，それぞれのアウトカムについて，信頼区間の読みを復習しよう．自分自身で結果を解釈した上でこの先を続けていこう．

研修医B「結果は，15ページの表にまとまっているよ（図1）」
研修医A「ブロボグラムも付いています（図2）」
指導医「まず表からいこうか」
研修医D「"Effect size"というのがわかりません．見たところ相対危険のように思いますが」
研修医C「その隣の列を見ると，下から2つ目以外は，すべて相対危険と95%信頼区間と書いてある．下から2つ目が，"Weighted Mean Difference"という見知らぬ指標になっているだけだよ」
指導医「誰か"Effect size"，"Weighted Mean Difference"って説明できる？たまには説明しようか．"Effect size"は正味の治療効果ってことだな．統計学的な有意差は治療効果の大きさを示していない．p値がいくら小さくても，正味の治療効果が大きいわけではない．正味の治療効果は，"Effect size"として示される．つまり，相対危険，相対危険減少，絶対危険減少，治療必要数，全部"Effect size"だ．"Weighted Mean Difference"というのも，入院期間の平均の差をそれぞれの元論文によって重み付けして統合した"Effect size"の1つだ．日本語に訳すと『重み付け平均差』とでもなるだろうか．重み付けは，分散の逆数を使うことが多いけど，規模が大きいと分散が小さくなって，その逆数が大きくなり，重み付けが大きくなる．つまり規模の大きい研究ほど結果に影響する．た

II章 事例でわかる EBM

ANALYSES
Comparison 01. Early enteral nutrition versus later commencement after gastrointestinal surgery

Outcome title	No. of studies	No. of participants	Statistical method	Effect size
01 wound infection	9	879	Relative Risk (Fixed) 95% CI	0.77 [0.48, 1.22]
02 intraabdominal abscess	10	907	Relative Risk (Fixed) 95% CI	0.87 [0.31, 2.42]
03 anastomotic leakage/dehiscence	10	907	Relative Risk (Fixed) 95% CI	0.69 [0.36, 1.32]
04 mortality	10	907	Relative Risk (Fixed) 95% CI	0.41 [0.18, 0.93]
05 pneumonia	9	877	Relative Risk (Fixed) 95% CI	0.76 [0.36, 1.58]
06 length of hospital stay	13	1081	Weighted Mean Difference (Random) 95% CI	−0.89 [−1.58, −0.20]
07 vomitting	6	618	Relative Risk (Fixed) 95% CI	1.27 [1.01, 1.61]

図1 結果のまとめ

(Andersen HK et al. Cochrane Database Syst Rev. CD004080[1])

Outcome: 01 wound infection

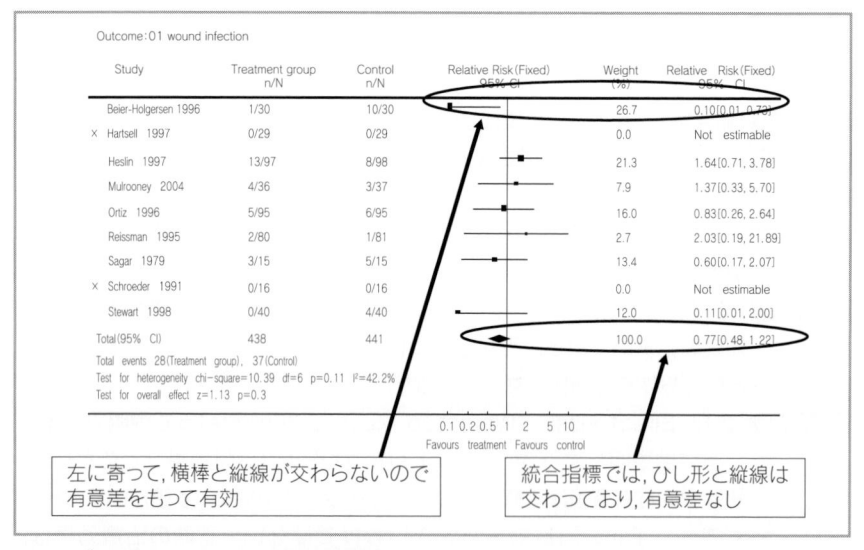

Study	Treatment group n/N	Control n/N	Relative Risk (Fixed) 95% CI	Weight (%)	Relative Risk (Fixed) 95% CI
Beier-Holgersen 1996	1/30	10/30		26.7	0.10 [0.01, 0.73]
× Hartsell 1997	0/29	0/29		0.0	Not estimable
Heslin 1997	13/97	8/98		21.3	1.64 [0.71, 3.78]
Mulrooney 2004	4/36	3/37		7.9	1.37 [0.33, 5.70]
Ortiz 1996	5/95	6/95		16.0	0.83 [0.26, 2.64]
Reissman 1995	2/80	1/81		2.7	2.03 [0.19, 21.89]
Sagar 1979	3/15	5/15		13.4	0.60 [0.17, 2.07]
× Schroeder 1991	0/16	0/16		0.0	Not estimable
Stewart 1998	0/40	4/40		12.0	0.11 [0.01, 2.00]
Total (95% CI)	438	441		100.0	0.77 [0.48, 1.22]

Total events 28 (Treatment group), 37 (Control)
Test for heterogeneity chi-square=10.39 df=6 p=0.11 I²=42.2%
Test for overall effect z=1.13 p=0.3

0.1 0.2 0.5 1 2 5 10
Favours treatment Favours control

左に寄って、横棒と縦線が交わらないので有意差をもって有効

統合指標では、ひし形と縦線は交わっており、有意差なし

図2 ブロボグラムによる結果の提示
創感染の結果を例に.

(Andersen HK et al. Cochrane Database Syst Rev. CD004080[1])

> だ指標そのものは，単純に入院期間の差と思えばいい．たぶん単位は日だな．じゃあ続けよう．隣同士でそれぞれのアウトカムの相対危険と平均差，その95%信頼区間について解釈を確認しよう」

■ メタ分析編：術後の栄養

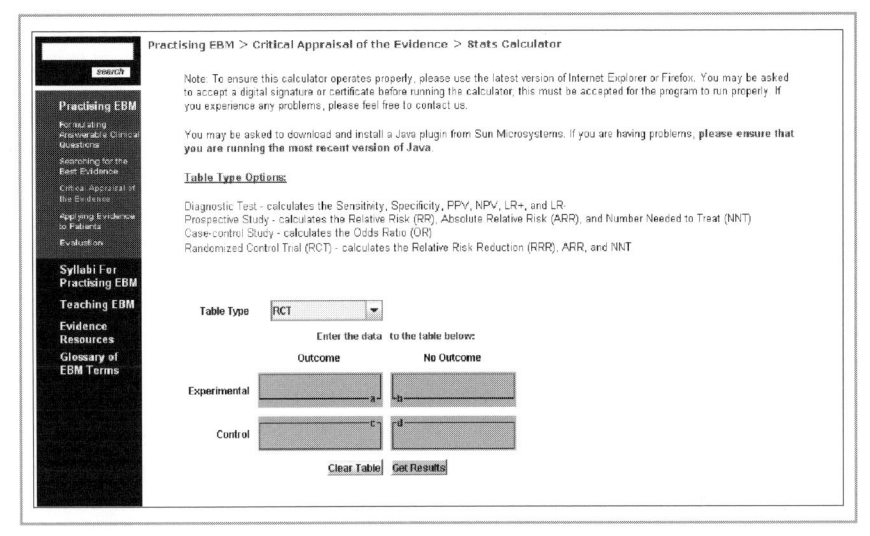

図3 相対危険，治療必要数とその95%信頼区間を求めるツール

しばし確認．

研修医D「創感染については，相対危険は0.77と1より小さく，有効という方向ですが，信頼区間を見ると0.48〜1.22と1を含んでおり，統計学的な有意差はありません．ただ信頼区間の下限で見ると0.48と，創感染を半分くらいに減らすかもしれないという結果です．ただ20%以上増やす可能性もあるので，有意差なしとなっています．腹腔内膿瘍，縫合不全肺炎についても，同様に早期栄養開始群でよい傾向にありますが，有意差はありません．ただ死亡率については，相対危険が0.41，信頼区間が0.18〜0.93で1を含んでおらず，統計学的にも有意に死亡を減少させるという結果です．ただ信頼区間の上限で見ると，0.93で相対危険減少で7%程度しか減少させないのかもしれません」

指導医「ここの読みはRCTの論文とまったく同じだ．あと誰か治療必要数（number needed to treat：NNT，p.160）まで計算した人いる？」

研修医G「http://www.cebm.utoronto.ca/practise/ca/statscal/ で，統計学的な有意差のあった死亡率についてのみ計算しましたが，42（23〜450）と計算されました（図3）．http://www.ebmedu.umin.jp/ebmnew/clinicalc.htmlで計算のためのエクセルファイルがダウンロードできます」

|指導医|「言うことなし．死亡について NNT が 42 というのは結構インパクトがあるよね．じゃあ "Weighted Mean Difference" のところは？ これまで何も発言していない人いる？」
|研修医E|「ここでわたしに振らなくても……英語論文，苦手なんです」
|指導医|「でも結果は数字だから，英語は関係ないと思うけど」
|研修医E|「数学も苦手なんです」
|指導医|「了解．じゃあまず隣同士で確認してみて」

しばし隣同士で確認．

|指導医|「早期栄養群が平均7日，対照群が平均10日で退院したとしたら，平均差は7－10＝－3となる．そういうことだ．表では，－0.89ということは，1日くらい早く退院できたということだな．じゃあ信頼区間の解釈をもう一度隣同士で確認してみて」

しばし隣同士で確認．

|研修医E|「－1.58から－0.20だから，少なく見積もっても0.2日早く退院できるとなっていて，有意差ありということだと思うのですが」
|指導医|「そうだよね．じゃあ嘔吐の結果はどう読む？」
|研修医B|「相対危険1.27なので，早期栄養群で嘔吐が多いという結果です．最低と見積もっても1.01と1を超えており，信頼区間は1を含まず統計学的にも有意な差です」
|指導医|「それではブロボグラム（図2）で今の結果を確認しよう．まずブロボグラムについて簡単に説明してみて」
|研修医F|「フォレストプロットとも言いますが，メタ分析の結果を視覚的に提示する方法で，個々の論文の結果と統合した結果を，点推定値，つまり相対危険や平均差のことですけど，それと信頼区間で示しているものです」
|指導医|「その通り．皆さん，わかった？ 実際の表の見方についても説明してよ．誰か説明できる？」
|研修医G|「何とかやってみます．図を見てください．創感染を評価した解析のブロボグラムです．一番下のひし形が統合された結果で，このメタ分析の結果です．ひし形の上下の頂点が相対危険，左右の頂点が95％信頼区間です．相対危険1のところに縦線が引いてあり，この線を中心に，左に片寄れ

ば治療が有効，右に片寄れば有害という結果になります．またこのひし形が縦線と交わっていれば統計学的な有意差なし，交わらなければ有意差ありと視覚的に判断できます．この例では，左に寄っており，治療群で有効な傾向にありますが，縦線と交わっているので，統計学的な有意差はないと読めます」

指導医「すばらしい．その上の何本か描いてある線についても説明してください」

シニアA「上に並んでいるのは個々の論文の結果です．四角が相対危険，横棒が95%信頼区間です．この例では，9つの研究結果が統合されています．一番上方の研究では，横棒が縦線と交わっていませんから，この研究単独で有意差あり，という結果になっています．また2つの論文では，たぶん両群とも創感染が1例もなかったために，分母が0になり相対危険と信頼区間が計算できないため，表示されていないのだと思います」

指導医「どう？　わたしはよくわかったけど．皆さんはどう？　細かいことはいいとして，このブロボグラムの読み方だけはとりあえずクリアしておこう（表3）」

　これまでの議論で論文内容はおおよそ把握できたのではないだろうか．抄録中の読み込むべき場所と論文の要約を**表4，5**に示す．ここを確認して，実際の臨床現場でどうするのか，考えてみよう．

表3　ブロボグラムの見方

四角が相対危険
　　相対危険が1より小さい（左に片寄る）　→　治療が有効
　　相対危険が1より大きい（右に片寄る）　→　治療が有害

横棒が95%信頼区間
　　横棒が1の縦線と交わらない　→　有意水準0.05で統計学的有意差あり

統合指標はひし形で示される
　　縦の頂点が相対危険
　　横の頂点が信頼区間

表4 『コクランレビュー』の抄録（公式に沿って読み込んだ部分を下線で示した．）

BACKGROUND
The role of early postoperative enteral nutrition after gastrointestinal surgery is controversial. Traditional management consist of 'nil by mouth', where patients receive fluids followed by solids when tolerated. Although several trials have implicated lower incidence of septic complications and faster wound healing upon early enteral feeding, other trials have shown opposite results. The immediate advantage of caloric intake could be a faster recovery with fewer complications, to be evaluated systematically.

OBJECTIVES
To evaluate whether early commencement of postoperative enteral nutrition compared to traditional management (no nutritional supply) is associated with fewer complications in patients undergoing gastrointestinal surgery

SEARCH STRATEGY
We searched the Cochrane Central Register of Controlled Trials, PUBMED, EMBASE, and LILACS from 1979 (first RCT published) to March 2006. We manually scanned the references from the relevant articles, and consulted primary authors for additional information.

SELECTION CRITERIA
We looked for randomised controlled trials (RCT's) comparing early commencement of feeding (within 24 hours) with no feeding in patients undergoing gastrointestinal surgery. Early enteral nutrition is defined as all oral intakes (i. e. registered oral intake, supplemented oral feeding) and any kind of tube feeding (gastric, duodenal or jejunal) containing caloric content. No feeding is traditional management, defined as none caloric oral intake or any kind of tube feeding before bowel function. The definition 'no nutrition' includes non caloric placebo and water.

DATA COLLECTION AND ANALYSIS
The three authors independently assessed the identified trials, and extracted the relevant data using a specifically developed data extraction sheet. Primary end points of interest were : Wound infections and intraabdominal abscesses, postoperative complications such as acute myocardial infarction, postoperative thrombosis or pneumonia, anastomotic leakages, mortality, length of hospital stay, and significant adverse effects. We combined data to estimate the common relative

risk of postoperative complications, and calculated the associated 95% confidence intervals. For analysis, we used fixed effects model (risk ratios to summarise the treatment effect) whenever feasible. The treatment effect on length of stay was estimated using effect size (presented as mean+/− SD). Some outcomes were not analysed but presented in a descriptive way. We used a random effects model to estimate overall risk ratio and effect size.

MAIN RESULTS
We identified thirteen randomised controlled trials, with a total of 1173 patients, all undergoing gastrointestinal surgery. Individual clinical complications failed to reach statistical significance, but the direction of effect indicates that earlier feeding may reduce the risk of post surgical complications. Mortality was the only outcome showing a significant benefit, but not necessarily associated with early commencement of feeding, as the reported cause of death was anastomotic leakage, reoperation, and acute myocardial infarction.

AUTHORS' CONCLUSIONS
Although non-significant results, there is no obvious advantage in keeping patients 'nil by mouth' following gastrointestinal surgery, and this review support the notion on early commencement of enteral feeding.

(Andersen HK et al. Cochrane Database Syst Rev. CD004080[1] より改変)

●論文結果を患者に適用する

さて，あなたは消化管手術後の患者さんに対して，24時間以内に食事を開始するかどうか，どのように考えるだろう．

ここでもなんとなく考えるのではなく，患者への適用の公式（**表6**）を利用しよう．治療の論文のときとまったく同じ公式である．

それでは患者についての情報を確認して，研修医とのディスカッションに戻ろう．

●患者データ

85歳の男性．S状結腸癌でS状結腸切除後の患者で，手術は内視鏡下で施行し，術中問題なく，根治手術と判断．術後合併症もなく順調に経過，術後なかなか排ガスが見られなかったため，食事の開始が術後5日目になった

表5　「メタ分析の論文を歩きながら読む法」に基づいた論文要約

P：消化管の手術を受けた患者で
E：術後24時間以内に経口摂取を開始するのと
C：しない場合と比べて
O：創感染，腹腔内膿瘍，心筋梗塞，血栓症，肺炎のような術後合併症，縫合不全，死亡，入院期間，重大な副作用がどうなるか

ランダム化比較試験のメタ分析の結果

	Effect size
	Relative Risk（95%信頼区間）
創感染	0.77（0.48〜1.22）
腹腔内膿瘍	0.87（0.31〜2.42）
縫合不全	0.69（0.36〜1.32）
死亡	0.41（0.18〜0.93）
肺炎	0.76（0.36〜1.58）
嘔吐	1.27（1.01〜1.61）
	Weighted Mean Difference（日）（95%信頼区間）
入院期間	−0.89（−1.58〜−0.20）

表6　治療のときの患者への適用の公式

1. 論文の患者と目の前の患者の異なるところはどこか
2. すべてのアウトカムを評価したか
3. 副作用とコストを考慮しても治療効果が期待できるか

研修医D「今回の論文の平均的な患者と実際の患者さんはよく似ています．私としては，今回の85歳の患者さんにしても，次に似たような患者さんがいたとしても，どちらも24時間以内と言わなくても，術後2日目くらいには食事を開始してもいいように思いました．副作用があったとしても嘔吐が増える程度で，コストからみても，早期の栄養補給による早期の退院は，患者にとってメリットが大きいと思います」

指導医「ほかの皆さんはどう？」

■ メタ分析編：術後の栄養

研修医B 「術後の嘔吐の危険が増すというのは，少し問題にしたほうがいいような気がするんだけど．栄養は経静脈的に高カロリーで補って，やはり経口摂取は遅らせたほうがいいという選択肢もあると思います」

研修医D 「このメタ分析の対照群は経静脈的な高カロリーは行われていないんですか？」

研修医B 「やってないんじゃないかな．はっきりとは書いていないけど」

指導医 「確かに，そこはこの論文からはよくわからないよね．コクランの元論文には，メタ分析に使った論文の要約が載っているけど，ここにも書かれていない．少なくともこのメタ分析では，同じ高カロリーで，経口と経静脈的でどちらがいいのかという疑問には答えられない．重要な問題だけど，これ以上議論するのは難しいかもしれない．そのほかには？」

研修医A 「小規模の研究ばかりが集められているので，いい結果が出たものだけが出版されているような危険はどうなんでしょうか」

指導医 「それって何バイアスっていうんだっけ？」

研修医A 「出版バイアスですか」

指導医 「それについてはどう？」

研修医C 「論文の6ページに"Publication bias"という項目があって"Funnel plots did not reveal any significant publication bias for the included trials for any of the reported outcomes."とあるのであまり問題ないような気がします」

指導医 「Funnel plotsってわかるかな？　これについてはまた機会を改めて解説しよう（上級のメタ分析の4つのバイアス，p.243）．ほかに何かあるかな」

研修医E 「死亡率の結果でも10個の論文のうち4つがどちらにも死亡のイベントが起きていないのですが，こういう論文を集めて死亡について検討できているんでしょうか（図4）」

指導医 「大事なポイントだよね．これについてはどうだろう」

研修医B 「ブロボグラムでみると，上から5つ目のMulrooneyの報告1つに左右されていて，この論文がなかったらほとんど差がないような結果になってしまうと思います」

研修医D 「いろいろ問題が多くて，そう簡単に適用できない気がしてきました」

指導医 「メタ分析にはいろいろなバイアスが入りやすい．バイアスのないRCTと比べて，バイアスのないメタ分析というのは相当困難だ．『メタ分析にはバイアスが多い』，そのことだけはしっかり押さえておこう．ちょっとわけがわからなくなったかもしれないけど，少し時間があるので，最後にロールプレイをやっておこう」

```
Outcome:04  mortality
      Study            Treatment group   Control     Relative Risk (Fixed)   Weight    Relative Risk (Fixed)
                            n/N            n/N            95% CI              (%)            95% CI
  Beier-Holgersen 1996       2/30           4/30                               21.8       0.50 [0.10, 2.53]
  Carr 1996                  0/14           1/14                                8.2       0.33 [0.01, 7.55]
  Hartsell 1997              0/29           1/29                                8.2       0.33 [0.01, 7.86]
  Heslin 1997                2/97           3/98                               16.2       0.67 [0.12, 3.94]
  Mulrooney 2004             2/36           7/37                               37.5       0.29 [0.07, 1.32]
× Ortiz 1996                 0/95           0/95                                0.0       Not estimable
× Reissman 1995              0/80           0/81                                0.0       Not estimable
× Sagar 1979                 0/15           0/15                                0.0       Not estimable
× Schroeder 1991             0/16           0/16                                0.0       Not estimable
  Stewart 1998               0/40           1/40                                8.2       0.33 [0.01, 7.95]
  Total (95% CI)             452            455                                100.0      0.41 [0.18, 0.93]

  Total events 6 (Treatment), 17 (Control)
  Test for heterogeneity chi-square=0.60 df=5 p=0.99 I²=0.0%
  Test for overall effect z=2.13 p=0.03

                                        0.1 0.2 0.5  1  2  5 10
                                      Favours treatment  Favours control
```

図4 死亡率についての結果のブロボグラム

(Andersen HK et al. Cochrane Database Syst Rev. CD004080[1])

　実際の抄読会は，このあとロールプレイをやって，もう一度ディスカッションしても，1時間以内には十分終わることができる．これまでの議論を踏まえて，あなた自身が消化管手術後の栄養に関してどうアプローチするか，先ほどの公式を踏まえながら，もう一度考えてみよう．

参考文献

1) Andersen HK, Lewis SJ, Thomas S. Early enteral nutrition within 24h of colorectal surgery versus later commencement of feeding for postoperative complications. Cochrane Database Syst Rev. 2006 Oct 18;(4):CD004080.

コラム：メタ分析は最高のエビデンスか

エビデンスのレベルを示す指標として，最もよく用いられるのが，下記（**表**）のものだろう（http://www.cebm.net/index.aspx?o=1025）．実際には1aと1a-を区別せず，1bと1b-も区別しないで，簡略化され，エビデンスレベルのトップがRCTのメタ分析（システマティックレビュー）で，次がRCTと理解されている場合が多い．しかしここには難しい問題がある．

本文中にも書いたが，よく計画されたメタ分析であっても，相当バイアスが入りやすい．適切に計画された小規模研究のメタ分析結果が，1つの大規模試験と食い違う例もある．その中でも心筋梗塞に対する，亜硝酸剤，マグネシウムの例は有名である[*]．小規模RCTのメタ分析が1つのRCTにより否定されたのである．メタ分析とRCTの順番は，情報の良し悪しというより，単なる順番というふうに考えたほうがいいかもしれない．

[*] Borzak S, Ridker PM. Discordance between meta-analyses and large-scale randomized, controlled trials. Examples from the management of acute myocardial infarction. Ann Intern Med. 1995；123（11）：873-7.

レベル	内容
1a ：	均質なRCTのシステマティックレビュー
1a- ：	異質性のあるRCTのシステマティックレビュー
1b ：	信頼区間の狭い個々のランダム化比較試験：RCT
1b- ：	信頼区間の広い個々のランダム化比較試験
1c ：	治療群でイベント0，対照群でイベント100％という治療
2a ：	コホート研究のシステマティックレビュー
2a- ：	異質性のあるコホート研究のシステマティックレビュー
2b ：	個々のコホート研究か質の低いRCT（追跡率80％未満）
2b- ：	個々のコホート研究か質の低いRCT（追跡率80％未満，広い信頼区間）
2c ：	アウトカム研究，生態学的研究
3a ：	均質な症例対照研究のシステマティックレビュー
3a- ：	異質性のある症例対照研究のシステマティックレビュー
3b ：	個々の症例対照研究
4 ：	症例シリーズ（質の低いコホート研究，症例対照研究）
5 ：	批判的吟味のない専門家の意見，病態生理，基礎研究

コラム：相対危険，相対危険減少，治療必要数の計算

[相対危険と相対危険減少]

対照群での脳卒中発症率10％，降圧薬群で7％の場合，対照群を基準に割り算をして，7/10＝0.7を相対危険と呼ぶ．相対危険は1のときに差がない．1より小さければ小さいほど効果が大きい．大きければ大きいほど有害である，そういう指標である．さらにこの相対危険を1から引いたもの，すなわち「1−相対危険」のことを相対危険減少という．相対危険0.7の場合，相対危険減少は「1−0.7＝0.3」となる．0.3すなわち30％脳卒中を減少させるというわけである．相対危険減少は0のとき効果がない．0より大きければ大きいほど効果が大きく，0より小さければ有害である．相対危険は relative risk (RR)，相対危険減少は relative risk reduction (RRR) と表される．

[絶対危険減少と治療必要数]

今度は引き算の指標である．10％の脳卒中が7％に減った．今度はただ引いてみる．「0.1−0.07＝0.03」，3％の脳卒中の減少である．この3％を絶対危険減少という．absolute risk reduction を略して ARR と表記される．さらにこの ARR＝3％の逆数，1/0.03＝33.3，切り上げて34を治療必要数という．34人治療すると，1人脳卒中を減少させるという指標である．number needed to treat (NNT) と呼ばれる．

表にこれまでの4つの指標の計算例を挙げる．上段は10％のイベントを7％に減少，下段は1％のイベントを0.7％に減少という結果から計算された各指標である．

表　各指標の計算結果一覧

CER	EER	RR	RRR	ARR	NNT
		EER/CER	(CER−EER)/CER	CER−EER	1/(CER−EER)
0.1	0.07	0.7	0.3	0.03	34
0.01	0.007	0.7	0.3	0.003	334

CER：対照群での発症率，EER：治療群での発症率，RR：相対危険，RRR：相対危険減少，ARR：絶対危険減少，NNT：治療必要数

昇級試験 3級

以下の論文を入手し，抄読会を開催し，論文要約を作成せよ．原著が手に入らない場合は，MEDLINE の抄録を手にいれ，それを利用せよ．

- Afshari A, Wetterslev J, Brok J, et al. Antithrombin III in critically ill patients：systematic review with meta-analysis and trial sequential analysis. BMJ. 2007；335(7632)：1248-51. PMID：18037615

［⇒解答（例）は 351 ページ］

副作用編：スタチンによる横紋筋融解の頻度

(2級：副作用における情報収集と批判的吟味)

中級も終わりに近い．治療，診断，予後，メタ分析で学んだことを，ここで総復習しながら，もうひとがんばりしよう．ここがクリアできれば，日常臨床で生じる疑問の大部分が，とりあえずEBMの手法で対応できるようになっている．

1 副作用の疑問

それでは，いつものように研修医に登場してもらって，そこから始めよう．

研修医G「外来で高コレステロール血症の患者さんにスタチンを投与するとき，横紋筋融解の危険について話したところ，どれくらい起こる副作用なのかと聞かれ，答えに詰まってしまいました．"UpToDate"には，252,460人のスタチン服用者中，10,000人年で0.44人の横紋筋融解による入院があり，信頼区間は0.20〜0.84という結果が引用されています[1]．信頼区間の上限で副作用の危険を見積もると，0.0084％くらいは起こるという結果です．さらに致死的な横紋筋融解の頻度については0.15/100万処方と記載されていました（図1）」

指導医「それでいいじゃない」

研修医G「でもこれは観察研究のデータで，バイアスの可能性が高く，RCTかそのメタ分析のエビデンスを確認した方がいいかと思いました」

指導医「治療の疑問の場合なら確かにそうだよね．でも副作用も同じでいいだろうか」

研修医G「副作用の場合でも，やはり観察研究よりはRCTの方がいいような気がしますが」

指導医「普通そう考えるよね．じゃあこの問題はまたあとで取り扱うとして，もう一度PECOTに戻って定式化してみよう」

読者の皆さんもこの時点の自分自身で定式化した疑問をPECOTの形で下記に書き留めておこう．

■ 副作用編：スタチンによる横紋筋融解の頻度

問題の定式化
P：
E：
C：
O：
T：

Other possible predisposing factors include hypothyroidism and inflammatory myopathies (polymyositis and dermatomyositis) [18-20]. (See "Hypothyroid myopathy", section on Rhabdomyolysis, and see "Clinical manifestations and diagnosis of adult dermatomyositis and polymyositis").

One study examined claims data from 11 managed care plans that included 252,460 patients treated with lipid lowering agents [21]. The average incidence of hospitalization for rhabdomyolysis was 0.44 per 10,000 patient-years (95% CI 0.20-0.84) for patients treated with atorvastatin, pravastatin, or simvastatin monotherapy. Although the study did not find a statistical difference in the incidence of rhabdomyolysis among these three statins, no cases of rhabdomyolysis were seen with pravastatin. The incidence was higher with cerivastatin monotherapy (5.34 per 10,000 patient-years).

← 横紋筋融解による入院の頻度

図1 "UpToDate"の検索結果

研修医G「高コレステロール血症の患者に，スタチンを投与して，投与しないのと比べて，横紋筋融解はどれくらい起こるのか，というのでどうでしょう」

指導医「今回はPECOTで，T（疑問のカテゴリーと求める研究デザイン）について明確にするとどうなるかな」

研修医G「疑問のカテゴリーは副作用で，求めるべき研究デザインは，RCTか，そのメタ分析というところでしょうか」

指導医「大体そうだよね．でも，そこがちょっと違うんだ．どう違うか考えながら，情報検索をしよう．今日どうしても薬を始めなくてはならないわけではないから，患者さんにはこの1週間で横紋筋融解の頻度について調べて，来週もう一度来てもらうということではどうだろう」

研修医G「わかりました．そのように説明してみます」

「その場の1分」はとりあえずここで終了である．しかしここで終わりではない．1週間の猶予をもらって，「その日の5分」，「その週の1時間」，「抄読会」へとつなげていく．読者の皆さんも，実際に検索した上で，次へと進もう．

2 副作用の情報検索

副作用のPECOは基本的に治療のときと同じである．ただ，PECOTにした場合，求める研究デザインが異なるところがポイントである．治療の場合は，RCTか，そのメタ分析という情報収集でよかったが，副作用の場合はそれでは不適切な面がある．なぜだろう．

治療の疑問に対する情報収集は，能率的に短時間の検索で，RCT，またはそのメタ分析にたどり着くという方針でそれほど問題はない．質の低い情報は，治療効果を大きめに見積もることが多く，少数の最適なエビデンスのほうが，質の低いものを含んだ網羅的なエビデンスよりも優れている場合が多いからである．

それに対し副作用についての情報はどうだろう．まずは研修医の検索結果を見てみよう．その日の帰り際に，再び指導医と検索結果についてディスカッションする．

研修医G「患者さんには1週間の猶予をいただいたので，先ほどちょっと調べてみたのですが，その結果について少し相談に乗ってもらっていいでしょうか」

指導医「短時間なら大丈夫だよ」

研修医G「"ACP Journal Club（ACPJC）"で調べてみました．RCTのメタ分析に限ってみると，35のRCTをまとめたメタ分析[2]がありましたが，スタチン群で0.17％，対照群で0.13％と書かれており，"UpToDate"の記載の10倍以上の頻度になっています．どう考えたらいいでしょうか．1,000人で1〜2人も横紋筋融解を起こすとしたら，ちょっと大変です」

指導医「なぜ"UpToDate"の結果と10倍もの差があるのだろう」

研修医G「観察研究とRCTの差でしょうか．観察研究では見逃されている横紋筋融解が，RCTの対象者を綿密にフォローすることにより，意外と多いことがわかったという可能性があると思います」

指導医「確かにその説明は説得力があるな．それでは元の論文を今週の抄読会で

　　　　読んでみよう」
研修医G「わかりました．帰りがけに時間をとっていただいてありがとうございました」
指導医「え，もう帰っちゃうの」
研修医G「『その日の5分』は過ぎましたよ」

　といって研修医は帰路に着くのだが，指導医のほうが案外その先が気になって，帰れなかったりする．

指導医「確かに，変な結果だ．RCTでの頻度が高すぎる．もうちょっとこの先を調べてみたくなってきたけど，帰っちまいやがった．研修医にやらせるばかりでなく，たまには自分も調べるか」

3 抄読会

　それでは，横紋筋融解の頻度を報告した"UpToDate"から孫引きした論文[3]と"ACP"で検索した2つの論文[2]を実際に読んでみよう．"ACP"の実物は無料では手に入らないが，その元論文と"UpToDate"から孫引きした論文は，全文が無料で手に入る．最低限それぞれの論文の抄録を手に入れ，できれば全文を入手して，この先に進もう．それでは抄読会の始まりである．

研修医G「今日はスタチンによる横紋筋融解の頻度についての2つの論文を準備しました．当初の疑問のPECOTは，高コレステロール血症の患者に，スタチンを投与して，投与しないのと比べて，横紋筋融解はどれくらい起こるのか，というところです．Tについて，疑問のカテゴリーは副作用，求めるべき研究デザインはRCTのメタ分析と思いましたが，副作用の場合はそれでは不十分かもしれないとの指摘を受けました．どう不十分かはわかりませんが，そのことについてもどこかで議論できればと考えています．用意した論文の片方は"UpToDate"からの孫引きです．もう1つは"ACP Journal Club"で検索された論文です．まず3分くらいで，"UpToDate"から孫引きされた論文のほうを読んでみてください」

　まず，最初の論文抄録（**図2**）を読んで，下記のスペースに内容をまとめておこう．「コホート研究を歩きながら読む法」，「メタ分析の論文を歩きながら

II章　事例でわかる EBM

Context Lipid-lowering agents are widely prescribed in the United States. Reliable estimates of rhabdomyolysis risk with various lipid-lowering agents are not available.

Objective To estimate the incidence of rhabdomyolysis in patients treated with different statins and fibrates, alone and in combination, in the ambulatory setting.

Design, Setting, and Patients Drug-specific inception cohorts of statin and fibrate users were established using claims data from 11 managed care health plans across the United States. Patients with at least 180 days of prior health plan enrollment were entered into the cohorts between January 1, 1998, and June 30, 2001. Person-time was classified as monotherapy or combined statin-fibrate therapy.

Main Outcome Measure Incidence rates of rhabdomyolysis per 10 000 person-years of treatment, number needed to treat, and relative risk of rhabdomyolysis.

Results In 252 460 patients treated with lipid-lowering agents, 24 cases of hospitalized rhabdomyolysis occurred during treatment. Average incidence per 10 000 person-years for monotherapy with atorvastatin, pravastatin, or simvastatin was 0.44 (95% confidence interval [CI], 0.20-0.84); for cerivastatin, 5.34 (95% CI, 1.46-13.68); and for fibrate, 2.82 (95% CI, 0.58-8.24). By comparison, the incidence during unexposed person-time was 0 (95% CI, 0-0.48; $P=.056$). The incidence increased to 5.98 (95% CI, 0.72-216.0) for combined therapy of atorvastatin, pravastatin, or simvastatin with a fibrate, and to 1035 (95% CI, 389-2117) for combined cerivastatin-fibrate use. Per year of therapy, the number needed to treat to observe 1 case of rhabdomyolysis was 22 727 for statin monotherapy, 484 for older patients with diabetes mellitus who were treated with both a statin and fibrate, and ranged from 9.7 to 12.7 for patients who were treated with cerivastatin plus fibrate.

Conclusions Rhabdomyolysis risk was similar and low for monotherapy with atorvastatin, pravastatin, and simvastatin; combined statin-fibrate use increased risk, especially in older patients with diabetes mellitus. Cerivastatin combined with fibrate conferred a risk of approximately 1 in 10 treated patients per year.

図2　論文抄録

(Graham DJ, et al. JAMA. 2004；292 (21)：2585-90.[3])

読む法」の2つを思い出し，どちらを適応すべきか考えながら，最低限のポイントだけチェックしておこう．

論文抄録の要約

P：

E：

C：

O：

■ 副作用編:スタチンによる横紋筋融解の頻度

|研修医G|「大体読めたでしょうか.それでは全体で確認していきたいと思います.まずこの研究のデザインは何でしょうか」
|研修医A|「抄録にコホートと書かれています」
|研修医G|「そうすると,この論文は『コホート研究を歩きながら読む法』に沿って読んでいけばいいですね.公式を隣同士で確認して,公式に沿って読めているかどうか,ディスカッションしてください」

しばしディスカッション.

|研修医G|「それでは内容を確認していきましょう.まずこの論文のPECOはどうですか」
|研修医B|「抄録の"Design, Setting, and Patients"に,スタチンとフィブラート服用中の患者で,横紋筋融解の頻度,治療必要数,相対危険を求めた研究とあります.あえてPECOにすると,P:高脂血症の患者で,E:スタチン,フィブラートを服用して,C:個々の薬剤同士,併用使用と比較して,O:横紋筋融解の頻度,危険はどれほどか,という感じです」
|研修医G|「その他の項目はどうですか」
|研修医C|「悉皆調査やランダム抽出がなされているかどうかはわかりませんから,代表性については不明です.ただマネージドケアからのデータとの記載はあります.交絡因子についての記載はありませんが,まず知りたいのは頻度なので,頻度の検討について,交絡因子の調整は問題にならないと思います」
|研修医G|「横紋筋融解の診断方法についてはどうでしょうか」
|研修医C|「抄録からだけではわかりません.ただ表題を読むと,単なる横紋筋融解でなく,横紋筋融解による入院であることがわかります」
|研修医G|「追跡率はどうですか」
|研修医C|「追跡率も記載がありません」
|研修医G|「それでは抄録で読み込めなかった部分が,本文ではどうなっていますか」

図3に元論文の"METHODS"の部分を示したので,公式(表1)に沿って内容を確認して,下記のスペースにまとめておこう.

II章　事例でわかる EBM

drugs at 2.3 per 10000 person-years of treatment and suggested that fibrate use as monotherapy conferred a 5.5-fold increased risk compared with statin use.[14] Another study reported 1 case of rhabdomyolysis among 2935 patients treated concurrently with a statin and fibrate.[15] Two separate analyses, based on case reports submitted to the US Food and Drug Administration, found that reporting of rhabdomyolysis was greater for simvastatin and cerivastatin than for other statins,[16] and that reporting of fatal rhabdomyolysis was 17- to 79-fold greater for cerivastatin than for other statins.[17]

Following the withdrawal of cerivastatin from the US market in August 2001 because of high reporting of rhabdomyolysis in association with its use,[18] we conducted this study to estimate the incidence of rhabdomyolysis in patients treated with statins and fibrates, alone and in combination, in the ambulatory setting.

METHODS

Inception cohorts of statin and fibrate users were established retrospectively from patients enrolled in 11 geographically dispersed US health plans, which included independent practice associations, staff, and group-model health maintenance organizations.[19,20] Each of these health plans provides pharmacy benefits to its enrollees and has automated claims files covering prescription drugs, outpatient medical encounters, hospitalizations, and medical procedures. Using prescription claims, a separate inception cohort was created for each statin (atorvastatin, cerivastatin, fluvastatin, lovastatin, pravastatin, simvastatin) and fibrate (fenofibrate, gemfibrozil) marketed in the United States from January 1, 1998, through June 30, 2001. A patient was entered into an inception cohort if on the date of first prescription with an administered lipid-lowering drug during the study period, there had been no prescription for the same drug in the preceding 180 days. With drug switching, a patient could contribute exposure to more than 1 cohort.

Person-time on drug was estimated for each patient based on the days supply field from his/her prescription claims. To account for imperfect compliance, gaps of less than 30 days between the expected and actual fill-date of successive prescriptions were counted as exposed days as was the 30-day period following the end of a patient's final prescription within a given cohort. Person-time within each drug cohort was classified as either monotherapy or combined statin-fibrate therapy, to permit separate risk estimates to be obtained for each type of exposure.

To identify potential cases of rhabdomyolysis, medical records were sought and abstracted for selected hospitalizations of inception cohort members occurring during the study period. Hospitalization claims were used to flag the following discharge diagnoses possibly indicative of severe muscle injury: a primary or any secondary discharge diagnosis (International Classification of Diseases, Ninth Revision, Clinical Modification [ICD-9-CM] code) of myoglobinuria (791.3); a primary discharge diagnosis of other disorders of muscle, ligament, and fascia (728.89, includes rhabdomyolysis), myositis (729.1), myopathy (359.4, 359.8, 359.9), polymyositis (710.4), muscle weakness (728.9), musculoskeletal symptoms of the limbs (729.8X), or adverse effect from antihyperlipidemic agents (E942.2); any secondary discharge diagnosis for a muscle-related disorder (any of the previous diagnoses) plus a laboratory claim for serum creatine kinase measurement within 7 days before admission or after discharge; a primary discharge diagnosis of acute renal failure (584 and subcodes) plus any muscle-related secondary diagnosis; or any discharge diagnosis of acute renal failure plus a serum creatine kinase test within 7 days before admission or after discharge.

Information abstracted from each medical record included age, sex, symptom onset, hospital course, outcome, laboratory test results (urine myoglobin, and serum creatine kinase, potassium, alanine aminotransferase, aspartate aminotransferase, creatinine), and drug exposure history (if any). Past history of diabetes mellitus, liver disease, and renal failure was identified from automated claims data.

Medical record abstracts were reviewed by 3 authors (D.J.G., J.A.S., and L.L.G.) who were blinded to statin or fibrate exposure status. A patient was classified as having rhabdomyolysis if medical record review showed that severe muscle injury was present at the time of hospital admission and, in addition, the patient's physician had made a diagnosis of rhabdomyolysis or the patient's creatine kinase level was more than 10 times the upper limit of normal. Severe rhabdomyolysis was defined as the subset of these patients with serum creatine kinase exceeding 10000 IU/L or with serum creatine kinase of more than 50 times the upper limit of normal.

Relative risk (RR) estimates of rhabdomyolysis adjusted for age, sex, and diabetes mellitus were calculated using Poisson regression. Incidence rates of rhabdomyolysis per 10000 person-years of treatment with 95% confidence intervals (CIs) and number needed to treat to observe a case of rhabdomyolysis were calculated.[21] All analyses were performed using Stata version 7 (StataCorp, College Station, Tex). This study was approved by institutional review boards for the participating health plans.

RESULTS

A total of 252460 patients contributed 225640 person-years of monotherapy for a statin or fibrate and 7300 person-years of combined therapy (TABLE 1). The proportion of patients with diabetes mellitus was greater among fibrate users, consistent with the use of these agents to treat hypertriglyceridemia.[22] Because usage of fluvastatin and lovastatin was very low, these drugs were excluded from subsequent analyses.

Each of the statins included in this study were in use at the start of the study, with cerivastatin appearing during the first quarter of 1998 (FIGURE). Cerivastatin use increased slowly but did not achieve high-volume use within the health plans studied. Atorvastatin

[元となるデータベース]　[横紋筋融解の拾い上げ]　[調整した交絡因子]

[情報評価時のマスキング／横紋筋融解の診断基準]

図3　論文の "METHODS" の部分

(Graham DJ, et al. JAMA. 2004；292 (21)：2585-90.[3])

■ 副作用編:スタチンによる横紋筋融解の頻度

表1	歩きながら論文を読む法:コホート研究編

1. 論文の PECO
2. 交絡因子の調整がされているか
3. 代表的な集団が選ばれているか
4. アウトカムの測定は客観的で独立して行われているか
5. 追跡率は十分か

論文の "METHODS" の要約

研修医 G「対象の代表性についてはどうですか」

研修医 D「アメリカのばらばらの11地域におけるマネージドケアのヘルスプランからの支払い請求書をもとに,スタチン,フィブラート服用者のコホートを後ろ向きに設定しているので,マネージドケアの対象者を代表するような患者群になっていると思われます」

研修医 G「交絡因子と追跡率についてはどうですか」

研修医 E「交絡因子については,相対危険計算時に,性,年齢,糖尿病の有無で調整したと記載されています.追跡率の記載はありませんが,保険のデータなので脱落の可能性はそれほど高くないんじゃないでしょうか」

研修医 G「最後に横紋筋融解の診断についてはどうですか」

研修医 F「"METHODS"の部分に詳しく書かれています.退院時の診断記録から,ミオグロビン尿,筋疾患,腎不全,脂質低下薬による副作用,CKの測定,など幅広く拾い上げており,最終的な診断は,服薬情報に対してマスキングされた3人の医師が判定しており,CKが正常上限の10倍以上という基準を用いています.重症の横紋筋融解は,CKが10000 IU/L以上の上昇,または正常上限の50倍以上の上昇と定義されています」

ここまでの論文のまとめを**表2**に示す.

Ⅱ章　事例でわかる EBM

表2　コホート研究の論文のまとめ

1. 論文の PECO は何か
    P：マネージドケアの支払い請求書から同定された患者群
    E：スタチン，フィブラートの服用者
    C：薬剤同士，併用療法
    O：横紋筋融解の罹患率
2. 交絡因子の調整がされているか
    相対危険計算時に性，年齢，糖尿病の有無で調整されている
3. 代表的な集団が選ばれているか
    マネージドケアの対象者の代表とは言えるかもしれない
4. アウトカムの測定は客観的で独立して行われているか
    3人の医師が服薬情報をマスキングされた上で明確な診断基準で診断している
5. 追跡率は十分か
    不明であるが，保険のデータなのでそれほど問題ないと思われる

研修医G「追跡率が不明な点を除けば，決定的な問題はないコホート研究ということでいいでしょうか．それでは結果の読みに入っていってもいいですか」

研修医A「結果はほとんど抄録から読み込めました．252,469人の脂質低下薬服用者のうち24人に横紋筋融解による入院が発生し，アトルバスタチン，プラバスタチン，シンバスタチンの単独療法での罹患率は0.44/10000人年，95%信頼区間0.20〜0.84，発売中止となったセリバスタチンでは，5.34/10000人年（1.46〜13.68），フィブラートでは2.82/10000人年（0.58〜8.24），非服用期間では0（0〜0.48）と記載されています」

研修医G「あと何か付け加えることはありますか」

研修医B「併用による危険増加にはびっくりです．アトルバスタチン，プラバスタチン，シンバスタチンとフィブラートの併用でも5.98/10000人年，セリバスタチンとフィブラートの併用では1053/10000人年とあるので，約10%の人が横紋筋融解で入院になったということですよね．セリバスタチンは発売中止になっているので問題はありませんが，現在使われているスタチンとフィブラートを併用すると，セリバスタチン並みの危険があるということは，併用禁忌と考えるべきだと思いました」

研修医G「それでは，もう1つの"ACP Journal Club"の論文（図4）にいきましょう」

研修医D「『歩きながら論文を読む法：メタ分析編』の公式（表3）に沿ってやりま

■ 副作用編：スタチンによる横紋筋融解の頻度

Review: Statin monotherapy is safe in hyperlipidemia except for increased risk for transaminase elevation

Kashani A, Phillips CO, Foody JM, et al. Risks associated with statin therapy: a systematic overview of randomized clinical trials. Circulation. 2006;114:2788-97.

Clinical Impact ratings: GIM/FP/GP ★★★★★★☆ Cardiology ★★★★★☆☆

QUESTION
In patients with hyperlipidemia, how safe is statin monotherapy?

METHODS
Data sources: MEDLINE (1966 to December 2005), EMBASE/Excerpta Medica (1980 to December 2005), the Cochrane Library, National Institutes of Health Clinical Trials Web site, Food and Drug Administration Web site, and relevant bibliographies.

Study selection and assessment: English-language, randomized, double-blind, placebo-controlled trials (RCTs) that evaluated statin monotherapy (atorvastatin, fluvastatin, lovastatin, pravastatin, rosuvastatin, or simvastatin) in ≥ 100 adult patients with hyperlipidemia. 35 RCTs (n = 74 102, mean age range 44 to 76 y) met the selection criteria. Follow-up ranged from 1.5 to 65 months (median 4.5 mo). Individual study quality was assessed using the Jadad scale (mean score 4.1 out of 5).

Outcomes: Myalgia, creatine kinase elevation, rhabdomyolysis, transaminase elevation, and discontinuation caused by adverse events.

MAIN RESULTS
Meta-analysis showed that groups did not differ for myalgia, creatine kinase elevation, rhabdomyolysis, or discontinuation caused by any adverse events (Table). Statin monotherapy increased the risk for transaminase elevation more than did placebo (Table). Subgroup analysis showed that atorvastatin (but not the other statins) resulted in more patients with myalgia than did placebo (n = 567, 5.1% vs 1.6%, number needed to harm 32, 95% CI 17 to 477).

CONCLUSION
In patients with hyperlipidemia, statin monotherapy increases the risk for transaminase elevation but not myalgia, creatine kinase elevation, or rhabdomyolysis.

Source of funding: No external funding.

For correspondence: Dr. H.M. Krumholz, Yale University School of Medicine, New Haven, CT, USA. E-mail harlan.krumholz@yale.edu. ■

Statin monotherapy vs placebo for hyperlipidemia at median 4.5 months*

Outcomes	Number of Trials (n)	Weighted event rates Statin	Weighted event rates Placebo	RRI (95% CI)	NNH (CI)
Transaminase elevation	28 (62 184)	1.5%	1.1%	30% (6 to 59)	239 (145 to 667)
Creatine kinase elevation	16 (41 457)	0.45%	0.43%	18% (−11 to 56)	Not significant
Rhabdomyolysis	20 (68 110)	0.17%	0.13%	9% (−35 to 63)	Not significant
				RRR (CI)	**NNT**
Myalgia	21 (48 133)	19%	19%	1% (−3 to 4)	Not significant
Discontinuation caused by any adverse events	26 (45 263)	6.1%	6.1%	4% (−3 to 11)†	Not significant

*Abbreviations defined in Glossary; RRI, RRR, NNH, NNT, and CI calculated from data in article using a random-effects model.
†*Information provided by author.*

COMMENTARY

The review by Kashani and colleagues provides further reassurance of the safety of monotherapy with hydroxymethylglutaryl–CoA reductase inhibitors in the management of patients at risk for cardiovascular events or death. The doses used in the included studies were typical of current practice, although study patients were commonly younger and healthier. The findings are consistent with the conclusions of the National Lipid Association Statin Safety Assessment Task Force (1). To place these findings in perspective, the mortality risk from fatal rhabdomyolysis is < 0.3/100 000 person-years, a level that is close to the background level of the disorder. Risk for serious hepatic toxicity remains minimal, and transaminase elevation is usually reversible with reduction of statin dose or termination of therapy.

Recently published work shows that generic simvastatin is cost-effective in preventing cardiovascular events across a wide range of age groups (35 to 85 y) (2), a finding that will probably result in increased use of the therapy in older patients. At the same time, treatment goals are evolving, and the drive to reduce low-density lipoprotein levels to ≤ 70 mg/dL (1.8 mmol/L) will involve higher doses of statins with potentially increased risk for adverse effects, particularly in older patients with more comorbid conditions. The bottom line is that statins are remarkably safe and effective as monotherapy. However, as we push doses higher, treat patients with comorbid conditions, and use combination therapy, we need to be aware that statins are not risk free, and prudent monitoring will be still needed.

David L. Bronson, MD
Cleveland Clinic
Cleveland, Ohio, USA

References
1. McKenney JM, Davidson MH, Jacobson TA, et al. Final conclusions and recommendations of the National Lipid Association Statin Safety Assessment Task Force. Am J Cardiol. 2006;97:89-94C.
2. Heart Protection Study Collaborative. Lifetime cost effectiveness of simvastatin in a range of risk groups and age groups derived from a randomised trial of 20,536 people. BMJ. 2006;333:1145.

図4 "ACP Journal Club" の論文

(ACP J Club. 2007；146 (3)：70.[2])

す．高脂血症患者に対して，スタチンの単独療法で，筋肉痛，クレアチンキナーゼ，トランスアミナーゼの上昇，横紋筋融解，副作用による治療の中止のアウトカムを検討した，35のRCTをまとめたメタ分析です．横紋筋融解の頻度は，スタチン群で0.17%，プラセボ群で0.13%，相対危険増加は9%，95%信頼区間は－35～83で，0を含み統計学的な有意差はないという結果です」

研修医C「スタチン投与と横紋筋融解に関連はないというメタ分析ですよね．しかし頻度自体は，中央値4.5ヵ月間のものなので，発症が投与期間に比例すると仮定して，1年あたりの頻度に直すと0.17×12/4.5=0.45%，10,000人年あたりにすると45人でセリバスタチンの10倍の頻度です」

表3　歩きながら論文を読む法：メタ分析編

1. 論文のPECO
2. ランダム化比較試験のメタ分析か
3. 一次アウトカムの結果は何か
   相対危険，治療必要数，95%信頼区間

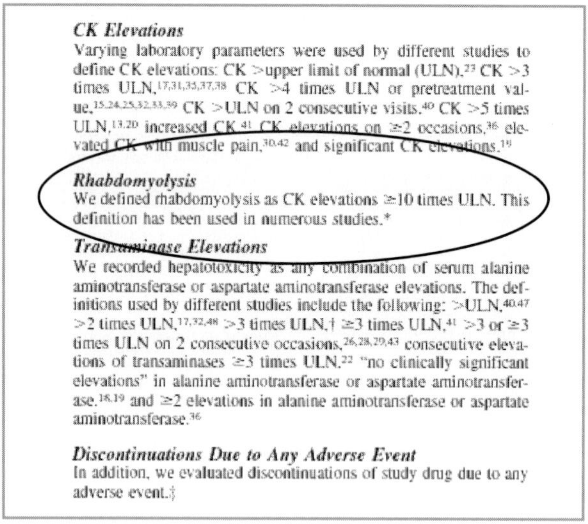

CK Elevations
Varying laboratory parameters were used by different studies to define CK elevations: CK >upper limit of normal (ULN),[23] CK >3 times ULN,[17,31,35,37,38] CK >4 times ULN or pretreatment value,[15,24,25,32,33,39] CK >ULN on 2 consecutive visits,[40] CK >5 times ULN,[13,20] increased CK,[41] CK elevations on ≥2 occasions,[36] elevated CK with muscle pain,[30,42] and significant CK elevations.[19]

Rhabdomyolysis
We defined rhabdomyolysis as CK elevations ≥10 times ULN. This definition has been used in numerous studies.*

Transaminase Elevations
We recorded hepatotoxicity as any combination of serum alanine aminotransferase or aspartate aminotransferase elevations. The definitions used by different studies include the following: >ULN,[40,47] >2 times ULN,[17,32,48] >3 times ULN,† ≥3 times ULN,[41] >3 or ≥3 times ULN on 2 consecutive occasions,[26,28,29,43] consecutive elevations of transaminases ≥3 times ULN,[22] "no clinically significant elevations" in alanine aminotransferase or aspartate aminotransferase,[18,19] and ≥2 elevations in alanine aminotransferase or aspartate aminotransferase.[36]

Discontinuations Due to Any Adverse Event
In addition, we evaluated discontinuations of study drug due to any adverse event.‡

図5　"ACP Journal Club"の原著論文をたどる
囲った部分だけ読み込む．
（Kashani A, et al. Circulation. 2006；114 (25)：2788-97.[4)]）

研修医G「わたしの疑問もそこにあるのですが，それについて誰か意見はありませんか」

研修医F「横紋筋融解の診断はメタ分析ではどうなっているのだろう」

研修医C「"ACPJC"の要約には記載が見つからないようだけど」

指導医「原著論文[4]の方法の部分（図5）がちょうどあるので読んでみて．全部読む必要はないので，横紋筋融解の診断基準だけ探すといいと思うよ（予習がばっちり役に立ったな）」

研修医B「CKの10倍上昇という基準だけです」

研修医G「何だ，そういうことか」

指導医「"ACPJC"のコメントには，横紋筋融解による死亡は0.3/100000人年以下とあるよ（図4）．"UpToDate"では0.15/100万処方と報告されていたんだっけ？」

研修医G「そうです．でも横紋筋融解による死亡のデータでも，報告によって10倍以上の頻度の差がありますが」

指導医「"UpToDate"から孫引きしたのが，今配っている論文だ[5]．表だけでも見てほしい（図6）」

研修医B「致死的な横紋筋融解の頻度は薬剤ごとで大きく差があって，フルバスタチンの0からセリバスタチンの3.16/100万処方まで幅広く，その平均が0.15/100万処方という結果です」

研修医G「ほんとだ．なんとなく見えてきました．CKの10倍上昇という基準では0.5％くらいの頻度，入院になるような横紋筋融解では0.44/10000人年，死にいたる横紋筋融解では，最大セリバスタチンで3.16/100万処方，スタチン全体で平均すると0.15/100万処方，そういうことですね．副作用の情報収集では，RCTのメタ分析だけでは不十分だということもわかったような気がします（表4）」

指導医「"ACPJC"のRCTのメタ分析が何人くらいの検討か，確認してみよう」

研修医C「68,110人で検討した結果です．この数では，0.44/10000人年，0.3/100000人年という頻度のイベントが評価できないのは当然です．

表4 研究デザインと横紋筋融解の頻度

	RCTのメタ分析	観察研究	報告症例/処方数	
			セリバスタチン	平均
患者数	68,110	252,460	9,815,000処方	484,273,000処方
頻度	0.17％	0.44/10000人年	3.16/100万処方	0.15/100万処方

数十万規模の検討になって，ようやく数人の横紋筋融解による死亡者が確認できるんですね」

指導医「しかしメタ分析で数十万規模ということは現実的だろうか？」

研修医D「治療効果がはっきりすれば，臨床試験をさらに行うことは倫理的に無理になると思います」

指導医「そうだよね．臨床試験は人体実験だ．むやみやたらにやるわけにはいかない．そうなると数十万規模の検討のためには，臨床試験以外の観察研究のデータを組み込む必要がある．頻度の低い重大な副作用については，臨床試験で有効性が確かめられた後の観察研究の集積がとても重要なんだ．これは副作用のエビデンスを検討するときに最も重要なことのひとつだ．是非覚えておこう」

研修医G「でもこの処方あたりの致死的横紋筋融解の頻度のデータですけど，最低チェックされたのが484,273,000処方中73例で，本当はもっと多いかもしれないですよね．見つかっていない横紋筋融解が陰に隠れているかもしれない，とてもバイアスの多いデータだと思います．ACPのコメントでは，最大0.3/100000人年（元論文では3.16/100万処方）とありましたが，セリバスタチンでは，最低これくらいと理解しておいたほうがいいように思います．セリバスタチン以外のスタチンでも，最低0.15/100万処方程度は起こると考えるべきじゃないでしょうか」

指導医「その通りだよね．だから今のように少なめに見積もっても，これくらいは起こるというような判断が重要だ．副作用の観察研究結果は危険を過小評価しやすい，これが2つ目の鉄則だ」

研修医G「なるほど．わたし自身はなんとなく腑に落ちたのですが，最後に，スタチンを投与する際の横紋筋融解の危険について実際にどのように説明するか，ロールプレイをやって終わりにしよう」

Variable	Lovastatin	Pravastatin	Simvastatin	Fluvastatin	Atorvastatin	Cerivastatin	Total
Date approved	8/31/87	10/31/91	12/23/91	12/31/93	12/17/96	6/26/97	—
Fatal cases of rhabdomyolysis*	19	3	14	0	6	31	73
No. of prescriptions dispensed since marketing began†	99,197,000	81,364,000	116,145,000	37,392,000	140,360,000	9,815,000	484,273,000
Reporting rate (per 1 million prescriptions)‡	0.19	0.04	0.12	0	0.04	3.16	0.15

図6　薬剤別の致死的横紋筋融解の頻度

(Staffa JA, et al. N Engl J Med. 2002；346（7）：539-40.[5]）

読者の皆さんも，この抄読会を受けて，患者にどのように説明するか，考えてみよう．副作用の説明は難しい．まれだが危険な副作用について説明したらコンプライアンスが悪くなる，飛行機が落ちる可能性があるから乗らないというわけにはいかないだろう，そういう意見がよく聞かれる．確かにそれに一理ある．しかしそれで薬が飲みたくなくなるようなら，飲まないというのも選択肢の一つであるということは間違いないと思う．落ちるのがいやだといって飛行機に乗らない人が実際にいる．

　あいまいな結論ばかりを示している本書であるが，ここでの結論は明確である．何十万人に一人は筋肉が融ける病気で腎不全から死んでしまうこともあります，そういう説明をできるだけしたほうがよいということ．それが，筆者自身心がけていることである．当然その結果，薬は結構ですという患者もいる．でも，これでいいのだ．たぶん．

4　治療と副作用のEBMの実践の違い

　最後に，治療と副作用のEBMの実践の違いをまとめておこう．

　どちらもPECOは基本的に同じである．しかしPECOTでいうと，Tは治療のように，RCTとそのメタ分析というだけでは不十分である．観察研究，場合によっては症例報告などを含めた網羅的な情報収集が必要である．もちろんそうなったときに様々なバイアスが入り込む．ただその場合のバイアスは危険を低く見積もる場合も多く，バイアスのない検討ができれば，さらに危険度が大きいという結果が予想される場合も多い．バイアスを承知で，厳しい批判的吟味は省いて，危険度を最小限に見積もった結果と解釈して，実際の臨床に生かしていくとよい．表5にこれらの違いをまとめておく．もう一度確認しておこう．

表5　治療と副作用のEBMの実践の違い

	治療	副作用
情報収集	RCT，そのメタ分析	観察研究，症例報告を含め網羅的に
批判的吟味	厳しく	簡便に
	治療効果を過大に評価しやすい	副作用を過小に評価しやすい

コラム：横断研究と症例対照研究，コホート研究

　観察研究とは，曝露とアウトカムの関係を，交絡因子で調整して検討したものである．そのうち，時間軸がないものが横断研究，時間軸があるもののうち，前向き研究が本文でも取り上げたコホート研究，後ろ向き研究が症例対照研究である．例えば，心筋梗塞を起こした人と起こしていない人で，Ca拮抗薬の服用がリスクになっているかどうか検討する以下のような2つの観察研究を考える．

1. 心筋梗塞を起こした時点でCa拮抗薬を飲んでいるかどうかを調査し，心筋梗塞でない人がその時点でCa拮抗薬を飲んでいるかどうかと比較した
2. 心筋梗塞を起こした時点から過去にさかのぼってCa拮抗薬を飲んでいたかどうかを調査し，心筋梗塞でない人が同じように過去にさかのぼってCa拮抗薬を飲んでいるかどうかと比較した

　似たような研究に思われるが，前者が横断研究，後者が症例対照研究である．前者は曝露とアウトカムが同じ時点で調査されており，時間軸がない．それに対して，後者ではアウトカムの評価から過去にさかのぼって曝露が調査されており，時間軸がある．さらに曝露が後ろ向きに調査されているので，後ろ向き研究，つまり症例対照研究である．

　コホート研究では，アウトカムの評価時に脱落したり，診断基準が不明確だったりしてバイアスが入り込みやすい．それに対して症例対照研究では，アウトカムの評価時にバイアスが入りにくい反面，過去に振り返って調べる曝露因子の評価時にバイアスが入りやすい．コホート研究は費用がかかり，まれな疾患は研究しにくいのに対し，症例対照研究では，費用が比較的少なくてすみ，まれな疾患でも検討可能という特徴がある．曝露による危険の度合いは，いずれも相対危険で表されるが，コホート研究では罹患率比，症例対照研究ではオッズ比によって表される．オッズ比の計算式を以下に示しておく．

		疾患あり	疾患なし
曝露	＋	a	b
曝露	－	c	d

オッズ比 ＝ $(a/c)/(b/d)$

コラム：3Xの法則

　ある頻度のイベントを検討する際に，最低どれくらいの人数が必要かを簡便に求める方法である．例えば100人に1人程度の疾患頻度を検討するために，あるいは，10,000人に1人の副作用を検討するためには，何例ほどの研究規模が必要か知りたいときに，この「3Xの法則」が利用できる．利用方法はきわめて簡単で，100人に1人のイベントは100に3をかけて300人必要，10,000人に1人のイベントは10,000人に3をかけて30,000人必要，ただそれだけである．10万に1人の副作用は最低30万人規模で検討しないと検討できない，あるいは30万人でイベントが1人も起きなければ，10万人に1人以下の頻度である，ということである．あまり統計学的なことまで深入りする必要はなく，このまま覚えて使って一向に構わない．使ってナンボはEBMと同様である．

参考文献

1) Muscle injury associated with lipid lowering drugs. UpToDate. http://www.utdol.com/home/index.html
2) Bronson DL. Review：statin monotherapy is safe in hyperlipidemia except for increased risk for transaminase elevation. ACP J Club. 2007；146(3)：70.
3) Graham DJ, Staffa JA, Shatin D, et al. Incidence of hospitalized rhabdomyolysis in patients treated with lipid-lowering drugs. JAMA. 2004；292(21)：2585-90.
4) Kashani A, Phillips CO, Foody JM, et al. Risks associated with statin therapy：a systematic overview of randomized clinical trials. Circulation. 2006；114(25)：2788-97.
5) Staffa JA, Chang J, Green L. Cerivastatin and reports of fatal rhabdomyolysis. N Engl J Med. 2002；346(7)：539-40.

昇級試験　2級

観察研究，介入研究を含めた大規模なデータ収集が必要とされる具体的な副作用を以下から選び，それについて情報収集をせよ

1. スタチンによるがんの危険
2. 長時間作動型β刺激薬による喘息死亡の危険

[⇒解答（例）は366ページ]

情報検索編：疑問によって検索戦略を変える

（1級：疑問のカテゴリーごとの情報収集）

初級では，「5Sアプローチ」という情報検索の全体像を示した．本項では，診断，予後，治療・副作用という疑問のカテゴリーによって情報源を使い分ける，より実践的な情報検索を紹介したい．「その場の1分」，「その日の5分」，「その週の1時間」というコンセプトは，ここでも同様である．

1 疑問に合った情報源を使う

●診断についての疑問

診断についての疑問を取り上げよう．まずは，外来での指導医と研修医のやり取りを見てみよう．

研修医H「4日前からの発熱を主訴に来院した80歳の女性です．発熱以外の症状ははっきりせず，レビュー・オブ・システムで腰の辺りがなんとなく重いというのが唯一の症状です．しかし，身体所見上，胸部所見正常，CVAの叩打痛は認めず，マーフィー徴候も陰性で，肺炎，腎盂腎炎，胆石・胆嚢炎のいずれも否定的なのですが，どうすればいいでしょう」
指導医「じゃあ，ちょっと今の疑問をPECOで定式化してみてよ」

情報検索の前に，この研修医の抱えた問題をPECOで定式化してみよう．面倒だと思うかもしれないが，明確なPECOにするだけで，検索の目安がつくようになる．ここは面倒でもPECOにして下記のスペースに書きとめておこう．

問題の定式化
P：
E：
C：
O：

　ここで思い出してほしいのは，以前取り上げた7つのPECOである．特にその中の診断についての3つのPECO，頻度，確定，除外，である．ここでは，研修医とディスカッションの上，以下のように4つのPECO（PECOT）に整理した．

頻度についてのPECO（PECOT）
P：症状のはっきりしない発熱の高齢患者で
E：
C：
O：肺炎，腎盂腎炎，胆石・胆嚢炎の頻度はどれほどか
T：診断，有病率調査

除外についてのPECO（PECOT）3つ
P：症状のはっきりしない発熱の高齢患者で
E：胸部聴診所見が正常なら
C：
O：肺炎を除外してよいか

P：症状のはっきりしない発熱の高齢患者で
E：マーフィー徴候がなければ
C：
O：胆石・胆嚢炎を除外してよいか

■ 情報検索編：疑問によって検索戦略を変える

P：症状のはっきりしない発熱の高齢患者で
E：CVAの叩打痛がなければ
C：
O：腎盂腎炎を除外してよいか
T：診断，感度・特異度

まずは研修医自身がこのPECOに取り組む．最初の「肺炎を聴診所見正常の所見で除外してよいか」という問題からである．

指導医「『その場の1分』はどうでしたか」
研修医H「"DynaMed"で"traditional chest physical examination not sufficiently accurate to confirm or exclude diagnosis of pneumonia"という記載があり，肺炎の臨床診断の感度，特異度は，それぞれ47〜69％，58〜75％と書かれていました．聴診所見に限った記載は見つかりませんでした」
指導医「先ほどの患者にどう適応できるかな」
研修医H「感度・特異度を先ほどのデータの最低値を使って，47％，58％として，陰性尤度比＝（1－感度）/特異度を計算すると，ほとんど1に近いので，病歴と身体所見から肺炎を除外するのは困難と思います．病歴，診察の両方でもかなり難しいとなれば，聴診所見だけで肺炎を除外するのはさらに難しいと考えたほうがよさそうです」
指導医「そうだよね．その上今回の患者さんは80歳という高齢だから，ますます症状が出にくいため除外が困難だ．『その場の1分』もかなりいけるようになってきたな」

"DynaMed[1]"の検索でもかなりうまく行く．ただ外来ではネット環境が整備できない場合も多く，そんなときはどうすればいいだろう．

上記の除外のPECOは，いずれも身体所見に関するものである．身体所見について，感度・特異度の情報がほしいときは，まずMcGeeの"Evidence-Based Physical Diagnosis[2]"，通称『マクギー』である．最新版は第2版であるが，第1版は『マクギーの身体診断学』（エルゼビアジャパン）という日本語訳[3]がある．身体所見についての確定，除外のPECOを立てたときの合い言葉は，「マクギー見たか？」である．外来などで常に携帯していれば，「その場の1分」

181

表1 肺炎の身体所見の感度・特異度，尤度比

所見	感度	特異度	陽性尤度比	陰性尤度比
呼吸音減弱	15〜49	73〜95	2.3	0.8
気管支呼吸音	14	96	3.3	NS
ヤギ声	4〜16	96〜99	4.1	NS

NS：not siginificant

(McGee S. Evidence-Based Physical Diagnosis, 2nd ed, WB Saunders, 2007.[2])

表2 胆石・胆嚢炎の身体所見の感度・特異度，尤度比

所見	感度	特異度	陽性尤度比	陰性尤度比
熱	29〜44	37〜83	NS	NS
マーフィー徴候	48〜97	48〜97	1.9	0.6
右上腹部腫瘤	2〜23	70〜99	NS	NS

NS：not siginificant

(McGee S. Evidence-Based Physical Diagnosis, 2nd ed, WB Saunders, 2007.[2])

の勉強の強力な味方となる．それでは実際に『マクギー』を見てみよう．

　肺炎の聴診所見については，呼吸音の減弱，気管支呼吸音，ヤギ声について記載があり（**表1**），陰性尤度比は呼吸音の減弱で0.8，気管支呼吸音の異常，ヤギ声については1に近く，いずれも意味がないという結果である．先ほどの"DynaMed"と比べると，個々の所見の尤度比まで書いてあるところが異なるが，呼吸音正常という所見で肺炎を除外してはいけないという結論は同じである．

　それでは，次の胆石・胆嚢炎の PECO に行こう．

　今回は最初から『マクギー』を調べてみる．すると，腹部の章に胆嚢炎の所見がまとめられている（**表2**）．マーフィー徴候を見てみると，陽性尤度比が1.9，陰性尤度比が0.6である．胆嚢炎の検査前確率が50％だとすると，オッズに直して1，陰性尤度比0.6をかけて，事後オッズが0.6，確率に直して，0.6/1.6＝0.375，37.5％まだ胆石・胆嚢炎の可能性が残る．10％だとすると，事後オッズが6/90，検査後確率は6/96で，6％くらい胆嚢炎の可能性が残るという結果である．やはり，マーフィー徴候陰性で胆嚢炎の除外をするのは難しい．

表3	腎盂腎炎の身体所見の尤度比	
所見	陽性尤度比	陰性尤度比
CVAの圧痛	1.7(1.1〜2.5)	0.9(0.8〜1.0)
背部痛	1.6(1.2〜2.1)	0.8(0.7〜0.9)

(Bent S, et al. JAMA. 2002;287(20):2701-10.[5])

　最後に腎盂腎炎のPECOである．これは『マクギー』をみても記載がない．こういう場合は，病歴と診察についての総説，アメリカ医師会雑誌（JAMA）に連載中の"Rational Clinical Examination"シリーズに該当の項目がないかどうか探すとよい（このシリーズは2008年秋に1冊にまとめられてJAMAより出版された[4]）．腎盂腎炎に関しては，"Does this woman have an acute uncomplicated urinary tract infection?[5]"という論文があり，これを参照してみる．筆者は，このシリーズをすべてPDFでノートパソコンに保存し，いつでも利用できるようにしている．

　この論文を見ると，表にCVAの圧痛について書かれていて（**表3**），陰性尤度比は0.9で95％信頼区間は1にかかっている．これまたCVAの圧痛がないからといって，腎盂腎炎の除外は難しいという状況である．

　最後にもう1つ診断の疑問に関する情報源を紹介しておこう．"Essential Evidence Plus[6]"と呼ばれるデータベースである．以前は"InfoPOEMs/InfoRetriever"といっていた情報源である．ガイドライン，プライマリケア領域の重要な論文の要約である"InfoPOEMs"，"コクランレビュー"，検査後確率計算ツール，様々な情報がまとめられ，検索性のよいデータベースである．先ほどの腎盂腎炎について，CVAの圧痛の検査後確率を計算するツールがないかどうか探してみる．"pyelonephritis"で検索し，"history & physical"の項目の中に検索される（**図1**）．"Select a test"の部分で"CVA tenderness"を選択し，検査前確率を設定すると，検査後確率が勝手に計算される．この計算の元になっている論文は，実は先ほど取り上げた"Rational Clinical Examination"シリーズの論文である．このシリーズはこのデータベースにすべて反映されており，このデータベースを購入すれば，"Rational Clinical Examination"シリーズをわざわざそろえる必要性は小さい．

　これ以外には"ACP Journal Club/Evidence-Based Medicine[7]"をWeb版で

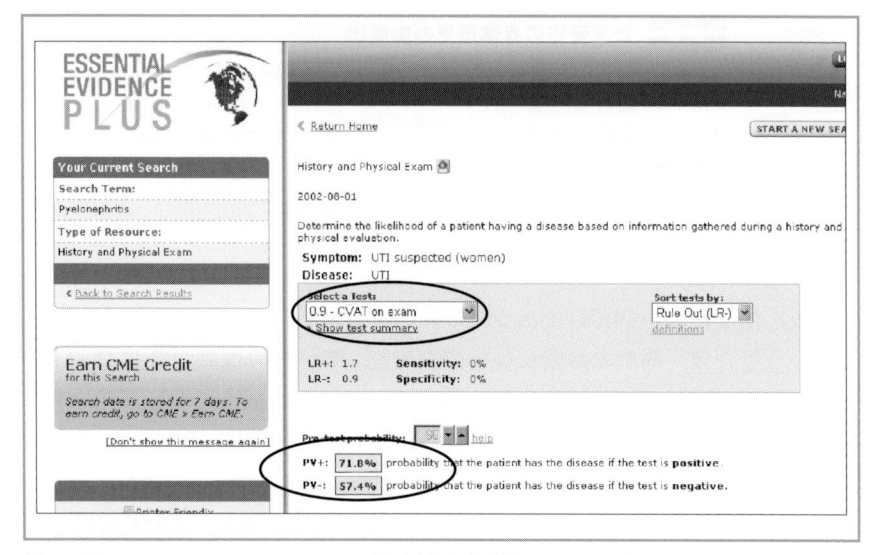

図1 "Essential Evidence Plus"の検査後確率計算ツールの画面
画面は検査前確率60％に設定したときの結果（陽性の場合の検査後確率が71.8％，陰性の場合の検査後確率が57.4％）．

購入し，診断の論文に絞って検索するというやり方もある．"ACP Journal Club/Evidence-Based Medicine"は，一定の基準で論文を選び，構造化抄録という読み手の立場に立った形式で，1論文を1ページにまとめた論文の要約集である．これについては予後の部分で解説する．

この勉強結果を踏まえ，先ほどの患者は，胸部レントゲン写真，腹部エコー，採血，検尿検査を受け入院となった．その後，尿沈渣で多数の白血球と細菌が見られ，腎盂腎炎による発熱をまず第一に考えた．

情報検索の項であるが，それだけではもったいないので，今日の検索結果について研修医とディスカッションしておこう．「その場の1分」に続く，「その日の5分」である．

指導医「今日の勉強はどうだった？」
研修医H「意外に短時間で勉強できるのでびっくりしました」
指導医「『その場の1分』もかなり道具に左右されるよね．使い勝手のいい自分に合ったデータベースを選ぼう」

■ 情報検索編：疑問によって検索戦略を変える

研修医H「『マクギー』は外来中，常に診察室に持ち込んで，"Essential Evidence Plus"を買って，PDAに入れて持ち運びたくなりました．"Rational Clinical Examination"シリーズは，抄読会で日本語の要約を作らないと，ちょっと忙しい外来の合間に参照するのは難しい気がしました」

指導医「是非今日中に，『マクギー』と"Essential Evidence Plus"を買うといいと思うよ．それはさておき，発熱患者に対する身体所見について，何か意見はある？」

ここで読者の皆さんも，この患者の身体所見についてどう考えればいいのか，結局検査するしか仕方がないので，身体所見はとってもとらなくても同じなのかどうか，下記に書き込もう．

✎ 身体所見をとる意味をどう考えるか

研修医H「結局，身体所見では確定も除外もできず，身体所見を一所懸命とっても意味がないように感じました．それなのに，病歴や身体所見をまずしっかりやれというのは，矛盾があるように思います」

指導医「そうだよね．でもどうして検査が必要だと判断したんだろう」

研修医H「病歴をとって，身体診察をとっても，発熱以外はっきりした異常所見がなく，どうしていいかわからなかったからです」

指導医「今日の患者は診察で異常所見がなかったけど，検査前にほとんど診断がついてしまう場合もあるよね．診断がつかない場合でも，例えば今日の患者さんが40代で，今朝からの発熱で午前の外来を受診したという場合に，身体所見で何も所見がないからといって，胸部レントゲンや腹部エコーなどの検査をやるだろうか？」

研修医H「今日の勉強からするとやったほうがいいような気がするんですけど」

指導医「そうかもしれないな．でも病歴と診察だけでかなり検査前確率を低くできたり，高くできたりする場合もあるということはわかるよね．胆石の既往が明らかで，そのときの症状とまったく同じで，マーフィー徴候が陽性

185

だったり，膀胱炎を繰り返す女性で，突然の発熱で CVA の圧痛があったりすれば，その時点でほぼ診断ができてしまう．そういう患者がたくさんいる．これは病歴や身体診察が役に立つ例だよね．逆に病歴や診察で発熱以外の症状がまったくないような場合でも，これらの疾患の可能性をゼロにすることはできないけれど，今朝から熱があるけど，元気でご飯も食べてきたという若者であったりすれば，何も検査せず，悪くなるような場合に，その時点で検査するというやり方もあるんじゃないだろうか．現実はこうした患者さん全員に検査をやっていたら，とても病院の外来が回らないということもある．医療費だって大変なことになる．ただ医療費が潤沢でもやらないほうがいいかもしれないと思うのだけど，どうかな」

研修医 H「なんだかちょっと納得いくような，いかないような」

指 導 医「病歴や身体所見をとらずに検査をするということは，検査前確率にかかわらず検査をすればいいということだ．すべての場合にそのような対応をするとどういうことになるだろう．検査前確率が低い中で，何か検査で所見があっても，実は偽陽性の場合が多い．無症状の胆石を胆石発作と間違えたり，女性によくありがちな無症候性膿尿を腎盂腎炎の所見と間違えたり，そういう危険が大きくなる．病歴と身体所見で検査前確率を下げられるだけ下げたところで，追加の検査が本当に必要かどうか考えないと，多くの人に無実の罪をなすりつけることになる．逆に検査前確率が高いところでは，同様に今度は偽陰性に悩まされる．検査結果だけから判断して，偽陰性の患者を大丈夫といって帰してしまって，ひどい目にあうかもしれない．しかし，徹底的に病歴，身体所見をとってもなお診断に迷うような場合は，大手を振って検査をすればいい．今日の患者さんだって，徹底した病歴聴取と身体診察をした上で診断がつかないからこそ，検査をしようという決断ができ，その上で検査結果によって次の方針が決まっていくんだ．最初に『病歴をとって，身体診察をとっても，発熱以外はっきりした異常所見がなく，どうしていいかわからなかったからです』と言ったけど，そうじゃないんだ．病歴，身体診察ではっきり診断がつかなかったからこそ，検査をすればいいとはっきり判断することができたんだ．すべて基盤には病歴，身体診察による検査前確率の見積もりがあって，続く検査結果の解釈ができるということを，もう一度よく復習しておこう（コラム，p.125）」

研修医 H「検査前確率のことをすっかり忘れていました」

指 導 医「理解することと，それを使えるようになることの間には，深くて長い川があるんだ．これからも今日の議論を忘れずにやろう」

■ 情報検索編：疑問によって検索戦略を変える

<u>表4　診断の PECO を検索する情報源</u>
- McGee の Evidence-Based Physical Diagnosis
- Essential Evidence Plus
- JAMA の Rational Clinical Examination シリーズ
- ACP Journal Club/Evidence-Based Medicine

　最後に診断についての情報源をまとめた（表4）．購入して一度使ってみるといい．意外な情報が満載である．

●予後についての疑問

　それでは引き続いて，予後についての疑問の情報収集である．予後については，いい情報源がないというのが実情である．まずは"UpToDate[8]"，"DynaMed"でというところは診断と同じである．しかし，この先のデータベースがあまり充実していない．ひとつは診断のところで紹介した"Essential Evidence Plus"で検索し，"prognosis"の項に何かいい情報がないかどうか探してみる．それでは，実際の患者をもとに一緒に情報収集してみよう．

　ある日の救急外来，喘息発作で救急受診した患者を β 刺激薬の吸入により改善したとして，帰宅させたあとのことである．

研修医┃「先ほどの喘息患者ですけど，3回目の吸入後にはすっかり喘鳴も消失し，先ほど帰宅させました．ただ先月も肺炎で入院していたり，先週末はピークフローを吹いてもほとんどメータが上がらなかったようです．さらに今月すでに3回目の救急受診だったので，どうかなあと思ったのですが，入院は絶対にいやだということで帰してしまったのですが」
指導医┃「そのような喘息患者の予後はどうなっているのだろう．ちょっと調べてみたら」
研修医┃「わかりました」

　読者の皆さんも，この時点での問題をまず PECO で定式化してみよう．

187

Ⅱ章　事例でわかる EBM

> **問題の定式化**
> P：
> E：
> C：
> O：

まず予後の PECO（PECOT）3つを思い出そう．自然，一般，予後因子である．

自然経過についての PECOT
P：救急外来を受診した喘息患者で
E：
C：
O：1～2ヵ月の間に発作が再発する率はどれほどか
T：予後，コホート研究

一般人との比較の PECOT
P：成人において
E：喘息患者と
C：一般住民と比較して
O：1年間の救急外来受診はどれほど異なるか
T：予後，コホート研究

疾患内の予後因子についての PECOT
P：救急外来を受診する喘息患者で
E：どんな因子があると
C：ない場合と比べて
O：発作の再発が多いか
T：予後，コホート研究

さて，ここでの疑問は1番目，3番目というところだろう．それでは

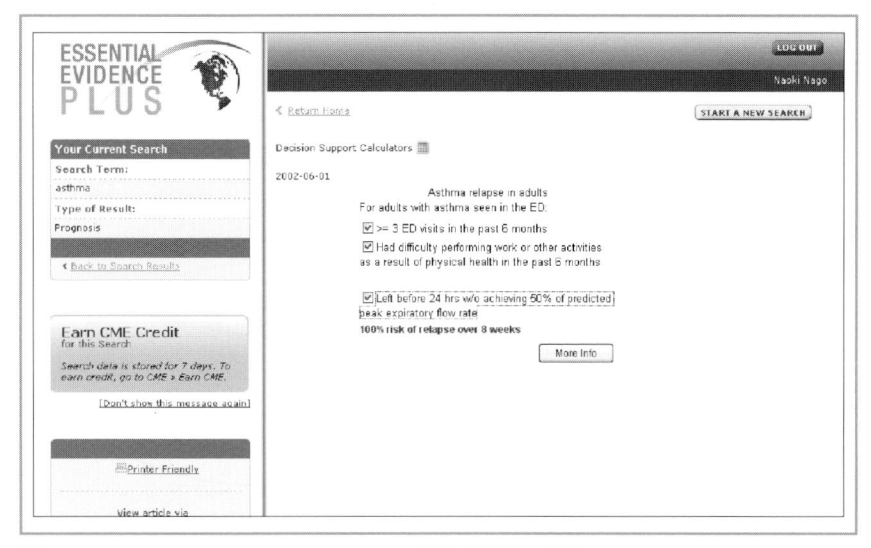

■ 情報検索編：疑問によって検索戦略を変える

図2 "Essential Evidence Plus" による喘息発作後の予後
該当の項目をクリックすると再発率が計算される．過去6ヵ月に3回以上の救急受診があり，仕事をしたり日々活動する上での身体上の困難があり，ピークフローの予測値50％以下のまま放置していれば，8週間以内に100％救急受診する．

"Essential Evidence Plus" を検索してみる．"asthma" の "prognosis" の項に，成人の喘息の再発という項があり，過去6ヵ月に3回以上の救急受診があり，仕事をしたり日々活動する上での身体上の困難があり，ピークフローの予測値50％以下のまま放置していれば，8週間以内に100％救急受診する，とある（**図2**）．2項目が当てはまれば63％，1つも当てはまらなくても14％が8週間以内に再発する．

先ほどの患者は，2ヵ月以内に100％再び発作を起こす．また案外大丈夫そうな患者でも20％くらいは再受診するのである．この結果を受けて，研修医と話をしてみる．

指導医「何かわかった？」
研修医Ⅰ「救急受診する喘息患者は，大丈夫そうな患者でも20％は再受診することがわかりました．今日のような患者ではほぼ100％です．当たり前の結果といえばそれまでですが，こうして定量的にはっきり示されると，患

189

II章　事例でわかる EBM

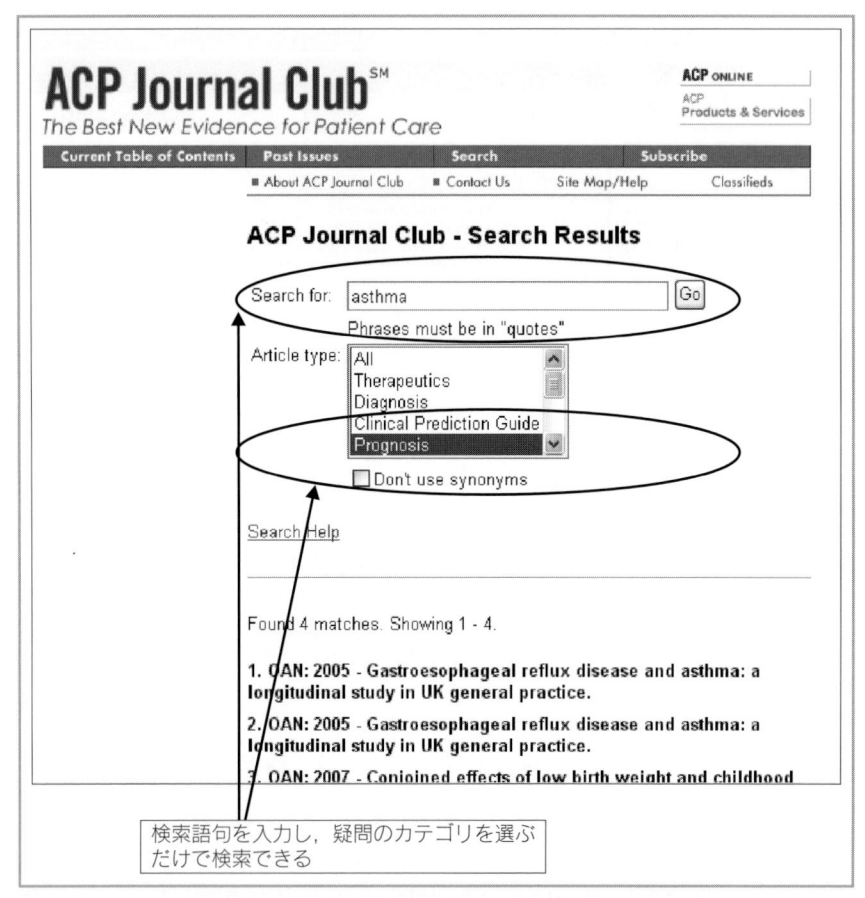

図3　asthma の予後について "ACP Journal Club" で検索した画面

（検索語句を入力し，疑問のカテゴリを選ぶだけで検索できる）

　　　者に対する説明も少しやりやすくなる気がします．"Essential Evidence Plus"はすごいですね．これからはどんな喘息患者でも，次回の予約を入れておきたいと思います」
指導医「これからもそうだけど，今日の患者さんには電話しなくていいかな？」
研修医I「すいません．すぐ電話します」

　その他の予後についての情報源では，"ACP Journal Club"を予後の項目に絞って検索するという手がある．しかし，これはデータベースが網羅的ではないので，検索される論文が1つもないということも多い．"asthma"の1語で検

■ 情報検索編：疑問によって検索戦略を変える

索し，"prognosis"に絞り込むと4つの論文が検索されるが（**図3**），今回の問題解決につながるような情報はない．予後の情報収集はなかなか難しい．

予後の疑問に関しては，これ以上となると，次項で説明する"PubMed"を検索するということになる．

● 治療についての疑問

最後に治療についての疑問の情報検索を取り上げよう．治療については多くのデータベースがある．これまでのものに加え，"Clinical Evidence[9]"，"Cochrane Library[10]"，が有用である．この2つは治療・予防に限ったデータベースである．特定の治療法に疑問が絞り込めていれば，つまり明確なPECOに定式化できている疑問の場合，まずこの2つのデータベースを検索してみるとよい．それでは，ここでも研修医に登場してもらおう．外来フォロー中の糖尿病患者である．

研修医J「食事，運動だけで治療していた65歳の糖尿病患者なんですが，HbA_{1c}が8台から下がらず，薬物療法を考慮しているのですが」
指導医「PECOにしてみるとどうなる？」
研修医J「2型糖尿病患者で，どの薬剤が，他の薬剤に比べ，心血管疾患を減らすか，というのでどうでしょう」
指導医「そうだよね．何か勉強した？」
研修医J「同僚のA先生が肥満糖尿病はまずメトホルミンだといっていたので，そうしてみようかと思うのですが」
指導医「血糖コントロールという点ではメトホルミンは第一選択のひとつだよね．でも先のPECOのアウトカムでは，『心血管疾患を減らすかどうか』，としていたと思うけど，薬物というのはやはり血糖コントロール薬を想定していたのかな？ でも，血糖コントロール以外に糖尿病患者の心血管疾患を減らすための治療として，どんなものが考えられるだろうか？」
研修医J「コレステロールとか，血圧ですか？」
指導医「そうそう．血糖のコントロールというだけでなく，心血管疾患を減らすための治療全体を考えていかなくちゃならないんだ．こんなときは"Clinical Evidence"を見てみるといい」

というわけで，"Clinical Evidence"を見てみる．"Clinical Evidence"は，その領域の治療の選択肢の全体像が概観できるため（**図4-1**），自分自身が考慮

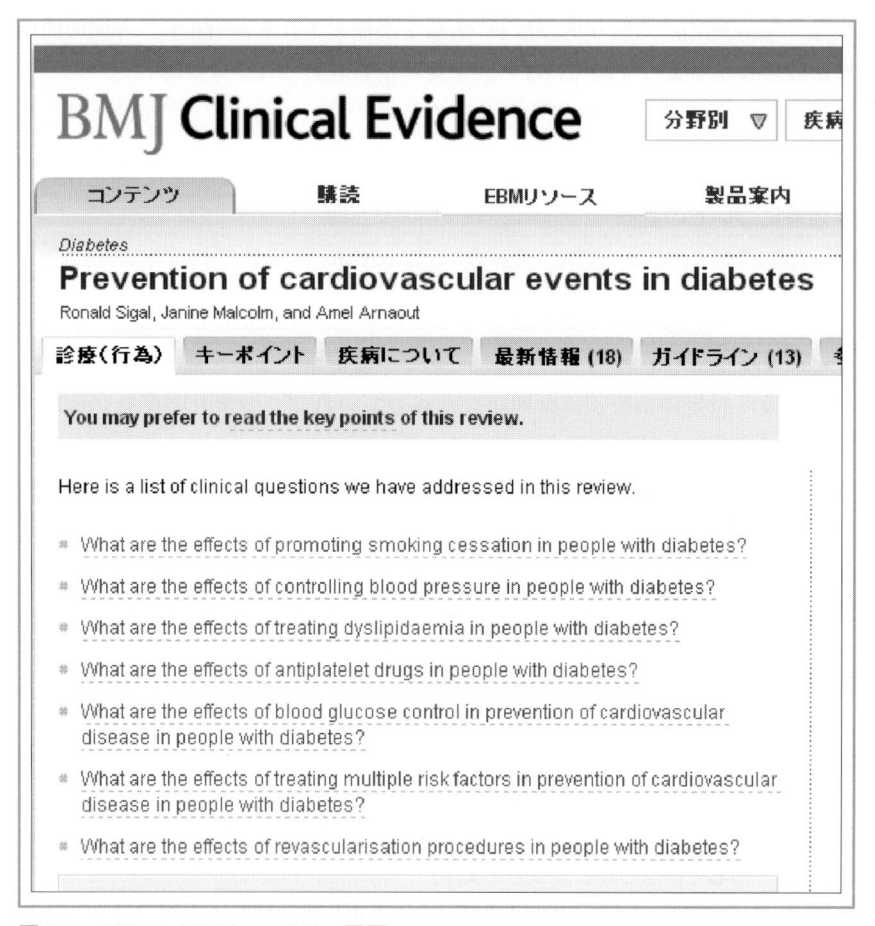

図4-1 "Clinical Evidence"の一画面

している治療法が，すべての選択の中でどのような位置づけにあるのか，ほかにどんな治療があるのかが理解できる．そのため背景疑問の解決にもつながり，現実の臨床に適応しやすい．図4-1は糖尿病における心血管疾患予防のための治療選択肢一覧であるが，禁煙，降圧薬，脂質低下薬，抗血小板薬，血糖コントロール，多数の危険因子に対する介入，血行再建術が挙げられている．このページの下方には，それぞれの選択肢の治療の効果が，"Beneficial"，"Likely to be beneficial"，"Trade off between benefits and harms"，"Unknown

■ 情報検索編：疑問によって検索戦略を変える

```
What are the effects of blood glucose control in prevention of
cardiovascular disease in people with diabetes?

Likely to be beneficial       * Intensive versus conventional glycaemic
                                control
                              * Metformin versus diet alone as initial
                                treatment in overweight or obese people
                                with type 2 diabetes
```

ここをクリックすると本文に飛ぶ

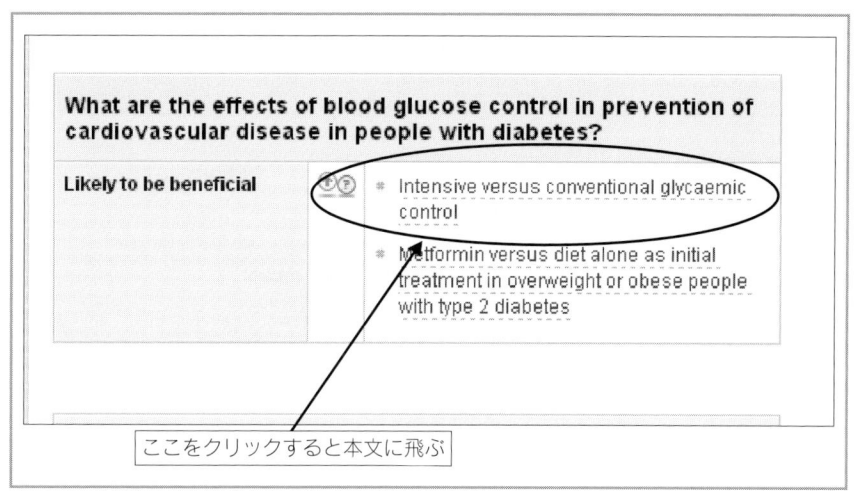

図4-2　個々の選択肢の治療効果の分類

effectiveness", "Unlikely to be beneficial", "Likely to be ineffective or harmful"に分類されている．この中で"Beneficial"に分類されるのは，降圧薬，脂質低下薬，多数の危険因子に対する介入の3つで，血糖コントロールは"Likely to be beneficial"の項目に分類されているにすぎない（**図4-2**）．糖尿病の心血管疾患の予防という点では，血糖コントロールより，血圧，脂質コントロールのほうに明確なエビデンスがある．さらにこのそれぞれの項目をクリックすると，それぞれの治療法についてのエビデンスのサマリーが"benefit"，"harm"に分けて，相対危険，治療必要数，信頼区間で示され，治療効果を定量的に評価することができる．再び研修医とのやり取りに戻ろう．

指導医「"Clinical Evidence"はどう？」
研修医J「勉強になりました．血糖のことしか頭にありませんでしたが，心血管疾患の予防という点では，血糖治療についてのエビデンスより，血圧，脂質に対する治療のエビデンスのほうが明確だということがわかりました．今から個々のエビデンスについても定量的なところまで読み込んで，治療法を決定したいと思います」
指導医「勉強結果を反映させた治療方針が立ったら，もう一度議論しよう」

II章 事例でわかるEBM

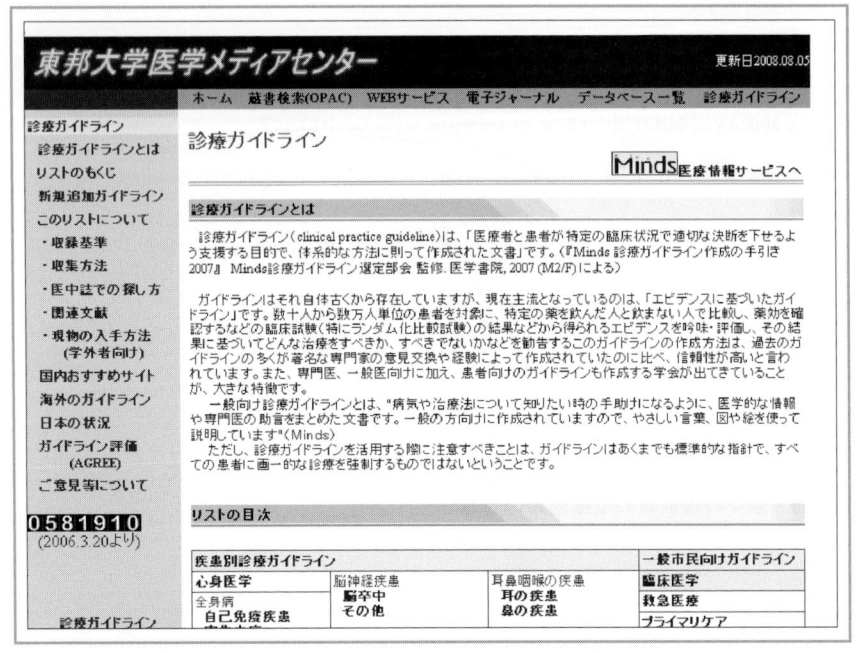

図5 東邦大学医学メディアセンターの診療ガイドライン検索ページ

　これまた英語のデータベースか，と思われた人も多いかもしれない，しかし"Clinical Evidence"は，2007年には日本語訳が発行されている[11]．翻訳に時間がかかる分，情報が古くなる弱点はあるが，英語が苦手な人には選択肢の1つになる．

　もう1つの"Cochrane Library"であるが，これはシステマティックレビューのデータベースである．背景の疑問が十分勉強できている中で，PECOによって絞り込める疑問になっている場合，最も強力な情報源かもしれない．"Cochrane"のシステマティックレビューの実例は，中級のメタ分析の項に示されている (p.147)．

　また"ACP Journal Club/Evidence-Based Medicine"も日常的な疾患の治療について，多くの論文が集積されているため，こうした特定の治療の疑問の場合に，検索してみる価値がある．ただ"Cochrane Library"と同様，背景の学習がある程度進んでいないと，優先順位の高い別の治療法を見逃す危険もあ

り，検索結果をうまく利用できない可能性がある．ただ抄読会の材料としては使いやすく，筆者自身，初心者対象の抄読会で頻用している．

さらに最近では，日本の診療ガイドラインも充実しつつあり，貴重な日本語の情報源となっている．日本のガイドラインについては，東邦大学医学メディアセンターのホームページ（図5）が秀逸で，ここからのリンクで日本のガイドラインの大部分をたどることができるようになっている[12]．

治療の情報源は選択肢が多い．ただ逆に言えば情報源に習熟しないと能率的な勉強が困難になるということでもある．それぞれの特徴を，繰り返し検索して利用する中で，徐々に身に付けていく必要がある．

2 "MEDLINE" を検索する

これまでは二次資料を中心に能率的な情報検索を，という視点で解説してきた．しかし，"MEDLINE" で手に入る情報は，原著論文かメタ分析という「5Sアプローチ」の下層の2つで，能率的という点でやや難点がある．しかし，世界最大の医学データベース "MEDLINE" を取り上げないわけにはいかない．

その検索システムが "PubMed[13]" であるが，ここでは EBM 実践のための能率的な「PubMed 検索法」を紹介したい．この "PubMed" は，検索が無料であるばかりでなく，原著論文まで数百誌が無料で手に入る．これまで紹介してきたデータベースに比べ，使いこなすのは大変であるが，検索の仕組みを理解し，使い慣れれば，これほど使えるデータベースもない．なんといっても無料である．これを使わない手はない．

● "MEDLINE" の概要

実際の検索に入る前に，まず簡単に "MEDLINE" について解説しておこう．"MEDLINE" は米国国立医学図書館（National Library of Medicine：NLM）が提供する医学データベースである．1950年以降の1,500万件以上の論文が集積されている．さらにこのデータベースには，毎日2,000〜4,000の論文が追加される．この膨大な作業が，一体どのようになされているのか，一度見学したいものである．

雑誌数にして5,000誌，90％が英語の論文であるが，英語以外の37ヵ国語もカバーしている．アメリカの国立図書館のデータベースとはいえ，アメリカの

表5 "MEDLINE"の概要

- 米国国立医学図書館（NLM）
- 1950年以降，1,500万以上の論文
- 5,000誌，37ヵ国語（日本雑誌　約150）
- 2,000～4,000論文が毎日追加
- MeSHと呼ばれるキーワードで整理
- 47%がアメリカの雑誌に掲載された論文
- 90%が英語の論文，79%が英語抄録つき

雑誌に掲載された論文は47%と過半数を割っており，全世界的なデータベースである．この中には約150の日本の雑誌も含まれている．これらの特徴を**表5**にまとめた．

● "PubMed"の検索方法

"PubMed"は，特に検索の仕方を勉強しなくても，思いつきの単語を検索ボックスに入れることで，とりあえず検索できるようになっている．これがまず"PubMed"の最も優れたところである．しかしここでは一歩進んで，"PubMed"が用意してくれる様々な検索機能のうちいくつかを紹介しよう．

[Clinical Queries]

これは，中級のメタ分析，予後の項で簡単に紹介したのだが覚えておられるだろうか（p.131）．この"Clinical Queries"は，"ACP Journal Club"の編集者，EBMの巨頭の一人であるHaynesが検討した感度・特異度を評価した優れた検索式が勝手に入ってしまうという便利な"PubMed"の検索ツールである．"PubMed"のページの向かって左側のメニューの真ん中あたり，"Clinical Queries"をクリックすると，**図6**に示すような画面となる．

"therapy（治療）"，"diagnosis（診断）"，"prognosis（予後）"，"etiology（病因，副作用）"，"clinical prediction guides（臨床予測指標）"のいずれかを選択し，"broad"な検索（見落としが少ない）か，"narrow"な高い検索（はずれのない論文への絞込み）かのいずれかを選択し，検索ボックスに検索語句をスペースで区切って入れるだけである．このページの下方にはもう1つ検索ボックスがあ

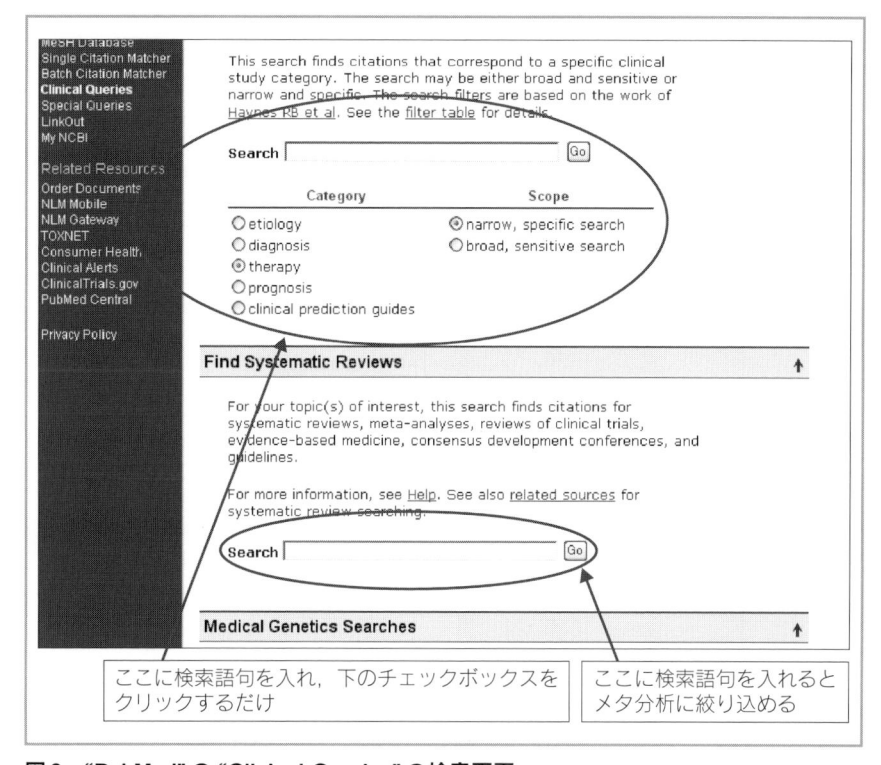

■ 情報検索編：疑問によって検索戦略を変える

図6 "PubMed"の"Clinical Queries"の検索画面

り，さらにメタ分析の論文に絞り込むこともできる．

"filter table"という部分をクリックすると，実際に使われる検索式が示される．"therapy"，"diagnosis"のときの検索式を図7に示す．実際の検索で使われた検索式は，"detail"のタブをクリックすると確認できる（図8-2）．

この"Clinical Queries"で検索しても，なかなかうまく行かない場合が多い．ありふれた疾患については絞込みが不十分だし，まれな疾患となると1つも見つからないということも多い．しかしたまには数分の検索でうまくいく．1回の検索にかける時間を最小限の数分にとどめ，うまくいけばもうけもの，そんな気持ちで検索するとよい．

ためしに虫垂炎の診断にCTとエコーのどちらが有効かという疑問について検索してみる．PECOTにすると以下のようになる．

Category	Optimized For	Sensitive/Specific	PubMed Equivalent
therapy	sensitive/broad	99% /70%	((clinical [Title/Abstract] AND trial [Title/Abstract]) OR clinical trials [MeSH Terms] OR clinical trial [Publication Type] OR random* [Title/Abstract] OR random allocation [MeSH Terms] OR therapeutic use [MeSH Subheading])
	specific/narrow	93% /97%	(randomized controlled trial [Publication Type] OR (randomized [Title/Abstract] AND controlled [Title/Abstract] AND trial [Title/Abstract]))
diagnosis	sensitive/broad	98% /74%	(sensitiv*[Title/Abstract] OR sensitivity and specificity [MeSH Terms] OR diagnos*[Title/Abstract] OR diagnosis [MeSH : noexp] OR diagnostic* [MeSH : noexp] OR diagnosis, differential [MeSH : noexp] OR diagnosis [Subheading : noexp])
	specific/narrow	64% /98%	(specificity [Title/Abstract])

図7 "Clinical Queries"の実際の検索式(therapy, diagnosis)

P：虫垂炎を疑う患者で
E：CTと
C：エコーを比較して
O：どちらが確定に役立つか
　　どちらが除外に役立つか
T：診断，感度・特異度

　この PECO について，"Clinical Queries"を使って，"appendicitis computed tomography"の検索単語で，"diagnosis"の "narrow"で検索してみる(図8-1)．すると144文献がヒットする(図8-2)．144文献ではもう少し絞り込みたい．そこで，"Limits"機能(図8-5)を利用し，"Meta-Analysis"に絞り込むと，今度は5文献に絞り込め，その一番上に，"Acute appendicitis：meta-analysis of diagnostic performance of CT and graded compression US related to

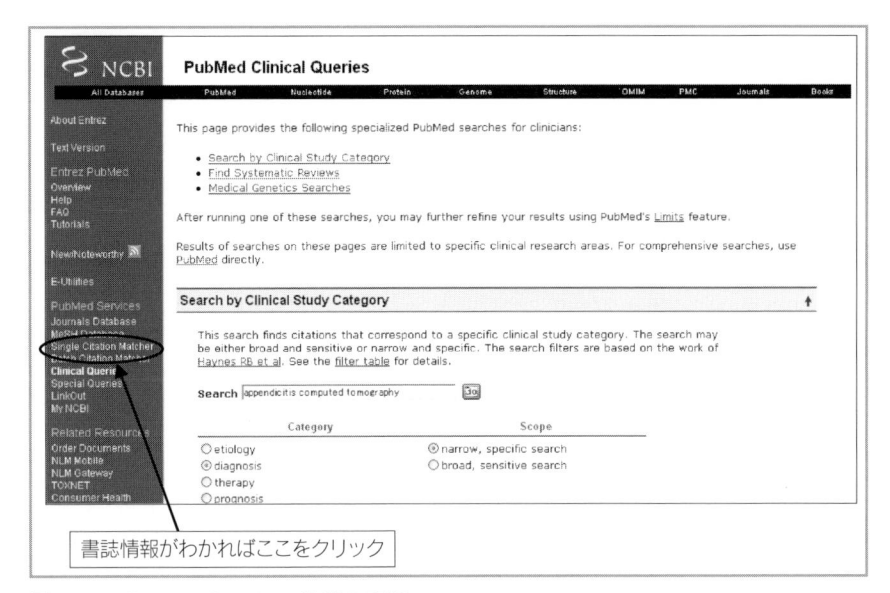

■ 情報検索編：疑問によって検索戦略を変える

図8-1 "Clinical Queries"検索の実際

prevalence of disease"という疑問にぴったりのメタ分析が検索される（図8-2）．さらに3番目には "US or CT for Diagnosis of Appendicitis in Children and Adults？ A Meta-Analysis"という論文もある．この論文は，緑色の文字で "Free article"とあり，全文が無料で提供されている（図8-3）．これらの論文は表題をクリックし，個々の論文情報の画面で右上にある全文データベースへのリンクのタブをクリックすると，全文が手に入る（図8-4）．また検索された論文リストが表示された画面で，論文情報の左下には "Related Articles"という部分があり（図8-3），これをクリックすると，この論文に関連した論文にリンクする．1つでも該当の論文が見つかれば，このリンクをたどってさらに検索することができる．

いつもこのようにうまくいくわけではないが，うまくいけばこの例のように1分程度で思いの論文までたどり着ける．是非一度利用してみよう．

[Limitsによる絞り込み]

"Clinical Queries"で十分な絞り込みができない場合，"Limits"のタブをクリックすると（図8-2），さまざまな絞り込みの方法がある．著者名，雑誌名，言語，年齢，出版形式など様々な絞り込みが可能である．無料で手に入る論文

199

II章　事例でわかる EBM

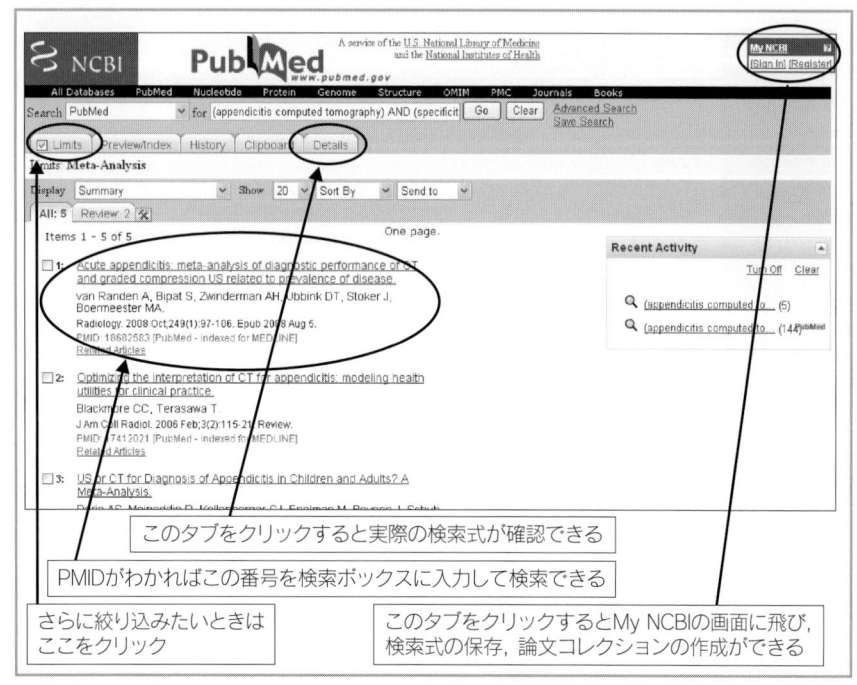

図8-2　検索結果

に絞り込むこともできる．

　筆者自身が最も頻用するのが，"Type of Article"による絞り込みである（図8-5）．多くの論文が検索されたとき，まずここでメタ分析に絞り込んだり，総説論文に絞り込むことで，うまく少数の論文にたどり着けるかもしれない．

[My NCBI]

　図8-2の右上に"My NCBI"というタブがある．ここをクリックしてIDとパスワードを取得すると，自分自身の検索式を保存したり，論文リストを登録できたりする．保存された検索式で，定期的に検索結果をメールで受け取ることもできる．また"PubMed"にある論文であれば，自分自身でリストを作って自分のパソコンに保存することなく，ネット上に自分の作成した論文リストを保存できる（**図9-1，2**）．高血圧についての重要な論文リストなど，自分の興味のある領域の論文リストや，自分自身で論文を書いた場合の参考文献リストをここに保存しておくと，ネットにつながる環境さえあれば，いつでも取り出すことができ，便利である（**図9-3**）．

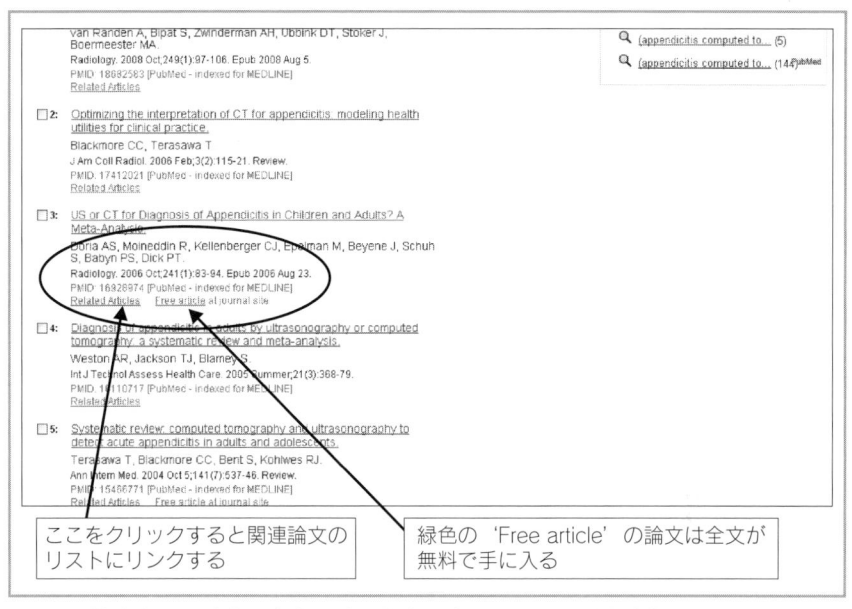

■ 情報検索編：疑問によって検索戦略を変える

図8-3 検索された論文と全文入手可能を示すアイコン，関連論文へのリンク

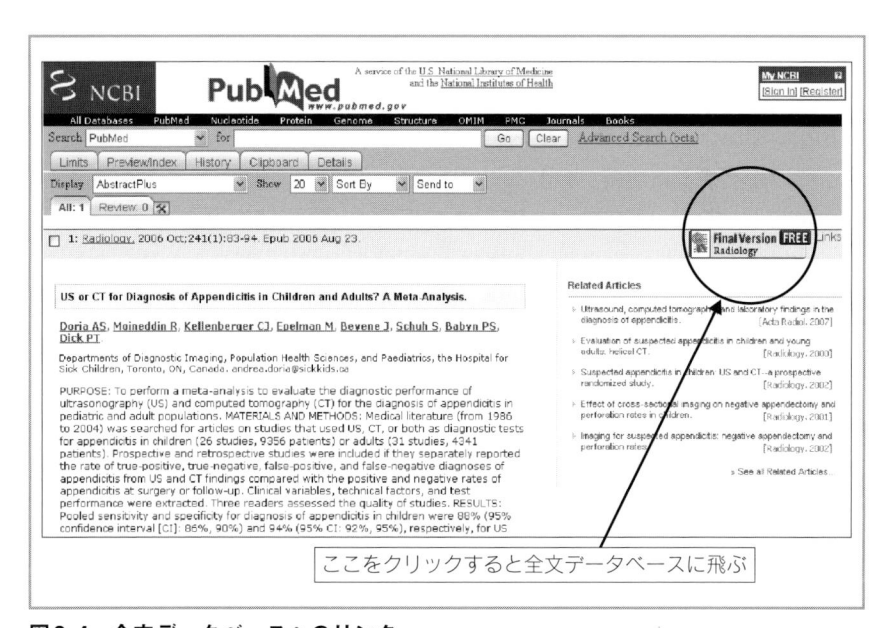

図8-4 全文データベースへのリンク

II章 事例でわかる EBM

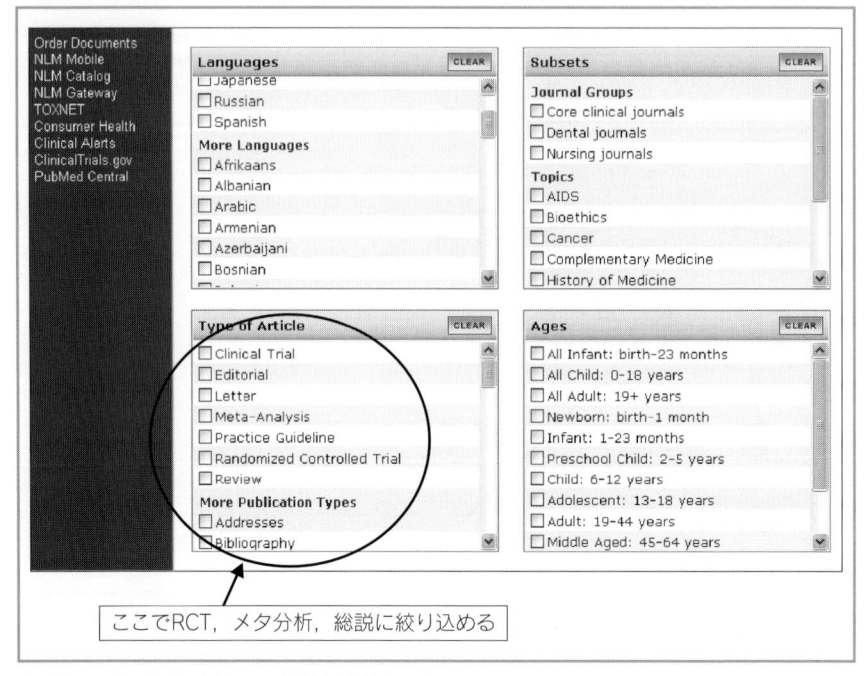

図8-5 "Limits"によるさまざまな絞り込み

(図中の注記：ここでRCT，メタ分析，総説に絞り込める)

[Single Citation Matcher と PMID]

すでに論文の書誌情報がわかっている場合，雑誌名，巻，ページを入れると，その論文にたどり着ける．先ほどの"Clinical Queries"のリンクの2つ上に"Single Citation Matcher"という部分があり（図8-1），ここをクリックして，雑誌名，巻，ページを入れるだけである（p.95，図4）．

また図9-2の論文リスト表示の画面で，論文情報の最後にPMIDという番号が論文ごとにふられている．もしこの番号がわかれば，検索ボックスにこの番号を入れるだけで，論文を検索することができる．書誌情報，PMIDさえわかれば個々の論文にたどり着くのは容易である．この2つの機能は覚えておいて損はない．

"PubMed"の機能は多彩で，筆者自身も使っていない機能のほうがはるかに多い．ここに紹介できていない多様な機能については，下記のサイトで"PubMed"のマニュアルを無料で手に入れれば，詳細が記載されている．

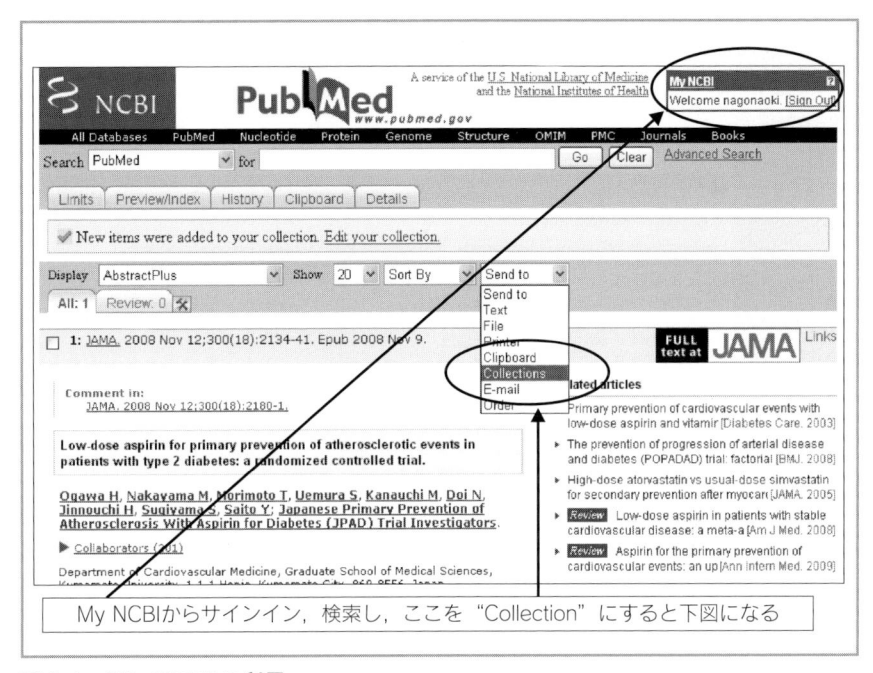

■ 情報検索編：疑問によって検索戦略を変える

図9-1 "My NCBI"の利用

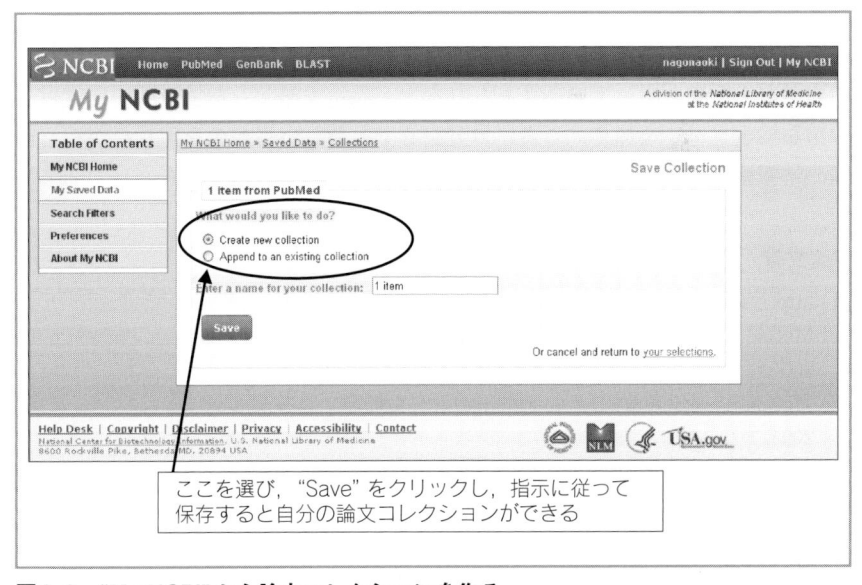

My NCBIからサインイン，検索し，ここを "Collection" にすると下図になる

図9-2 "My NCBI"から論文コレクションを作る

ここを選び，"Save" をクリックし，指示に従って
保存すると自分の論文コレクションができる

Ⅱ章　事例でわかる EBM

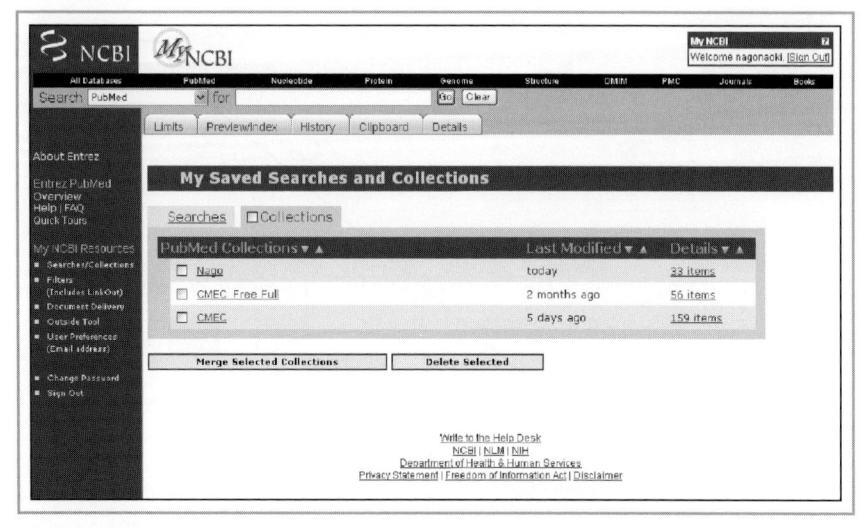

図9-3　"My NCBI"の画面

"PubMed"をさらに使いこなしたいという人は参照してみるとよい．
- 東邦大学医学メディアセンター[14)]
- 東京慈恵会医科大学医学情報センター[15)]

情報源は新しいものが次々と開発されている．あまり知られていない優れた情報源がまだまだ眠っているかもしれない．ここで紹介した情報源に自分自身の情報検索ツールを加え，さらに自分自身でも新しい情報源を探しながら，個別の情報検索環境を整備しよう．

参考文献

1) http://www.ebsco.co.jp/medical/dynamed/
2) McGee S. Evidence-Based Physical Diagnosis, 2nd ed, WB Saunders, Philadelphia, 2007.
3) McGee S（柴田寿彦訳）．マクギーの身体診断学，エルゼビア・ジャパン，東京，2004.
4) Simel DL, et al ed. The Rational Clinical Examination：evidence-based clinical diagnosis, McGraw-Hill, New York, 2008.
5) Bent S, et al. Does this woman have an acute uncomplicated urinary tract infection? JAMA. 2002；287(20)：2701-10.

6) http://www.essentialevidenceplus.com/
7) http://www.acpjc.org/, http://ebm.bmj.com/
8) http://www.utdol.com/home/index.html
9) http://clinicalevidence.bmj.com/ceweb/index.jsp
10) http://www3.interscience.wiley.com/cgi-bin/mrwhome/106568753/HOME
11) 葛西龍樹監訳：クリニカルエビデンス・コンサイス：issue 16・日本語版，医学書院，東京，2007．
12) http://www.mnc.toho-u.ac.jp/mmc/guideline/
13) http://www.ncbi.nlm.nih.gov/
14) http://www.mnc.toho-u.ac.jp/mmc/pubmed/index. htm
15) http://www.jikei.ac.jp/micer/pubguide.htm

昇級試験　1級

以下の疑問を PECOT で定式化し，"PubMed" の "Clinical Queries" で検索するときの，カテゴリーと検索語句について述べよ．

　認知症患者の生命予後はどれくらいだろうか

［⇒解答（例）は 366 ページ］

> 上級編　初段〜8段
>
> 〜批判的吟味と評価に焦点をあてて〜

連続変数を読む
〜喘息の論文を例に標準化平均差を理解する〜

（初段：連続変数の結果の解釈）

　初級の項で，ステップ1と2の基本を，中級の項で，治療，診断，予後，副作用のそれぞれについて実践例と，一歩進んだ情報収集法を示した．ここまでくれば，もうあとは日々の実践あるのみである．「その場の1分」，「その日の5分」，「その週の1時間」，仲間がいれば言うことないが，一人でも大丈夫だ．筆者自身が日々やってきたこともこれだけである．ただそれを何度も何度も日々の臨床の中で繰り返しているというところが，ミソである．上級者への入り口は，この繰り返しにある．繰り返し実践する中で，いろいろなことが見えてくる．EBMは手法である．繰り返しの中でまさにそれを実感する．勉強した内容自体はどんどん古くなっていく．かつての勉強内容が間違いであることが判明したりすることもたびたびだ．しかしEBMの手法はそれほど古びない．以前と相反する治療結果が，以前と同様な方法で手に入り，同様に吟味される．その手法としての同一性に，EBMの最も優れたところがある．

　この初段から8段に至る部分は，そうした繰り返しの中で，中級までで取り扱うことができなかったものや，筆者自身が大きなインパクトを受けた事例集である．日々の実践を繰り返していると，ここに紹介するような意外な事実にたびたび遭遇する．しかし，ここで紹介する意外な事例も，またさらなるエビデンスの登場により，当たり前のことになったり，逆に間違いであったことがわかったりする．しかし，EBMの手法はそれほど変わらない．事例そのもののインパクトだけでなく，背後のEBMの手法のインパクトを，いくらかでもお伝えできれば幸いである．

1 連続変数をアウトカムとした論文

　これまで取り扱ってきた論文の結果は，心筋梗塞を起こす／起こさない，脳

卒中を起こす/起こさないというデータで，相対危険や治療必要数で評価することができた．本項では，"Visual Analogue Scale"などによる症状のスコア，歩行距離，肺機能など，連続変数の結果をどう評価するかを取り扱う．

それでは，肺機能で評価された喘息の論文結果を例に進めていこう．使用するのは以下の論文[1]である．

- Aerosolized magnesium sulfate for acute asthma：a systematic review. Chest. 2005；128（1）：337-44.

まずは論文を手に入れ（"PubMed"の全文データベースから手に入る），「メタ分析の論文を歩きながら読む法」により，自分自身の論文要約を作成した上で，この先に進んでいこう．

論文のPECOは，救急外来での喘息発作患者に（P）マグネシウムを吸入して（E），投与しない，あるいはβ刺激薬と比べて（C），肺機能が改善するか，入院が減少するか（O）で，RCTのメタ分析である．結果は，ここでは連続変数である肺機能についての結果だけをみてみる．すると見慣れない指標で評価されている．"standardized mean difference（SMD）"という指標である．これが0.30で，95％信頼区間0.05〜0.55とある．さてこれはいったいどういう結果か，研修医とともに勉強しよう．

2 連続変数の指標と解釈

このSMDも相対危険や治療必要数と同じように乗り越えよう．原理は同じである．まずは以下の結果をわかる範囲で解釈して，下記に書き込んでおこう．

- SMD：0.30，95％信頼区間：0.05〜0.55

結果の解釈

それではいつものように研修医の一人に登場してもらおう．喘息にMgの吸

連続変数を読む

入が有効だと聞いて，メタ分析の論文を探し出してきた．救急外来では，喘息患者が一度目のβ刺激薬の吸入中である．効果が不十分なら，次の吸入はMgの追加を考えている．次の吸入までの時間で，指導医に論文についてコンサルトする場面である．

指導医「この結果を解釈してみて」

研修医I「mean differenceとあるので，平均差，つまり両群の肺機能の平均の差が0.30ということでしょうか」

指導医「そのとおり，平均差だ．連続変数の評価は差を取ることが多い．でも単位は？」

研修医I「喘息の肺機能なので1秒率だとすると％でしょうか．でも0.3の差というのは変なので違うと思いますが」

指導医「そのとおり．％ではないというところは正しい，じゃあ正解は？」

研修医I「降参です」

指導医「じゃあここは飛ばそう．信頼区間の結果を読んでみて」

研修医I「えっ，飛ばすんですか．じゃあそういうことで，信頼区間にいきますが，平均の差だから，0のときに差がない．信頼区間が0を含むかどうかをみれば，0.05〜0.55で含まないので，統計学的に有意差ありということですか」

指導医「相対危険や治療必要数と同じだ．それではSMDに戻ろう．日本語にすると標準化平均差ということになるんだけど，標準化とはどういうことか．標準偏差ってわかる？ データのばらつきを表す指標なんだけど．例えば，ある小学校の1年生と別の小学校1年生の身長の差が3cmあったとしよう．身長のデータの標準偏差が6cmのとき，標準化平均差は3/6＝0.5となる．標準偏差あたりの身長の平均差が標準化平均差なんだ．わかった？」

研修医I「理屈はなんとなく．でも0.5というのが実際どういう差なのか，3cmのままでいいんじゃないかと思うのですが」

指導医「そうだよね．ただこの論文はメタ分析なので，肺機能の測定方法がそれぞれ違っていたとしたらどうだろう．そうなると，それぞれの論文の指標を単純に1つにまとめることは難しいよね．ある指標は％，ある指標はccというような場合，一定の指標に換算しなくてはデータの統合ができない．また同じ指標であっても，100が120に改善というのと200が220に改善したのは異なる．そのための1つの方法が標準化なんだ．単位の異なる指標を統合できるところに，SMDのメリットがある」

Study/Year	Country	Intervention	Pulmonary Function Outcome	Time, min From baseline	Age	Asthma Severity	Sensitivity Analysis, JADAD Score
Bessmertny et al[18]/2002	United States	$MgSO_4 + \beta_2$-agonist	FEV_1 % predicted	60	Adult	Moderate	3
Hughes et al[19]/2003	New Zealand	$MgSO_4 + \beta_2$-agonist	FEV_1	60	Adult	Severe	5
Mahajan et al[22]/2004	United States	$MgSO_4 + \beta_2$-agonist	FEV_1 % predicted	20	Pediatric	Moderate	3
Mangat et al[21]/1998	India	$MgSO_4$	FEV_1 % predicted	60	Both	Severe	3
Meral et al[23]/1996	Turkey	$MgSO_4$	Ratio increase in PEF	60	Pediatric	Moderate	1
Nannini et al[20]/2000	Argentina	$MgSO_4 + \beta_2$-agonist	PEF	20	Adult	Severe	3

図1 論文ごとのアウトカムの単位の違い

(Blitz M et al. Chest 2005;128(1):337-44.[1])

研修医 「確かに，table 1を見ると論文によって指標の単位が違っています（図1）．標準化が必要だということはわかりました．でも指標そのものの評価がちょっと．0.3は多いのか少ないのか，その辺が難しいです」

指導医 「そんなのは簡単だ．偏差値は知っているだろう．偏差値50の人と60の人の違いといえばわかりやすいんじゃないかな．標準偏差で1の違いが偏差値で50と60の人の違いだ．2の違いが50と70の違いになっている．つまりSMDで0.3の違いとは，偏差値50と53の人の違いということだ」

研修医 「なるほど．ちょっとわかりました．Mgを吸入すると呼吸機能偏差値が3アップするんですね．ちょっと使ってみたい感じです」

指導医 「ちょっとわかりました，というのはなかなかいい答えだ．用量を確認して，次に吸入するのなら使ってみよう．あと連続変数の論文については，時間があるときに，他の連続変数の論文をいくつか読んでみるといいよ」

研修医 「ちょっとわかりました」

　単に連続変数というのであれば，単なる平均差でもかまわない．ただメタ分析で，論文によりアウトカムの単位が異なるような場合，単なる平均差では結果の統合ができない．そこでそれぞれの指標を1標準偏差あたりの差に直して，標準化平均差にすることにより統合可能となる．標準化平均差は10倍すると，受験でおなじみの偏差値の差に換算できる．

表1　偏差値による SMD の直感的理解

- SMD が 1　　：偏差値 50 の人と 60 の人くらい違う
- SMD が 0.5：偏差値 50 の人と 55 の人くらい違う
- SMD が 0.2：偏差値 50 の人と 52 の人くらい違う

3 標準化平均差の計算法

　研修医と指導医の言葉のやり取りだけでは，少し理解が難しいかもしれない．数式を使った説明もしておこう．SMD は一般的な計算式にすると以下のようになる．

$$SMD = (M_1 - M_2)/S\ pooled$$
$$S\ pooled = \sqrt{(S_1^2 + S_2^2)/2}$$

SMD：standardized mean difference
M_1, M_2：各群の平均値
S_1, S_2：各群の標準偏差

　S pooled とは分散の平均の平方根である．分散の平方根とは標準偏差のことなので，これを併合標準偏差と呼ぶ．2 群の平均差を併合標準偏差で割ったもの，これが SMD である．

　SMD の偏差値を使った解釈例を**表1**にまとめた．SMD の理解に役立つ．確認しておこう．

参考文献

1) Blitz M, Blitz S, Hughes R, et al. Aerosolized magnesium sulfate for acute asthma：a systematic review. Chest. 2005；128 (1)：337-44.

コラム：有意差検定をするな

　危険率を有意水準，つまり多くは0.05で区切り，それより小さければ差がある，大きければ，差がないと判定するのが検定である．それに対して，推定というのは，差がある，ないという判定はしない．相対危険減少で30％減少したという結果を，有意な差がある，ないという二分法でなく，この30％は治療効果を小さく見積もると何％，大きく見積もると何％と，ある幅をもって表示する．その幅のことを信頼区間という．相対危険減少30％（15～45）などというように示される．結果は30％減少であるが，これを点推定値と言う．信頼区間では，効果を小さく見積もると15％，大きく見積もると45％というわけである．点推定値よりも，むしろこの信頼区間の幅を重視するのがEBM流である．

　信頼区間の考え方の中で最も重要なことは，標本調査から母集団での真の値を推測するという側面だろう．論文の研究結果は，一部を対象とした標本調査による，たまたま得られた結果にすぎない．同じ研究を繰り返し行えば，結果はばらつく．つまり結果は，そのばらつきを考慮して，幅をもって解釈する必要がある．そこで通常は有意水準0.05に対応して，95％信頼区間が用いられる．母集団における真の値が95％の確率でその範囲に含まれるというのが95％信頼区間である．

　結果の批判的吟味の際には，有意差検定よりも，この信頼区間を重視する．むしろ有意差検定はしないで，結果のあいまいさをそのまま見ることを重視する．ただ，有意差検定が論文の王道である以上，検定結果と信頼区間の対応を以下のように覚えておいて損はないだろう．

- 相対危険：95％信頼区間が1を含まなければ有意水準0.05で有意差あり
- 相対危険減少：95％信頼区間が0を含まなければ有意水準0.05で有意差あり
- 治療必要数：95％信頼区間が正から正（無限大を含まない）なら有意水準0.05で有意差あり

　しかし，「有意差検定はしない」，あくまでそういう気持ちが重要である．あいまいさを認めることから，結果の批判的吟味が始まる．EBMの講演のあと，よくある質問に，「結局この論文結果は有効と解釈すればいいのですか，それとも無効と解釈すればいいのですか」というものがある．それに対する筆者の回答は明確である．「信頼区間を見てください．それが結果です．有効か無効かはっきり決められない，それが明確になっていると思います．」

昇段試験　初段

次の論文結果を解釈，偏差値を用いて説明せよ．

1. SMD：1.5，95％信頼区間：0.2〜2.1
2. SMD：0.2，95％信頼区間：−0.5〜0.7

［⇒解答（例）は367ページ］

PROBE法とその問題点
～日本の大規模臨床試験を例に～

(2段：PROBE法)

中級の治療編で紹介した「治療の論文を歩きながら読む法」では，PECOを読み込んで，ランダム化とITT解析のチェックをすればよいということであった．これは，RCTにおける決定的なバイアスは交絡因子で，まずその交絡因子の制御が第一だという考えに基づいている．しかし，交絡因子以外にも，選択バイアス，情報バイアスという2つの代表的なバイアスがある．そのうち，選択バイアスについて，RCTで考慮することは困難である．RCTでは，承諾が得られた治療に前向きな人，新薬に期待する人，副作用で痛い目にあったことのない人というような，選択バイアスのかかった集団で行うほかない．しかし，もう1つの情報バイアスについては，マスキング，つまり二重盲検などにより制御可能である．ここでは，二重盲検を採用せず，アウトカムのマスキングのみを行うことで情報バイアスを制御するPROBE (prospective randomized open blinded endpoint) studyについて，その方法と問題点を，実例を見ながら，一緒に勉強しよう．

1 情報バイアスとは

なんらかの情報が入り，その情報により結果がゆがめられるというバイアスである．治療や予後因子についてわかっていると，実薬群だから効果を大きめに評価してしまう，悪い予後因子を持っているから，予後を悪く見積もってしまう，というように，実薬群という情報，対照群という情報が入ることによって，結果がゆがめられる可能性を生じる．これが情報バイアスである．情報バイアスはマスキング（盲検化）により制御できる．プラセボの使用，二重盲検は，情報バイアスを避けるための方法である．本項の主題であるPROBE法は，ランダム化に加え，アウトカム評価時の情報バイアスをマスキングすることによってコントロールしようという，臨床試験の研究デザインのひとつである．

臨床研究の3つのバイアスとそれぞれのコントロール方法を**表1**にまとめておく．確認しておこう．

表1	3つのバイアスとコントロール方法

- 選択バイアス：ランダム抽出，悉皆調査
- 情報バイアス：盲検化（マスキング）
- 交絡因子　　：ランダム割付，多変量解析

2 PROBE法登場の背景

　PROBE法を用いる研究は近年増加の傾向にある．PROBE法の増加の背景には，主として2つのことがある．それはプラセボ効果が本当にあるかという問題，またプラセボ効果があるとしても，臨床での効果を考えるときにプラセボと比較することが意味を持つかどうか，という2点である．

　前者については，臨床試験においてプラセボ効果があるかどうか，はっきりしないというエビデンスもあり[1]，対照薬としてのプラセボの意義を問題視する考え方もある．それならば多大なコストをかけてまで，プラセボを使用して，臨床試験を行う必要はないのではないか，というわけである．

　後者については，現実の臨床現場ではプラセボを使用するわけではなく，本当の治療をするかしないのかのどちらかで，プラセボ効果まで込みにして評価したほうが，実際の治療効果をよく反映するのではないかというのである．臨床現場で使用しないプラセボと実際の治療を比較するというやり方は，臨床試験の現場への外的妥当性という点ではむしろ問題があり，プラセボを使わないほうが臨床の現場にはフィットするという考え方である．二重盲検は治療そのものの効果，つまりefficacyの評価に適しており，PROBE法は臨床における治療効果全体，つまりeffectivenessの評価に適している，と言ってもいいかもしれない．

　以上のような背景があり，PROBE法が登場した．ランダム化により交絡因子をコントロールし，アウトカムのマスキングにより情報バイアスをコントロールする．ただし，医師患者間の情報バイアスはコントロールされていない，これがPROBE法である．二重盲検，三重盲検，四重盲検を含めた，さまざまのレベルによる盲検化と研究デザインの対応について，表2にまとめた．

表2 それぞれのレベルの盲検化と研究デザイン

	一重盲検	二重盲検	三重盲検	四重盲検	PROBE
患者	○	○	○	○	×
医師	×	○	○	○	×
アウトカム評価者	×	×	○	○	○
解析者	×	×	×	○	×

3 PROBE法とアウトカム

　臨床試験のアウトカムには，症状，検査値，介入行為，治癒，罹患，入院，死亡などさまざまなものがある．PROBE法では，医師・患者が治療を知っているため，アウトカムの選定に当たってはさまざまな制約がある．アウトカムによっては情報バイアスをコントロールできないからである．

　まずこの先を読み進める前に，PROBE法に適切なアウトカムと適切でないアウトカムについて，考えてみよう．

　それではいつものようにPROBE法のアウトカムについて，研修医とディスカッションしてみよう．

指導医「PROBE法に向かないアウトカムって，何か思いつきますか」
研修医H「向かないアウトカムというと難しいです．向いているアウトカムならなんとなく挙げられますが」
指導医「それでもいいですよ」
研修医H「死亡とか，でもこれは，マスキングそのものが不要かもしれないですね．そうすると，画像や検査で診断された心筋梗塞や脳卒中は，患者，医師がオープンであっても，最終的な診断をマスキングして画像，検査をもとに行えば，情報バイアスは避けられると思います」
指導医「そのとおり．向かないアウトカムはその逆を考えればいいじゃない」
研修医H「画像や検査で診断できないような場合ですか？」
指導医「そうそう」
研修医H「例えば，狭心症とか一過性脳虚血発作（TIA）とか」
指導医「そうだよね．狭心症やTIAのように，画像上異常がなく，臨床医の情報からのみで判断されるようだと，バイアスの可能性があるよね．具体的に

研修医H「どうバイアスがあるのか説明できるかな」
研修医H「どちらの治療が行われているか知っている医者が，治療群の狭心症疑いの患者より，対照群の狭心症疑いの患者のほうをより狭心症っぽくカルテに記載したら，その情報に基づく限り，最終的な診断をマスキングしても，バイアスが避けられないということでしょうか」
指導医「ばっちり，そのとおり」

　ここで議論されたように，臨床医が収集した症状などの情報に基づいて診断されるような場合，PROBE法では情報バイアスが十分コントロールできない．
　また入院というアウトカムではどうであろう．これも同様に，入院適応は現場の臨床医の判断に影響を受ける．最終的にはアウトカム判定委員会が判断するとしても，その委員会に情報を上げるまでに，マスキングされていない臨床医がかかわるため，やはり情報バイアスが入り込む余地を残してしまう．
　さらに，手術などの治療行為をアウトカムにした場合はどうか．これも同様に，最終的な判定委員会に上げる段階で，マスキングされていない医師が手術適応にかかわるため，情報バイアスを避けることが難しい．
　このようにPROBE法では，症状で判断されるアウトカム，入院，手術などの介入行為をアウトカムとして設定すると，アウトカムの評価者だけのマスキングでは情報バイアスを避けがたい．PROBE法では，このようなアウトカムを設定しないことが重要である．逆にPROBE法に適したアウトカムは，死亡，心筋梗塞，脳卒中，数値で判断できる病態など，客観的な診断基準で判定できるものである．PROBE法に適したアウトカム，不適切なアウトカムを**表3**にまとめた．

表3 PROBE法に適したアウトカムと不適切なアウトカム

適したアウトカム （客観的な診断基準）	不適切なアウトカム （症状，介入行為，入院）
心筋梗塞	狭心症
脳卒中	血行再建術
がん死	一過性脳虚血発作
死亡	がんによる入院
	心不全による入院

4 抄読会で

それでは，PROBE法を用いた実際の研究を見てみよう．使用する実例は，日本人の高コレステロール血症に対する薬剤による一次予防の大規模臨床試験であるMEGA Study[2]である．この論文は"Lancet"を購入していないと全文を入手できないが，必ずしも原著を手に入れる必要はない．

まずはいつものように，「歩きながら論文を読む法」に従って論文を整理すると，以下のようになる．

P：日本人の40～70歳の高コレステロール血症患者
E：食事療法＋プラバスタチン10～20mg投与した場合
C：食事療法単独と比べて
O：冠動脈疾患（心筋梗塞，突然死，不安定狭心症，カテーテル治療，バイパス手術）が減少するか

抄録だけではアウトカムは冠動脈疾患ということしかわからない．その詳細は本文を参照すると，上記のカッコ内に記載したように明確になる．狭心症やカテーテル治療やバイパス手術などの介入行為が含まれた結合エンドポイントである．PROBE法でありながら，このような主に症状で判断される狭心症や，介入行為であるカテーテル治療やバイパス手術が入っているのは，大きな問題である．

ただし，一次アウトカムの個々の要素についてみてみると，PROBE法でも問題のない心筋梗塞単独で有意な差（相対危険0.52，95%信頼区間0.29～0.94）

表4 MEGA studyの個々のアウトカムにおける結果

	相対危険（95%信頼区間）
冠動脈疾患全体	0.67（0.49～0.91）
心筋梗塞	0.52（0.29～0.94）
狭心症	0.83（0.56～1.23）
血行再建術	0.60（0.41～0.89）

＊PROBE法でも問題のない心筋梗塞単独でも有意な減少あり．

が検出されており（**表4**），決定的というほどの問題ではないかもしれない．デザインの段階でわざわざPROBE法にとって適切でないアウトカムを入れたのは，心筋梗塞というハードなエンドポイントだけでは，イベント数が少なく，有意差を検出できない危険があるためだろう．それを避けるために，狭心症や介入行為をアウトカムとして加え，結合アウトカムとすることで検出力を高める必要があったと予想される．研究規模と検出力を考慮して，症状，介入行為を含めた結合アウトカムにした上で，さらに二重盲検にするというところまでできればよかったのだが，プラバスタチンがすでに保険薬として広く使用されており，スタチンでのコレステロールの下がり具合を知っている以上，マスキングしても医師にはどちらが投与されているか実際にはわかってしまう可能性，プラセボを使用するコストの増大を考えたときに，PROBE法が現実的な選択肢だったのかもしれない．

　臨床試験には現実のさまざまな制約がある．RCTとはいえ，理想的なデザインで行われないことのほうが多い．だから臨床試験のバイアスを指摘して，非難するだけでは何も解決しない．理想的なバイアスのないエビデンスを求めたところで，そのような理想的な診療環境を実地臨床で再現することは無理な場合も多い．バイアスのある研究であっても，それが手に入る限りの最良のエビデンスであれば，その現実を踏まえ，バイアスの影響を考慮した上で，実際の臨床に応用していくしかない．だからこそ，エビデンスを読むだけではなく，それをどう使うかという実際の臨床医の判断，患者との交渉，つまり「EBMのステップ4」が問われるのである．

参考文献

1) Hróbjartsson A, Gøtzsche PC. Is the placebo powerless? An analysis of clinical trials comparing placebo with no treatment. N Engl J Med. 2001;344(21):1594-602.
2) Nakamura H, Arakawa K, Itakura H, et al.; MEGA Study Group. Primary prevention of cardiovascular disease with pravastatin in Japan (MEGA Study): a prospective randomised controlled trial. Lancet. 2006;368(9542):1155-63.

コラム：もうひとつの PROBE study

[JIKEI Heart Study]

この研究は高血圧症の日本人を対象にした大規模臨床試験であるが，以下のような PECO（一次アウトカム）が研究デザインの時点で設定されている[*1]．

P：日本人の高血圧患者
E：ARB を追加した場合
C：ARB 以外の降圧薬を追加した場合と比べて
O：心血管イベントの発症（脳卒中，一過性脳虚血発作，急性心筋梗塞，心不全の発症か悪化，狭心症の発症か悪化，解離性大動脈瘤，下肢の動脈閉塞，透析導入，血清クレアチニンレベル2倍の上昇）が減少するか

この時点でも，一過性脳虚血発作，心不全，狭心症の発症や悪化という PROBE 法には不適切なアウトカムが含まれている．

そしてさらに結果を報告した論文[*2]では，以下のようにアウトカムの微妙な変更がある．

O：心血管疾患の罹患と死亡（脳卒中，一過性脳虚血発作による入院，心筋梗塞，心不全による入院，狭心症による入院，解離性大動脈瘤，血清クレアチニンの2倍の上昇，透析導入）

一過性脳虚血発作，心不全，狭心症に加え，脳卒中の入院，心不全による入院と PROBE 法では不適切なアウトカムが列挙されており，情報バイアスがコントロールされていないといえる．

表にアウトカムのそれぞれのコンポーネントの結果を示す．入院と変更になっていない心筋梗塞では差がない．それに対し，PROBE 法では問題のある心不全や狭心症，入院ということが付け加わった脳卒中では有意な差が認められる．PROBE 法でも問題のない総死亡ではまったく差がない．そのため論文結果についても疑問が残る．有意な差が出るように研究開始後にアウトカムが変更された疑いがある．これは日本の臨床試験上，歴史に残る事件かもしれない．

[*1] Mochizuki S, Shimizu M, Taniguchi I, et al. The JIKEI HEART Study Group. JIKEI HEART Study ― a morbi-mortality and remodeling

study with valsartan in Japanese patients with hypertension and cardiovascular disease. Cardiovasc Drugs Ther. 2004;18(4):305-9.

*2 Mochizuki S, Dahlöf B, Shimizu M, et al. Jikei Heart Study group. Valsartan in a Japanese population with hypertension and other cardiovascular disease (Jikei Heart Study): a randomised, open-label, blinded endpoint morbidity-mortality study. Lancet. 2007;369 (9571):1431-9.

表 "JIKEI Heart Study"の個々のアウトカムにおける結果

	相対危険（95%信頼区間）
PROBE法で問題のないアウトカム	
心筋梗塞	0.90（0.47〜1.74）
解離性動脈瘤	0.19（0.04〜0.88）
死亡	1.09（0.64〜1.85）
心血管疾患死	1.03（0.41〜2.60）
PROBE法で問題のあるアウトカム，入院に変更されたアウトカム	
脳卒中による入院，TIA	0.60（0.38〜0.95）
狭心症による入院	0.35（0.20〜0.58）
心不全による入院	0.53（0.31〜0.94）

コラム：非劣性試験

通常の臨床試験は，対照群より治療群が優れているかどうかを検討するために計画される．この場合の検定は，有意水準0.05で両側検定，というのが標準である．それに対して，治療群が対照群に対して，少なくとも劣っていないかどうかを検討するための臨床試験がある．これが非劣性試験である．**図**はある非劣性試験の結果のブロボグラムである．相対危険の95%信頼区間が1をまたいでおり，統計学的に有意差なしと読めるが，右のp値を見てみると，いずれも0.05未満で，統計学的に有意だという結果である．これはどうしたわけだ．今までの読みが通用しない．このブロボグラムの読み方であるが，この差の範囲内なら劣るとは言えないという幅をΔ（デルタ）として設定し，信頼区間がΔを含まなければ劣っていないと判断する．

優性試験の仮説が，「2群に差はない」という仮説であるのに対し，非劣性試験の仮説は，「AがBより劣る」というものである．非劣性試験は通常片側検定で，有意水準は0.025が採用される．この仮説の可能性が，0.025未満なら，仮説を棄却して「AはBに劣らない」という仮説を採用する．これが非劣性試験である．

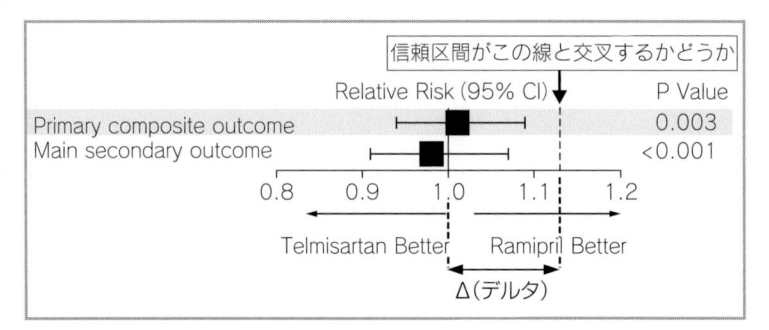

図　非劣性試験の統計学的検定

（Lancet. 2008；372：547-53.）

＊ Mann JF, Schmieder RE, McQueen M, et al. Renal outcomes with telmisartan, ramipril, or both, in people at high vascular risk (the ONTARGET study): a multicentre, randomised, double-blind, controlled trial. Lancet. 2008；372（9638）：547-53.

昇段試験 2段

以下の論文の研究デザインとマスキングの方法，マスキングの方法が研究結果に影響する可能性についてまとめよ．

- Gaede P, Vedel P, Larsen N, et al. Multifactorial intervention and cardiovascular disease in patients with type 2 diabetes. N Engl J Med. 2003; 348(5):383-93.

[⇒解答（例）は367ページ]

一次アウトカムと二次アウトカム
~ "ACPJC"の要約と元論文の結論の食い違い ~
(3段:アウトカムの優先順位と結果の解釈)

　これまで，一次アウトカムが重要，まずそれを読み込もうというやり方を推奨してきたが，なぜ一次アウトカムが重要なのかの説明はあえて避けてきた．本項では，一次アウトカムの重要性，二次アウトカムなど，それ以外のアウトカムの問題点について検討したい．

1 同じ論文の違う結論

　まず，ある1つの論文の2つの抄録[1,2]を読んでみよう．心血管疾患の既往のある2型糖尿病にピオグリタゾンを投与して，心血管イベントが減少するかどうかを検討したRCTである．

- Pioglitazone did not reduce a composite endpoint of macrovascular complications and increased risk for heart failure in type 2 diabetes with macrovascular disease. ACP J Club. 2006;144(2):34.
- Secondary prevention of macrovascular events in patients with type 2 diabetes in the PROactive Study (PROspective pioglitAzone Clinical Trial In macroVascular Events): a randomised controlled trial. Lancet. 2005;366(9493):1279-89.

　1つは "ACP Journal Club (ACPJC)" の構造化抄録(**図1**)，もう1つはその原書論文の抄録(**表1**)である．まずは「歩きながら論文を読む法」で，と行きたいところであるが，本章ではこれまでの掟に背いて，まず両方の抄録の結論部分を読んでみる．"ACPJC"は表題そのものが結論になっており，上記の表題だけで "Pioglitazone did not reduce a composite endpoint" という結論が読み取れる．ピオグリタゾンは「結合エンドポイントを減らさなかった」とある．それでは，原著論文の抄録の結論はどうだろうか．抄録の下から4行目の "INTERPRETATION" という部分が結論に近いと思われるが，ここには "Pioglitazone reduces the composite of all-cause mortality, non-fatal myocardial infarction, and stroke"，つまり，総死亡，非致死性心筋梗塞，脳卒中の「結合エンドポイントが減少する」，と正反対の結論になっているのである．この事実

■ 一次アウトカムと二次アウトカム

THERAPEUTICS

Pioglitazone did not reduce a composite endpoint of macrovascular complications and increased risk for heart failure in type 2 diabetes with macrovascular disease

Dormandy JA, Charbonnel B, Eckland DJ, et al. Secondary prevention of macrovascular events in patients with type 2 diabetes in the PROactive Study (PROspective pioglitAzone Clinical Trial In macroVascular Events): a randomised controlled trial. Lancet. 2005;366:1279-89.

Clinical Impact ratings: GIM/FP/GP ★★★★★☆ Cardiology ★★★★★★ Endocrinology ★★★★★☆

QUESTION
In patients with type 2 diabetes and evidence of macrovascular disease, does pioglitazone reduce all-cause mortality and macrovascular complications?

METHODS
Design: Randomized placebo-controlled trial (PROactive study).
Allocation: Concealed.*
Blinding: Blinded (clinicians, patients, data collectors, and outcome assessors).*
Follow-up period: Mean 34.5 months.
Setting: 321 centers (including communities and hospitals) in 19 European countries.
Patients: 5238 patients 35 to 75 years of age (mean age 62 y, 66% men) who had type 2 diabetes, hemoglobin A_{1c} level ≥ 6.5%, and evidence of extensive macrovascular disease defined by ≥ 1 of the following criteria: myocardial infarction (MI), stroke, percutaneous coronary intervention, or coronary artery bypass surgery ≥ 6 months previously, acute coronary syndrome ≥ 3 months previously, or objective evidence for coronary artery disease or obstructive arterial disease in the leg. Exclusion criteria were type 1 diabetes; taking only insulin; planned coronary or peripheral revascularization; ≥ class II New York Heart Association heart failure; ischemic ulcers, gangrene, or pain at rest in the leg; hemodialysis; or alanine aminotransferase level ≥ 2.5 times the upper limit of normal.
Intervention: Oral pioglitazone, 15 mg/d for the first month, 30 mg/d for the second month, then 45 mg/d (n = 2605), or placebo (n = 2633). All patients took their regular glucose-lowering drugs and other medications.
Outcomes: Composite endpoint of all-cause mortality, nonfatal MI (including silent MI), stroke, acute coronary syndrome, endovascular or surgical intervention on the coronary or leg arteries, and amputation above the ankle. The preplanned secondary outcomes were the components of the primary endpoint and cardiovascular death. A "main secondary composite" endpoint (not described in the trial registration or methods paper [but stated by authors to have been described in the analysis plan before unblinding]) was defined as all-cause mortality, nonfatal MI, and stroke. "Serious adverse events" (components not specified) and heart failure were also reported.
Patient follow-up: 99.96% (intention-to-treat analysis).

MAIN RESULTS
Pioglitazone and placebo groups did not differ for the primary (Table) or the preplanned secondary endpoints. Pioglitazone-group patients had a lower incidence of the "main secondary" composite endpoint (Table). Groups did not differ for "serious adverse events," but pioglitazone-group patients had a higher incidence of heart failure (Table).

CONCLUSIONS
In patients with type 2 diabetes and evidence of macrovascular disease, pioglitazone did not reduce the primary or preplanned secondary composite endpoints. Pioglitazone use reduced a "main secondary" composite endpoint of all-cause mortality, nonfatal MI, and stroke, but increased the incidence of heart failure.

Sources of funding: Takeda Pharmaceutical Company and Eli Lilly and Company.

For correspondence: Dr. J.A. Dormandy, St. George's Hospital, London, England, UK. E-mail john.dormandy@btinternet.com. ■

*See Glossary.

Pioglitazone vs placebo for type 2 diabetes and macrovascular events†

Outcomes at mean 34.5 mo	Pioglitazone	Placebo	RRR (95% CI)	NNT (CI)
Primary composite endpoint‡	20%	22%	9.2% (−0.9 to 18)	Not significant
"Main secondary" composite endpoint§	12%	14%	15% (1.9 to 26)	49 (27 to 407)
Any serious adverse event	46%	48%	4.6% (−1.1 to 9.9)	Not significant
			RRI (CI)	NNH (CI)
Heart failure	11%	8%	40% (22 to 60)	23 (16 to 38)

†Abbreviations defined in Glossary; RRR, RRI, NNT, NNH, and CI calculated from data in article.
‡All-cause mortality (4.2% vs 4.6%), nonfatal myocardial infarction (MI) (4.0% vs 4.5%), stroke (2.9% vs 3.6%), acute coronary syndrome (1.6% vs 2.4%), endovascular or surgical intervention on the coronary or leg arteries (6.6% vs 6.0%), and amputation above the ankle (0.3% vs 0.6%). The effect on each of these components was not significant.
§All-cause mortality (5.0% vs 5.4%), nonfatal MI (3.5% vs 4.4%), and stroke (3.1% vs 3.8%).

図1 "ACP Journal Club"の抄録

(ACP J Club. 2006；144（2）：34.[1])

表1 元論文の"MEDLINE"の抄録
（斜体，太字はポイントとなるアウトカムの記述と結論．）

PMID ― 16214598
TI ― Secondary prevention of macrovascular events in patients with type 2 diabetes in the PROactive Study (PROspective pioglitAzone Clinical Trial In macroVascular Events): a randomised controlled trial.
PG ― 1279-89
AB ― **BACKGROUND**: Patients with type 2 diabetes are at high risk of fatal and non-fatal myocardial infarction and stroke. There is indirect evidence

that agonists of peroxisome proliferator-activated receptor gamma (PPAR gamma) could reduce macrovascular complications. Our aim, therefore, was to ascertain whether pioglitazone reduces macrovascular morbidity and mortality in high-risk patients with type 2 diabetes. **METHODS** : We did a prospective, randomised controlled trial in 5238 patients with type 2 diabetes who had evidence of macrovascular disease. We recruited patients from primary-care practices and hospitals. We assigned patients to oral pioglitazone titrated from 15mg to 45mg (n=2605) or matching placebo (n=2633), to be taken in addition to their glucose-lowering drugs and other medications. *Our primary endpoint was the composite of all-cause mortality, non fatal myocardial infarction (including silent myocardial infarction), stroke, acute coronary syndrome, endovascular or surgical intervention in the coronary or leg arteries, and amputation above the ankle.* Analysis was by intention to treat. This study is registered as an International Standard Randomised Controlled Trial, number ISRCTN NCT00174993. **FINDINGS** : Two patients were lost to follow-up, but were included in analyses. The average time of observation was 34.5 months. 514 of 2605 patients in the pioglitazone group and 572 of 2633 patients in the placebo group had at least one event in the primary composite endpoint (HR 0. 90, 95% CI 0.80-1.02, p = 0.095). *The main secondary endpoint was the composite of all-cause mortality, non-fatal myocardial infarction, and stroke.* 301 patients in the pioglitazone group and 358 in the placebo group reached this endpoint (0.84, 0.72-0.98, p = 0.027). Overall safety and tolerability was good with no change in the safety profile of pioglitazone identified. 6% (149 of 2065) and 4% (108 of 2633) of those in the pioglitazone and placebo groups, respectively, were admitted to hospital with heart failure ; mortality rates from heart failure did not differ between groups. **INTERPRETATION** : *Pioglitazone reduces the composite of all-cause mortality, non-fatal myocardial infarction, and stroke in patients with type 2 diabetes who have a high risk of macrovascular events.*
SO — Lancet. 2005 Oct 8;366(9493):1279-89.

をどう考えるか．これが本項の目的である．

　まず今の時点で，なぜこのような食い違いが起きるのか，ちょっと立ち止まって考えてみよう．

2 アウトカムを詳しく読み込む

一次アウトカムとか二次アウトカムという言葉を，これまでなんとなく使ってきたが，この言葉を統計学の考え方と重ねて正確に理解できれば，先の質問にある程度答えられる．まず一次アウトカムと二次アウトを読み込んで，以下のスペースに書き込んでおこう．

一次アウトカムと二次アウトカム

"ACPJC"にはどちらも記載されており（**図1**），一次アウトカムは"Composite endpoint of all-cause mortality, nonfatal MI (including silent MI), stroke, acute coronary syndrome, endovascular or surgical intervention on the coronary or leg arteries, and amputation above the ankle." と6つのアウトカムの結合アウトカムである．二次アウトカムは，"The preplanned secondary outcomes were the components of the primary endpoint and cardiovascular death."と記載され，一次アウトカムの6つのアウトカムの一つ一つに心血管死を加え，7つの二次アウトカムが設定されている．さらにもう1つ，「"main secondary composite"endpoint（主要二次アウトカムとでも訳すのだろうか）」が設定されており，"all-cause mortality, nonfatal MI, and stroke"の3つの結合アウトカムである．このアウトカムは臨床試験の登録時やデザインの論文には述べられていないが，論文の著者によって，マスキング解除の前に計画された解析である，と説明されている．

これに対し，原著論文の抄録（**表1**）には一次アウトカムと主要二次アウトカムしか記載されていない．本文を参照すると"The prespecified secondary endpoints, in order of priority, were: time to the first event of death from any cause, myocardial infarction (excluding silent myocardial infarction), and stroke (main secondary endpoint in rest of this report)." と，総死亡，

心筋梗塞，脳卒中の3つを合わせた主要二次アウトカムが事前に設定されたものとして最初に挙げられ，それに引き続いて，心血管死，一次アウトカムのそれぞれのコンポーネント，合わせて8つが二次アウトカムであると記載されている．

臨床試験では，結果が出る以前に研究デザインの論文が発表されている場合が多い．この研究も研究デザインの論文が別に発表されており[3]，"ACPJC"の記載によれば，主要二次アウトカムは研究デザインの論文に記載されていないとある．その部分を確認してみると，デザイン論文の本文の"Efficacy evaluation"の部分に"Secondary end points include the individual components of the primary end point and cardiovascular mortality." と記載されているが，確かに主要二次アウトカムについての記載はない．

3つの論文のアウトカムの記載を表2にまとめておく．もう一度確認しておこう．今の時点ではこうした細かい読みの意味がわかりにくいかもしれない．これまで読み込んできた内容を，研修医とのディスカッションで振り返っておこう．

表2 論文における一次アウトカムと二次アウトカム

一次アウトカム	以下6つを1つにまとめた結合アウトカム 総死亡 非致死性の心筋梗塞 脳卒中 急性冠症候群 冠血管，下腿動脈に対するインターベンション 足首より近位の切断
二次アウトカム	総死亡 非致死性の心筋梗塞 脳卒中 急性冠症候群 冠血管，下腿動脈に対するインターベンション 足首より近位の切断 心血管死

研究デザインに記載されていない二次アウトカム
　　　総死亡，非致死性の心筋梗塞，脳卒中の結合アウトカム

| 研修医K |「アウトカムにはいろいろあることがわかりましたが，どうしてそれが重要なのか，まだよくわからないというのが正直なところです．さらに2つの抄録の結論の違いを，どう考えればいいのかとなるとさっぱりです」

| 指導医 |「一次と二次と，それ以外のアウトカムという区別はなんとなくわかったかな」

| 研修医K |「そうですね．一次，二次，それ以外の順番に重要そうだということも予想できますが」

| 指導医 |「抄録の結論の違いにつながりそうなことはない？　何でもいいから言ってみて」

| 研修医K |「それぞれのアウトカムによって結果が異なり，取り上げるアウトカムによって結論が異なるというようなことでしょうか．一次アウトカムでは有効でないけど，二次では有効とか」

| 指導医 |「大体わかっているじゃない．それでは実際の結果を読み込んでいこう」

　読者の皆さんはこのディスカッションを受けて，どのように考えるだろうか．今の時点での考えを確認した上で，この先に進んでいこう．

3 アウトカムに対応した結果の読み

　まず一次アウトカムである．元論文では相対危険で表現され，ハザード比（相対危険）が0.90，95％信頼区間が0.80〜1.02，p = 0.095とある．"ACPJC"では相対危険減少で，9.2％（−0.9〜18）となっている．6つの心血管疾患を合わせた結合アウトカムが減少する傾向にはあるが，有意水準0.05で有意差はないという結果である．

　次に二次アウトカムである．一次アウトカムの個々のコンポーネントについては原著論文のTable 4にある．本書では表3にまとめた．足の切断，下肢の血行再建術で相対危険が1以上となっているが，その他のアウトカムでは1以下である．しかし95％信頼区間はいずれも1をまたいでおり，統計学的有意差は認められない．心血管疾患死については，本文中にピオグリタゾン群で127，プラセボ群で136と記載され，はっきりした差を認めていない．

　最後に，研究デザインの論文では記載がなかった主要二次アウトカム（総死亡，心筋梗塞，脳卒中の結合アウトカム）についてみてみよう．この結果は"ACPJC"でも読むことができる．相対危険減少が15％，95％信頼区間が1.9〜

表3 一次アウトカム，二次アウトカムの結果一覧

	相対危険	95％信頼区間	p値
一次アウトカム （6つの結合アウトカム）	0.90	0.81〜1.02	0.095
二次アウトカム			
死亡	0.96	0.78〜1.18	
死亡非致死性心筋梗塞	0.83	0.65〜1.06	
脳卒中	0.81	0.61〜1.07	
足の切断	1.01	0.58〜1.73	
急性冠症候群	0.78	0.55〜1.11	
冠動脈血行再建術	0.88	0.72〜1.08	
下肢血行再建術	1.25	0.90〜1.73	
心血管死	計算されず（治療群127名，プラセボ群136名）		
主要二次アウトカム （3つの結合アウトカム）	0.84	0.72〜0.98	0.027

26と0を含んでおらず，統計学的にも有意な減少という結果である．原著論文でも同様で，相対危険0.84，96％信頼区間0.72〜0.98と1を含まず，統計学的に有意である．どちらも結果は同じである．解析方法が異なって，違う結果を導いているわけではないことがわかる．確かに同じ結果を見て，違う結論を導いているのである．

ここまでで読み込んだ論文の結果を，統計学的な有意差という点でもう一度まとめておこう．

　一次アウトカム：イベントは減少傾向にあるが，統計学的有意差なし
　二次アウトカム：2項目は増加傾向，それ以外は減少傾向だが，統計学的有意差なし
　主要二次アウトカム：統計学的にも有意に減少

　二次アウトカムの2項目を除き，大部分のアウトカムが治療により減少傾向にある．ただ統計学的有意差という点では，主要二次アウトカムのみに有意差がある．そういう結果である．結論の食い違いはおそらくここに起因する．原著論文では，全体的にはイベントは減少傾向にあり，総死亡，心筋梗塞，脳卒

中という最も重要なアウトカムを3つ合わせた主要二次アウトカムに有意な差が認められたので,「減少する」と結論した.それに対し,"ACPJC"の結論の方は,全体的にイベントの減少傾向があるものの,有意差があるのは1項目だけで,全体としては有意差なしと考え,「減少しなかった」とした.そういうことのようである.どちらにもそれなりの正当性があるように思われる.

ここで一度有意差検定を離れ,結果が食い違う2つの結果の相対危険の95％信頼区間を並べてみよう.一次アウトカムの結果では0.80〜1.02,主要二次アウトカムの結果では0.72〜0.98である.1をまたぐかまたがないか,という点では,前者はまたぎ,後者はまたがないと正反対の結果となるが,ただ単にその範囲を見てみれば,ほとんど重なっている.同じような結果にみえる.

ここまでの検討内容で,あなた自身は原著と"ACPJC"の結論のどちらを支持するか,またその理由について,考えてみよう.

4 一次アウトカムと二次アウトカムと統計学的検定

ここでは,アウトカムの優先順位と有意水準の適応範囲について,統計学の視点から検討してみたい.

まず結論から言おう.0.05という有意水準は一次アウトカムにしか適応できない.あるいは1つの検定にしか適応できないといったほうがいいかもしれない.1つの検定にしか適応できないので,その適応となるアウトカムを一次アウトカムとして明確にするのである.これが統計学の考え方である.例えば有意水準0.05での検定をAとBの2つの仮説について行うとどうなるか考えてみよう.ここで仮説AとBは互いに独立であるとする.それぞれ偶然の差が検出される確率が0.05であるから,偶然の差が検出されない確率は1−0.05＝0.95である.さらに,偶然の差がAとBのどちらにも検出されない確率は,$0.95^2 ≒ 0.90$ となる.したがって,少なくともどちらか一方で偶然に有意差が検出される確率は,その補集合で,1−0.90＝0.1となる.つまり,2つの独立した仮説をそれぞれ有意水準0.05で検定した場合,全体の有意水準は0.1に上昇して,0.05より大きくなっているのである.これが,「設定した有意水準は1回の検定にしか適応できない」ということの意味である.

このことを先の論文に適応すると,一次アウトカムにおいては有意水準0.05で統計学的有意差はない,というのが妥当な結論ということになる.しかし,

二次アウトカムでは同じ0.05という有意水準を適用することはできない．適用できない0.05という有意水準を適用して有意差あり，という部分をどう考えればいいのか，引き続き考えていこう．

5 ボンフェローニ補正

ここでは，まず複数の検定を行ったときの有意水準の考え方について解説する．具体的には主要二次アウトカムの有意差ありという結果を，有意水準0.05で有意といってよいかどうか，いえないなら有意水準をどう変更すればいいのか，ということである．

2つの検定により有意水準が約2倍の0.1になっていたように，検定の数が増えれば増えるほど，実質的な有意水準はゆるくなっていく．それを実際に計算してみると，**表4**に示すような結果になる．5つの検定をした場合，少なくとも1つ偶然有意に出てしまう確率は，$1-(0.95)^5 = 0.23$，10の検定をした場合には，$1-(0.95)^{10} = 0.40$となる．先の論文では，一次アウトカム，二次アウトカムを含めて9つのアウトカムを同時に検定しており，そのうちの1つが統計学的に有意である，という結果であったが，このときの実質的な有意水準は0.37である．

さらに，6つの一次アウトカムから3つを選ぶということを考えてみる．主要二次アウトカムとは6つの一次アウトカムの要素から3つを選んだものの1つだから，他の取り出し方も考慮してみようというわけだ．そうすると6つか

表4 同時に行う検定の数と実質的な有意水準とボンフェローニ補正
（それぞれの検定の有意水準は0.05に設定した場合）

検定する仮説の数（X）	有意水準（Y）	Y/X	補正後の有意水準
1	0.05	0.05	—
2	0.1	0.05	0.025
5	0.23	0.046	0.01
10	0.40	0.04	0.005

ボンフェローニ補正：有意水準を検定数で割ったものを新しい有意水準として採用

ら3つ選ぶのであるから，$_6C_3 = 20$である．この解析の影には，残り19通りの組み合わせで有意差がないという事実があるかもしれない．そうだとすれば横並びの検定数は，一次アウトカムと他の二次アウトカムを加えて28（一次アウトカムが1，二次アウトカムが7，二次アウトカム6つから3つを選ぶ方法が20）ということになる．この中で少なくとも1つが有意に出る確率となると，これはもう有意水準というレベルではないだろう．

ここで計算した実質的な有意水準を検定数で割ったものを，**表4**の一番右側の列に示す．その結果はどれも0.05に近くなることがわかる．つまり横並びの複数検定を行う場合には，有意水準を検定数で割って厳しくしてやれば，1つの仮説を有意水準0.05で検定するのと同等レベルに偶然の影響に補正できる．これがボンフェローニ補正である．つまり横並びで5つ検定した場合には有意水準0.05を5で割ってやり，0.01の有意水準で判定する．横並びで10の検定をした場合，0.05を10で割って，有意水準0.005で判定するのである．

このボンフェローニ補正を先の論文の主要二次アウトカムに適応しよう．9つの検定（一次アウトカム，一次アウトカムのそれぞれのコンポーネント6つ，心血管死，主要二次アウトカム）が横並びでされているので，$0.05 \div 9 = 0.0056$となる．この0.0056を有意水準とし，p値が0.0056未満の場合に統計学的に有意と判断するのである．実際のp値を見てみよう．唯一0.05未満であった主要二次アウトカムでさえ0.027と0.0056には遠く及ばない．さらに6つから3つを選ぶということを考慮して28の検定をしたという場合には，0.05を28で割って，有意水準は0.0017となる．つまり主要二次アウトカムに関しても，有意水準0.05レベルでの有意差はないと判断するのが妥当のようである．

有意水準の適応を統計学的に厳密に考えると，この論文では有意水準0.05のレベルで有意な差があるアウトカムは1つもない，というのが結論となる．もちろんこれは統計学的な判断であって，病態生理のバックグラウンドがあったり，他の似たような研究で同様の傾向の結果が出ていたり，ということがあれば，やはり本当は差がある，と判断したほうがいい場合があるかもしれない．いずれにせよ，どちらが正しい，という結論が導けるようなものではない．ただ，統計学的な考え方に慣れておくことは，病態生理や類似の研究結果と同様，論文結果の解釈に大きな助けになる．

また，こうした統計学の考え方自体にも問題はある．ボンフェローニ補正はそれぞれのアウトカム同士が独立という仮定のもとの計算であるが，実際は独

立ではない．心血管疾患が減少すれば当然死亡の減少に関係する．さらにこの論文のように大部分のアウトカムが減少方向にあるような場合，ボンフェローニ補正は厳しすぎるかもしれない．

さて，この時点で，あなたは先ほどの論文の結論の食い違いについてどう結論するだろうか．下記のスペースに書き込もう．

論文の結論の食い違いについて

最後に研修医に登場してもらい，ここまでのまとめをしておこう．

指導医「有意水準ということが少し理解できたかな」

研修医K「常に 0.05 で固定して考えているのではだめだということがよくわかりました．ただ論文の書き方自体も，一次アウトカムについては有意水準 0.05 で，二次アウトカムについては 5 つ設定したため 0.01 とした，などと記載すればいいのではないかと思います」

指導医「その通りだよね．そうすれば今回の論文の解釈だって，イベント減少傾向はあるが，一次，二次アウトカムとも統計学的な有意差はない，と一致した結論になるからね．そうするとこの論文は心血管疾患を減少させなかった，という ACPJC の結論のほうが妥当だったということだろうか」

研修医K「それもまた統計学にだまされているような気もするのですが」

指導医「二次アウトカムの中の有意差ありという結果に飛びつくのも，だまされるという感じだし，逆にボンフェローニ補正でどちらも有意差なしというのも，うそのような気がする，そういうことかな」

研修医K「そうです．かといって自分一人で結論を出せる問題でもないので，結局エビデンスは単なる参考にすぎないのかなと思いました」

指導医「わたしもそう思うよ．エビデンスは，数ある情報のうち，単なる参考情報のひとつにすぎない．そう思うことこそ EBM の実践にとって大事なんだ．エビデンス，エビデンスとあまりエビデンスを強調するのは，それ自

体が医療に対してバイアスになるかもしれない．EBMといっても，これまでのいろいろな情報，経験，さらには直感に，エビデンスを追加して考える，という姿勢が重要なんだよ．エビデンスは参考資料のひとつにすぎない．もちろん参考資料のひとつとして，考慮しないといけない重要な情報であることも確かなんだけど」

研修医K「統計学的に有意かどうかということも，多くの情報の一部でしかないエビデンスの，そのまた一側面でしかないんですよね．統計学的検定だけから，はっきりした結論を導くことなどできないということは，はっきりしました．でもひとつ疑問があるのは，どうして有意水準は0.05なんでしょう」

指導医「確かに．なぜ0.05なのか，ちょっと勉強してみたら」

それでは，なぜ0.05なのか，それについて触れておこう．

6 有意水準0.05で有意差ありとはどの程度の差か

ここでは，この有意水準0.05というものを，もう少し具体的に，直感的にとらえなおしてみたい．そこでまずは統計学的検定の説明からである．統計学検定とは，どちらも同じくらい強い，つまり両者に差はないと仮定（帰無仮説）して，その仮説の確からしさを検討し，確からしさが怪しければ，差がないという帰無仮説を捨てて，差があると判定するプロセスである．わかりにくいのでもう一度説明しよう．

両者に差はないと仮定
↓
差がない確率を計算（p値）
↓
差がない確率が小さい（有意水準0.05でp値＜0.05）
↓
差がないという仮説が間違っている（帰無仮説を棄却）
↓
差があると判定

上記のようなプロセスである．しかしこれでは何のことだかわからない．ましてや有意水準がなぜ0.05なのかという説明にはまったくなっていない．それでは中日と巨人のどちらが強いかを統計学的に考えることで，有意水準0.05と

いうものがどんなものなのか説明しよう．なぜ野球か，さらにはその中でなぜ中日と巨人かという質問があるかもしれないが，ひとつの例としてというだけで，特に他意はない．

ここでの帰無仮説は以下のようになる．

中日と巨人は同じくらい強い，つまりいずれのチームが勝つ確率も1/2である．

そこでどちらかがどちらかに連勝する場合の確率を考えよう．まずは巨人が連勝する場合である．

2連勝：$(1/2)^2 = 0.25$
3連勝：$(1/2)^3 = 0.125$
4連勝：$(1/2)^4 = 0.0625$
5連勝：$(1/2)^5 = 0.03125$　→　ここで0.05を下回る
6連勝：$(1/2)^6 = 0.015625$

どちらも同じ強さだと仮定した場合，巨人が5連勝する確率は0.03125しかない．0.05以下である．これほど小さいなら，最初の同じ強さだという仮説が間違っている．この仮説をすて，巨人の方が強いと判断する．巨人が5連勝すれば巨人が強いと判断する，これが有意水準0.05の感覚である．

これは巨人が強い場合の確率しか計算しておらず，これを片側検定という．しかしこれでは中日ファンの立つ瀬がない．実際どちらが強いかわからずに検討しているのだから，中日の方が強い確率も計算しなくてはならない．実際の臨床試験でもプラセボのほうが優れていたということはいくらでもある．臨床試験では実薬が連勝する確率も，対照薬が連勝する確率も両方考慮する必要がある．これが両側検定で，通常の臨床試験の検定と同様な基準となる．

当然中日が勝つ確率も1/2と仮定したのであるから，先ほどと結果は同じである．したがって巨人，中日のいずれかが連勝する確率は以下のようになる．

2連勝：$(1/2)^2 \times 2 = 0.5$
3連勝：$(1/2)^3 \times 2 = 0.25$
4連勝：$(1/2)^4 \times 2 = 0.125$
5連勝：$(1/2)^5 \times 2 = 0.0625$
6連勝：$(1/2)^6 \times 2 = 0.03125$　→　ここで0.05を下回る

すなわちどちらかが6連勝するまでどちらが強いか判断できない，という基準が両側検定における有意水準0.05ということである．もう少し計算を進めれ

■ 一次アウトカムと二次アウトカム

表5　連勝と有意水準の対応

2連勝：0.5
3連勝：0.25
4連勝：0.125
5連勝：0.0625
6連勝：0.03125 → ここで0.05を下回る
10連勝：0.001953125
11連勝：0.0009765625 → ここで0.001を下回る

ば，7連勝では有意水準0.015程度で有意差ありだし，8連勝では有意水準0.008程度で有意差ありとなる．表5に連勝と有意水準の対応を示す．

　プロ野球の日本シリーズは4戦先勝で決着する．これは統計学的にいうとどういうことか．有意水準0.05は満たしていないので，統計学的な強さの差が出る以前に戦いを止めてしまったということになる．それでは，統計学的に意味のある日本シリーズとはどういうものか．それはどちらかが6連勝した時点で決着するという日本シリーズである．是非一度このルールでやってほしいが，次のシーズンが始まっても決着がついていない可能性があり，なかなか実施に踏み切れないというのが現実だろう．

　この基準がきついかゆるいか，読者の皆さんはどのように考えるだろうか．6連勝というとかなり差があると考えるかもしれない．しかし，ここでは連勝ということだけ考えていて，一回一回の勝負がどれほどの差かというようなことは考慮していない．1-0の6連勝でも，10-0の6連勝でも同じことになってしまう．そこで考慮すべきが信頼区間である．先の論文結果をもう一度見直してみよう．信頼区間で効果の差を定量化し，p値を連勝に置き換えてみると，また結果が少し違って見えてくる．

- 一次アウトカム：相対危険0.90，95%信頼区間0.80～1.02，$p = 0.095$

　20%の差で勝ったり，2%の差で負けたりだが，時に4連勝程度する，という差である．

- 主要二次アウトカム：相対危険0.84，96%信頼区間0.72～0.98，$p = 0.027$

　これは有意水準を0.05のままで考えれば，30%近い差で勝ったり，2%の差でぎりぎり勝ったりの中で7連勝ということになる．ただボンフェローニ補正すれば，7連勝どころか，ほとんど勝ったり負けたりの繰り返しという状況で

ある.

　表3に示した一次アウトカム,二次アウトカムについての相対危険,信頼区間,p値を確認し,もう一度ピオグリタゾンの効果についてどう解釈すべきか考えてみよう.

　治療効果は表現の仕方に依存する.さらに,有意水準は常に0.05で考えればよいというものではない.多面的なものの見方が必要である.それは逆に言えば,明確な結論を出すことは困難だということでもある.しかし,そうは言っても最後に筆者としての意見を書いておこう.

　筆者自身は,ピオグリタゾンが心血管疾患を減少させるという有意水準0.05での明確なエビデンスはない,と統計学的な理解をまず優先したい.なぜなら,糖尿病に対しては,食事運動療法,インスリン,メトフォルミンなど他の選択肢があり,あえてピオグリタゾンを使う積極的な理由が見つからないし,ここでは取り上げなかったが,心不全の危険が8%から11%に増し,95%信頼区間は22〜60,少なく見積もっても20%心不全が増加する(**図1**)ことを考えると心不全を増すというエビデンスほど,心血管疾患を減らすというエビデンスは明確ではないからである.

7 一流雑誌でもこの有様

　ここで取り上げた抄録の結論と本文の一次アウトカムの結果の食い違いなど,よくあることなのであろうか.あるいは珍しいことなのだろうか.筆者自身も気になってちょっと調べてみたところ,またしてもとんでもない論文が見つかってしまった[4].最後に,その論文抄録の結論と本文の結論の不一致率を検討した論文結果を示す(**表6**).

　この論文は総合医学誌としては最も権威あると思われる雑誌(New England Journal of Medicine, Lancet, JAMA, BMJ, Annals of Internal Medicine, Canadian Medical Association Journal)を対象として,その抄録の結論と実際の結果の不一致率を検討している.どの雑誌がどの結果であったのかは伏せられているが,最も不一致率が高かった雑誌は,なんと68%が不一致だったというのである.最もよい雑誌でも18%に不一致が認められる.ということは,ここで取り上げたようなことは,雑誌1冊に載った論文のどこかでおきていることなのである.原著論文の抄録の結論を信じるな,である.

表6 抄録の結論の不一致率
(対象雑誌:NEJM, Lancet, JAMA, BMJ, AIM, CMAJ. A～Fがどの雑誌かは伏せられている.)

- A　　18%
- B　　43%
- C　　30%
- D　　45%
- E　　32%
- F　　68%

(JAMA. 1999;281(12):1110)

参考文献

1) Isley WL. Pioglitazone did not reduce a composite endpoint of macrovascular complications and increased risk for heart failure in type 2 diabetes with macrovascular disease. ACP J Club. 2006;144(2):34.
2) Dormandy JA, Charbonnel B, Eckland DJ, et al.; PROactive investigators. Secondary prevention of macrovascular events in patients with type 2 diabetes in the PROactive Study (PROspective pioglitAzone Clinical Trial In macroVascular Events): a randomised controlled trial. Lancet. 2005;366(9493):1279-89.
3) Charbonnel B, Dormandy J, Erdmann E, et al.; PROactive Study Group. The prospective pioglitazone clinical trial in macrovascular events (PROactive): can pioglitazone reduce cardiovascular events in diabetes ? Study design and baseline characteristics of 5238 patients. Diabetes Care. 2004;27(7):1647-53.
4) Pitkin RM, Branagan MA, Burmeister LF. Accuracy of data in abstracts of published research articles. JAMA. 1999;281(12):1110-1.

コラム：大規模試験はなぜ大規模か

　最初に質問である．臨床試験は大規模なものと小規模なもののどちらが好ましいか，まず考えてみてほしい．

　この質問に対し，多くの人は大規模なほうが好ましいと答えるだろう．もちろんそういう面はある．しかしそうとも言えないところもある．むしろ悪い面がある．どういうことか．

　臨床試験は人体実験である．このこと自体が受け入れられない人もいるかもしれないが，臨床試験は人体実験である，このことをしっかり認識するのが，臨床試験理解の第一歩である．臨床試験に関して，ここを理解していないということが，一番大きな問題かもしれない．この際，臨床試験は人体実験である，ときちんと認識しよう．臨床試験は人体実験であるから，できる限り小規模でやったほうがいい．無駄に大規模な臨床試験は倫理的に許されない．人体実験に参加する人は，少なければ少ないほど倫理的である．当然のことである．

　臨床試験が予定の期間を待たずに途中で終了することがしばしばあるが，これは治療薬に明らかな効果が統計学的に検出されるか，明らかな有害作用が認められるかした場合である．人体実験である以上，差が明らかになった時点で，できるだけ早期に試験を中止する必要がある．できる限り小規模ですますのが，臨床試験の掟である．

　それでは，なぜみんなそろいもそろって，大規模試験，大規模試験と言うのだろう．そんなことは簡単である．単にだまされているからである．ピロリ菌の除菌が十二指腸潰瘍の再発を劇的に減らすということを示した最初のRCTは，両群合わせて50例である．しかしそれで十分統計学的有意差が出るほど，治療効果が大きいのである．ひょっとしたら臨床試験が非倫理的であるくらいの大きな治療効果があったのかもしれない．それに比べて，高血圧の臨床試験などは，なぜ何千という規模なのか．人体実験であるにもかかわらず，なぜそれほどの多くの人を巻き込まなければならないのか．それは単に治療効果が小さいからである．3％の脳卒中を2％に減少させる，それを統計学的に有意というためには，最小限の規模で見積もっても何千という規模が必要になる．

　大規模試験が大規模なわけ，それは治療効果が小さいために，最小規模でやろうとしても，やむなく大規模になってしまっている，いわば必要悪なのである．

＊ Rauws EA, Tytgat GN. Cure of duodenal ulcer associated with eradication of *Helicobacter pylori*. Lancet. 1990；335 (8700)：1233-5.

■ 一次アウトカムと二次アウトカム

コラム：相対危険の解釈——スペシャル版

　相対危険を解釈する際に，多めに見積もってどれほど，少なめに見積もってどれほど，信頼区間が1を含むかどうかで統計学的有意差を判断する，という読み方を繰り返してきた．ここではその読み方を一歩進めて，治療群と対照群の点数化したスコアと何連勝かで表現する．

　それでは以下のような結果を例にスペシャル版の解釈をしてみよう．
　相対危険：0.68（0.44〜0.92），p＝0.02
　まず信頼区間から，検討治療と対照治療のスコアを点数化する．上記の例では検討治療が100対44から100対92の間で勝つ，と表現される．

　次に何連勝かの評価であるが，237ページの有意水準と連勝の関係を参照しよう．そうすると0.02という危険率は，以下に示すように6連勝と7連勝の間にあることがわかる．
　6連勝　$(1/2)^6 \times 2 = 0.03125$
　7連勝　$(1/2)^7 \times 2 = 0.015625$
　つまり上記の結果は以下のように表現できる．
　「検討治療が100対44から100対92の間で，6〜7連勝」
　もう1つ例を見ておこう．
　相対危険：0.90（0.78〜1.02），p＝0.052
　これは以下のようになる．
　「検討治療が100対78から100対102の間で勝ったり負けたり，4〜5連勝することもある」

昇段試験　3段

下記にある臨床試験の二次アウトカムの p 値を示す．有意水準をボンフェローニ補正し，有意差の有無を検討せよ

アウトカム	p値	補正 p値	有意差の有無
脳卒中	0.0003		
心血管事故	0.02		
死亡	0.06		
痴呆	0.20		
うつ	0.15		
副作用	0.63		
入院，入所	0.03		
転倒	0.08		
骨折	0.06		
QOL	0.01		

［⇒解答（例）は 368 ページ］

メタ分析のバイアス
〜4つのバイアスを理解する〜
(4段：メタ分析の4つのバイアス)

中級のメタ分析編に引き続き，本項ではメタ分析のバイアスをもう一歩踏み込んで検討してみる．治療についての「メタ分析の論文を歩きながら論文を読む法」では，PECOとランダム化比較試験のメタ分析かどうかをチェックするのみでよいと書いた．ここではそれを含め，メタ分析のバイアスを4つに整理して解説する．

1 メタ分析の4つのバイアス

メタ分析は最高レベルのエビデンスとして君臨すると思われがちであるが，実際のところその評価は微妙である（コラム参照，p.159）．よくデザインされたRCTに比べれば，メタ分析には圧倒的にバイアスが多いといっていい．結果が統合されると同時に，一つ一つの研究に潜むバイアスも統合されるために，バイアスを増幅してしまう．そう説明すると直感的にも納得しやすいだろう．

本項では，メタ分析のバイアスを直感的でなく，4つのバイアスに整理し，系統的に取り扱えるようになることを目的としている．4つのバイアスとは，表1に示す，出版バイアス，評価者バイアス，元論文バイアス，ごちゃ混ぜバイアスである．それでは，これらのバイアスを一つ一つみていこう．

例に使う論文[1]は以下である．全文を無料で手にすることはできないが，必要な部分はすべて引用して示すので，抄録まで手に入れて，この先を進めてい

表1 メタ分析の4つのバイアス

- 出版バイアス
- 評価者バイアス
- 元論文バイアス
- ごちゃ混ぜバイアス

ただければ幸いである．

- Use of calcium or calcium in combination with vitamin D supplementation to prevent fractures and bone loss in people aged 50 years and older：a meta-analysis. Lancet. 2007；370(9588)：657-66.

まずは「歩きながら論文を読む法：メタ分析編」を使って論文要約を作成すると以下のようになる．

P：50歳以上の成人（計29研究，63,897人）
E：カルシウム（200～1600 mg/日）・またはカルシウム＋ビタミンD（200～800 IU/日）摂取
C：プラセボ
O：骨粗鬆症に伴う骨折の予防

RCTのメタ分析
結果：すべての骨折（椎骨，手首，大腿骨頸部）
　相対危険　0.88　（0.83～0.95）　p＝0.0004
　100対83から100対95の間で12連勝

2 出版バイアス

最初は出版バイアスについて検討しよう．中級でも少し取り扱った話題である．いい結果が出た論文だけが発表されやすいため，治療効果を過大に見積もりやすいというバイアスである．

まずは出版バイアスの一般的なチェック方法としてどんなものがあるか，思いつくものをまず思い浮かべてみよう．

ちょうどメタ分析の論文を一緒に読んでほしいという研修医がいる．20～30分かけて一緒に読んでみよう．「二人ジャーナルクラブ」である．それでは研修医と議論しながらこの論文の出版バイアスについて検討しよう．

指導医「この論文の出版バイアスですが，どんなふうに考慮されているか，何かわかったことある？」
研修医J「検索方法のところに，言語を限定せず，未出版データも検索，とあるの

■ メタ分析のバイアス

We aimed to do a systemic review to quantitatively assess all the published randomised controlled trials that assessed the effect of calcium, or calcium in combination with vitamin D supplementation, on osteoporotic fractures and bone-mineral density, in adults aged 50 years and older.

Methods
Search strategy and selection criteria
The study was done with a prospectively developed protocol, which prespecified the research objective, search strategy, study eligibility criteria, and the methods of data extraction and statistical analysis. All subgroup variables were defined before analysis. The reporting of the study's findings was in accordance with the Quality of Reporting of Meta-analyses (QUOROM) conference statement.[14]

We searched, without language restrictions, for all publications on calcium and vitamin D between January, 1966, and January, 2007, using electronic databases, including Medline, Embase, Current Content, Cumulative Index to Nursing and Allied Health Literature (CINAHL), Database of Abstracts of Reviews of Effects (DARE), Cochrane Central Register of Controlled Trials (CENTRAL), and the Cochrane Database of Systematic Reviews. We also searched for unpublished trials and those in progress using clinical trials repositories, including that of the National Institute of Health, the National Research Register, Current Controlled Trials, and Trials Central. The search was supplemented by use of resource websites, including those of the International Osteoporosis Foundation, National Guideline Clearinghouse, American College of Physicians, and Computer Retrieval of Information on Scientific Projects.

The search strategy used the following MeSH search terms: (1) "osteoporosis"; (2) "bone density", "bone strength", or "bone loss""; (3) "fracture" or "bone fracture"; (4) "calcium carbonate", "calcium", or "dietary calcium"; (5) "vitamin D"; and (6) "cholecalciferol" or "colecalciferol".

言語を特定せず，未出版データも検索した，とある

図1　出版バイアスのコントロール：網羅的な情報検索
(Tang BM, et al. Lancet. 2007；370（9588）：657-66.[1])

　　　　　で（図1），かなりいいような気がします」
指導医「でも実際に漏れなく検索できているかどうか，確かめたほうがいいよね」
研修医J「funnel plotですか？」
指導医「それそれ」
研修医J「この論文に載っていますが（図2），見方が全然わかりません」
指導医「確かに．この図を眺めているだけでわかったらすごいよね．じゃあちょっと説明しよう．案外簡単だ．このグラフは，縦軸が標準誤差の逆数，もう少しわかりやすく言えば研究規模だ．研究規模が大きければその結果の信頼区間は狭い，標準誤差が小さいということになる．横軸は，治療効果の大きさを対数変換したものだ．相対危険で言えば，真ん中の0のところが1，マイナス方向が1以下，プラス方向が1以上に対応している．グラフ中に○で示されているのが，個々の論文結果だ．○の分布を見ると，多くの論文の結果は相対危険で1，グラフのメモリでは0より少しマイナス側に集中して研究がある．さらに小規模で，標準誤差の逆数が小さい，相対危険が小さく，より左下方に分布する研究がいくつかあるということがわかるよね．それに対して，小規模で相対危険が大きい，つまり右下方に分布する有害という研究はないこともわかるよね」
研修医J「おお！　今見えました」
指導医「何が？」

245

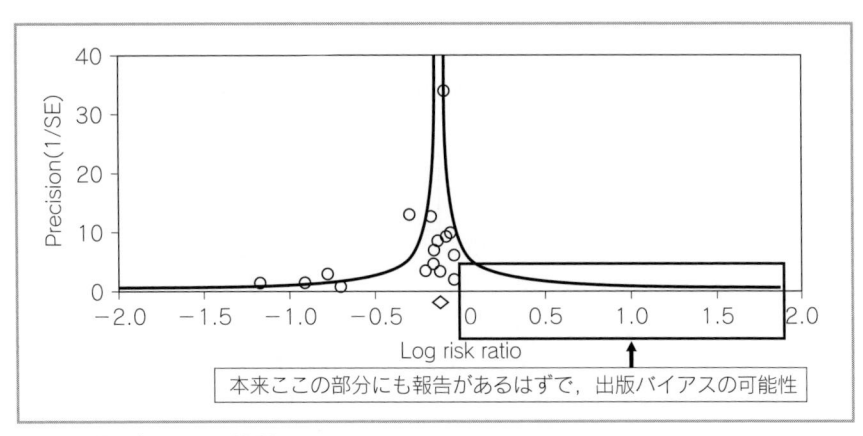

図2 出版バイアスの検討：funnel plot

(Tang BM, et al. Lancet. 2007;370 (9588):657-66.[1])

研修医J「出版バイアスが」
指導医「ということだ」
研修医J「ということはこの論文の結果は信じてはいけないということですか」
指導医「どう思う？」
研修医J「このグラフの曲線が，予想される論文の分布範囲を示していると思うのですが，一番とんがったところが推定される治療効果ということですよね．そうすると，小規模で有害という研究をプロットしたところで，あまり変わらない気がします」
指導医「そうだよね．分布を自分で眺めて考えることが重要だ．この論文にも，『出版バイアスはあるが，検索されていない論文の影響は小さく無視できる』と書いてある．この論文には決定的な出版バイアスはなさそうだ．ただ論文の計算値よりも，治療効果は多少小さいかもしれないと考えたほうがいいのだろうけど」
研修医J「先ほど読み込んだ相対危険0.88よりちょっと効果が小さめとすると，これまた微妙ですね」
指導医「とにかく微妙なんだ．だからメタ分析が必要になっている．1つのRCTで明確に治療効果が示されず，メタ分析が必要になるという状況は，そもそも治療効果が微妙だということなんだ」
研修医J「なるほど．メタ分析というものが少しわかってきました」
指導医「じゃあ，もう少しわかろう．次は論文の評価者によるバイアスだ」

■ メタ分析のバイアス

> **Data extraction**
> Data were extracted independently by two reviewers; disagreements were resolved by consensus. To quantify the level of agreement between reviewers, a κ statistic was calculated. The κ statistic is a chance-corrected proportional index, with values ranging from $+1$ (perfect agreement) to -1 (complete disagreement). Information extracted included year of publication, country of origin, clinical setting, trial duration, participant demographics, sample size, calcium and vitamin D doses, baseline calcium intake, serum 25-(OH)-vitamin D_3 concentration, and drug formulation. Authors were contacted if further study details were needed, discrepancies or inaccuracies were detected, or duplicate publication was suspected.
>
> 評価者バイアスを避けるためのマスキングが行われている

図3 評価者バイアスのコントロール
(Tang BM, et al. Lancet. 2007;370(9588):657-66.[1])

3 評価者バイアス

　評価者バイアスとは，論文を収集し，メタ分析の対象とする論文のデータを選び出し，批判的吟味する過程で，都合のよいもののみを選んでしまうというようなバイアスである．製薬メーカーに絡んだ人が評価者となり，メーカーに都合の悪い論文は，何か理由を付けて対象論文に採用しない，ということが起こりうる．そういう事態を避けようということである．ここでも研修医と議論してみよう．

指導医「論文を評価している人はどうだろう」
研修医J「データの抽出は，『二人のレビューアが独立して行った』（図3）とあります」
指導医「一人のレビューアが勝手なことをしないように，複数のレビューアがお互いの結果を知らずに，独立して評価したということだよね．一応評価者バイアスは考慮されているというわけだ．メタ分析の論文の，『複数のレ

ビューアが独立して評価した』というのはほとんど決まり文句だよね．このフレーズのないメタ分析は要注意というわけだ」

研修医J 「『独立して』というのは，お互いの作業をマスキングしてということですよね．そうするとこれは，二重盲検などと同じで，情報バイアスを避けているということと考えればいいのですか」

指導医 「そうそう．そこまでわかれば言うことない．それでは次の元論文バイアスにいこう」

4 元論文バイアス

　治療のメタ分析であれば，ランダム化比較試験のメタ分析かどうかというのが，元論文バイアスチェックのひとつである．当然その先には，ITT解析がどうか，マスキングはどうかと，細かくチェックしていくことができる．診断の論文や，観察研究の論文だとすれば，また別の評価の基準が必要になる．

指導医 「元論文バイアスについてはどう？」
研修医J 「論文の質の評価というところに『ランダム化の方法の報告，割付の隠蔽，アウトカム評価のマスキング，追跡の完遂性』の4つで評価したとあります（図4）」
指導医 「そうだな．そのあとに書いてある部分わかる？　『試験の質の治療効果に対する影響を評価するために，感度分析を施行した』とあるんだけど」

Quality assessment
We assessed the method of every study using a four-item checklist—namely, reporting of randomisation method, allocation concealment, blinding of outcome assessment, and completeness of follow-up. The criteria were drawn from the Cochrane Collaboration guidelines.[15] To assess the effect of trial quality of the effect size, sensitivity analysis was done by comparison of studies that fulfilled quality criteria with those that did not.

4つのポイントで元論文が評価されている

図4　元論文バイアスの評価

(Tang BM, et al. Lancet. 2007;370(9588):657-66.[1])

| 研修医J |「診断のときの感度とは全然違うということはわかります」
| 指導医 |「それだけわかればまずは OK だ．この感度分析は，次に検討するごちゃ混ぜバイアスに関係あるから，このままごちゃ混ぜバイアスについての検討に入っていこう」

5 ごちゃ混ぜバイアス

メタ分析に対する批判として，りんごとみかんを一緒にして何が出てくるのか，というようなものがある．もっともな批判である．ごちゃ混ぜバイアスとはそういうことである．異質なものを一緒にして，かえってわけがわからなくなる場合がある．

Aという対象では有効，Bという対象では有害，そういう治療があったとしよう．同じ治療をしているからといって，この2つを合わせると，有効でも有害でもない，ということになってしまうかもしれない．メタ分析には常にそうした危険がある．

● ブロボグラムによる評価

| 指導医 |「最後のバイアス，ごちゃ混ぜバイアスだ．ごちゃ混ぜバイアスについて何か読めたことある」
| 研修医J |「Table 1（図5）の年齢をみただけでも，平均52歳から85歳にまたがっていて，これはごちゃ混ぜだという気がします」
| 指導医 |「さすが自分で読みたいというだけある．ごちゃ混ぜバイアスは，まず個々の論文の患者背景を読むことが重要だ．このメタ分析では，年齢だけでなく，研究規模，治療レジュメ，研究デザインの質など，他の項目もかなりばらばらだということが Table 1 から読み取れる．それでどうする」
| 研修医J |「同じようなものだけで検討するとか」
| 指導医 |「それはいいアイデアだ．しかし，対象がばらばらでも結果がみな同じだとしたら？」
| 研修医J |「あまり問題ないでしょうか」
| 指導医 |「そうだとすると，まず結果を見てみようか」
| 研修医J |「ブロボグラムですね（図6）」
| 指導医 |「見てみてどう？」

	Year	Country	Total (n)	Mean age (years)*	Participants	Treatment	Dose (Ca/Vit D)	Outcomes	Trial quality†
Chapuy-1[5]	1992	France	2790	84(6)	Mobile elderly women in nursing homes	Ca+vit D	1200mg/800IU	Fracture & BMD	B,R
Reid-1[27]	1993	New Zealand	122	58(5)	Healthy, postmenopausal women	Ca	1000mg	Fracture & BMD	B,C
Chevalley[28]	1994	Switzerland	156	72(7)	Healthy, elderly men and women	Ca	800mg	Fracture & BMD	B,C
Recker[29]	1996	USA	197	74(7)	Independent postmenopausal women	Ca	1200mg	Fracture	B,C
Dawson-Hughes-1[6]	1997	USA	389	71	Healthy, ambulatory men and women	Ca+vit D	500mg/700IU	Fracture & BMD	B,C,R
Riggs[30]	1998	USA	236	66(3)	Healthy, postmenopausal women	Ca	1600mg	Fracture & BMD	B,C
Peacock[31]	2000	USA	261	75(8)	Independent, mobile elderly men and women	Ca	750mg	Fracture & BMD	R
Chapuy-2[25]	2002	USA	583	85	Ambulatory, institutionalised women	Ca+vit D	1200mg/800IU	Fracture & BMD	None reported
Larsen[24]	2004	Denmark	9605	74(66-103)	Elderly men and women	Ca+vit D	1000mg/400IU	Fracture	None reported
Harwood[32]	2004	U.K.	150	81(67-92)	Elderly women with previous fractures	Ca+vit D	1000mg/800IU	Fracture & BMD	R
Fujita[26]	2004	Japan	19	81	Elderly, institutionalised women	Ca	900mg	Fracture & BMD	None reported
RECORD-1[7]	2005	UK	2638	78(6)	Elderly men and women with previous fractures	Ca	1000mg	Fracture	B,C,R
RECORD-2[7]	2005	UK	2643	77(6)	Elderly men and women with previous fractures	Ca+vit D	1000mg/800IU	Fracture	B,C,R
Porthouse[33]	2005	UK	3314	77(5)	Women with risk factors for hip fracture	Ca+vit D	1000mg/800IU	Fracture	R
Jackson[8]	2006	USA	36282	62(7)	Healthy, postmenopausal women	Ca+vit D	1000mg/400IU	Fracture & BMD	B,R
Reid-2[34]	2006	New Zealand	1471	74(4)	Healthy, postmenopausal women	Ca	1000mg	Fracture & BMD	B,C,R
Prince-1[9]	2006	Australia	1460	75(3)	Healthy, elderly women	Ca	1200mg	Fracture & BMD	C,R
Prince-2[46]	1995	Australia	84	62(5)	Healthy, postmenopausal women	Ca	1000mg	BMD	None reported
Lamke[35]	1978	Sweden	40	60(3)	Elderly women with previous fractures	Ca	1000mg	BMD	None reported
Orwell[36]	1990	USA	77	58(12・5)	Healthy men	Ca+vit D	1000mg	BMD	None reported
Dawson-Hughes-2[37]	1990	USA	301	58(5)	Healthy, postmenopausal women	Ca	500mg	BMD	None reported
Elders[38]	1991	Netherlands	295	50(46-55)	Healthy, postmenopausal women	Ca	1500mg	BMD	None reported
Lau[39]	1992	Hong Kong	60	76	Elderly women from nursing home	Ca	800mg	BMD	R
Aloia[40]	1994	USA	118	52	Healthy, postmenopausal women	Ca+vit D	600mg/400IU	BMD	B,C,R
Strause[41]	1994	USA	59	66(7)	Healthy, postmenopausal women	Ca	1000mg	BMD	None reported
Storm[42]	1998	USA	60	72(6)	Healthy, postmenopausal women	Ca	1000mg	BMD	None reported
Baeksgaard[43]	1998	Denmark	240	62(6)	Healthy, postmenopausal women	Ca+vit D	1000mg/560IU	BMD	None reported
Grados[44]	2003	France	192	75(68-79)	Female outpatients	Ca+vit D	500mg/400IU	BMD	None reported
Meier[45]	2004	Germany	55	56(11)	Healthy men and women	Ca+vit D	200mg/200IU	BMD	None reported

R=randomisation. C=allocation concealment. B=blinding of outcome assessment. BMD=bone-mineral density. Ca=calcium.Vit=vitamin. *The SD or the range of the age is shown in parentheses for studies that have this information available. †Reported in the study or confirmed by the author.

Table 1: Study and participant summary characteristics

図5　ごちゃ混ぜバイアスの検討：各論文の患者背景

(Tang BM, et al. Lancet. 2007；370 (9588)：657-66.[1])

研修医J「どの研究も向かって左側の有効の方向にあり，ぱっと見た感じでは，異質な患者でも結果は同じようです」

指導医「私もそう思う．あと表の左下にある"Test of heterogeneity：p＝0.20"ってわかる？」

研修医J「ごちゃ混ぜバイアスを検定しているんですね」

指導医「異質性はない，というのが帰無仮説，だからp＝0.20とは，有意水準0.05で検定すると，異質性なしという仮説は捨てられず，異質性ありとはいえない，ということだよね．わかりやすく言い直してくれる？相対危険でやったときと同じだよ．まぐれで勝った可能性というやつだ」

研修医J「指導医が難しく説明して，研修医がわかりやすく言い直すんですか．なんか変だけどやってみます．まぐれで異質性ありという可能性がまだ20％あり，まぐれで異質性ありという説が捨てられず，異質性なしと判定，ですか？」

指導医「言うことなし．統合した個々の論文間に統計学的に有意な異質性はない，

■ メタ分析のバイアス

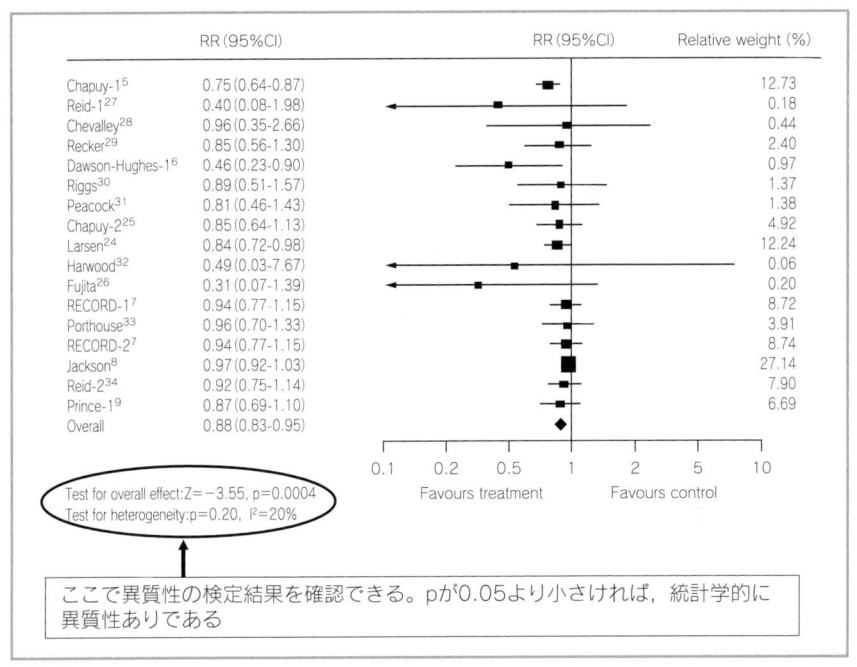

	RR (95%CI)		RR (95%CI)	Relative weight (%)
Chapuy-1[5]	0.75 (0.64-0.87)			12.73
Reid-1[27]	0.40 (0.08-1.98)			0.18
Chevalley[28]	0.96 (0.35-2.66)			0.44
Recker[29]	0.85 (0.56-1.30)			2.40
Dawson-Hughes-1[6]	0.46 (0.23-0.90)			0.97
Riggs[30]	0.89 (0.51-1.57)			1.37
Peacock[31]	0.81 (0.46-1.43)			1.38
Chapuy-2[25]	0.85 (0.64-1.13)			4.92
Larsen[24]	0.84 (0.72-0.98)			12.24
Harwood[32]	0.49 (0.03-7.67)			0.06
Fujita[26]	0.31 (0.07-1.39)			0.20
RECORD-1[7]	0.94 (0.77-1.15)			8.72
Porthouse[33]	0.96 (0.70-1.33)			3.91
RECORD-2[7]	0.94 (0.77-1.15)			8.74
Jackson[8]	0.97 (0.92-1.03)			27.14
Reid-2[34]	0.92 (0.75-1.14)			7.90
Prince-1[9]	0.87 (0.69-1.10)			6.69
Overall	0.88 (0.83-0.95)			

0.1　0.2　0.5　1　2　5　10
Favours treatment　　Favours control

Test for overall effect:Z=−3.55, p=0.0004
Test for heterogeneity:p=0.20, I²=20%

↑
ここで異質性の検定結果を確認できる。pが0.05より小さければ，統計学的に異質性ありである

図6　ごちゃ混ぜバイアスの検討：ブロボグラム（フォレストプロット）と異質性検定
（Tang BM, et al. Lancet. 2007; 370 (9588): 657-66.[1]）

というのがこの論文の結果だ．しかしちょっと付け加えておこう．統計学的に有意かどうかということは研究規模に依存する．ということはあまり大規模なメタ分析だと有意に出てしまうかもしれないし，小規模のメタ分析だと異質性があっても有意とならないかもしれない．だから検定結果だけに頼るのは危険だ．これも相対危険の評価のときと同じだな」

研修医J「かなりメタ分析がわかってきました」
指導医「かなりと思う，その心持ちが，落とし穴，字あまり，読み人知らずだ」

● サブグループ分析

　サブグループ分析は，メタ分析に限った解析ではない．観察研究であろうが，RCTであろうが行われる．ここで取り上げるものは，メタ分析に限らず，他の研究のサブグループ分析にも当てはまる．それでは引き続き研修医とのやり取りから．

指 導 医「それではサブグループ分析だ．異質なものの中で同質なものだけ取り出して検討してみれば，ごちゃ混ぜバイアスが除けるという考え方だな．これについてはどう？」
研 修 医 J「Table 2（図7）にサブグループ分析の結果があります」
指 導 医「読んでみて」
研 修 医 J「大体似たような結果で，グループによる差はないような気がします」
指 導 医「そうなの？　じゃあ一番右の列のp値は何？」
研 修 医 J「見ないようにしていました」
指 導 医「それが正解かもしれないな．これは交互作用（interaction）の有無の検定なんだ．サブグループ同士で治療効果に差があるとき，交互作用ありというんだ．例えば一番上のカルシウム単独とビタミンDの併用では，それぞれ，Ca単独群はぎりぎり1を含んで有意差なし，併用群では1を含まず，有意差あり．これはグループにより効果に差がある，つまり交互作用があるってことなのかどうか，ということなんだ．どう思う」
研 修 医 J「検定結果では，有意差あり，なしと正反対ですが，信頼区間を見るとほとんど重なっているので，交互作用はないと思います」
指 導 医「そうだよね．実際さっきの検定結果，p値をみると，0.63と0.05よりはるかに大きく，統計学的にも交互作用はないという結果だ．検定結果は逆だけど，信頼区間がほとんど重なっているからという読み方は，かなり統計学的な考えがしみこんできた感じだな．ただ信頼区間が重なっていることと交互作用の検定結果はまた別だけどね．サブグループ分析のそれぞれの検定結果は鵜呑みにしないほうがいいよね．カルシウム単独で有意差がないというのは，たぶん症例数の減少によるβエラーだよね」
研 修 医 J「そうすると，その下の臨床セッティングの違いや食事中のカルシウム摂取の有無では，統計学的に有意な交互作用がある，ということですか？」
指 導 医「統計学的にはそうだよね．でも実際のところどう思う？」
研 修 医 J「なんとなくですが，元気な人では効果が小さく，もともとカルシウムをたくさん摂っている人では効果が少ないというのは納得できます」
指 導 医「そういう考え方は重要だよね．検定結果はあくまで統計学的な判断なので，病態生理やその他の考え方で理屈がつくかどうかというのは，実際の判断にとても役立つ．わたしも今の考えと同じだ」
研 修 医 J「今までの疑問が解けて，メタ分析の論文が完璧に見えてきました」
指 導 医「完璧と，思うときこそ，そこどつぼ，再び読み人知らずだ」

	Subtotal(n)*	RR (95%CI)	p value
Supplementation			
Calcium	6517	0.90(0.80-1.00)	0.63
Calcium and vitamin D	46108	0.87(0.77-0.97)	
Previous fractures			
No	46919	0.86(0.78-0.95)	0.85
Yes	5706	0.93(0.82-1.06)	
Clinical setting			
Community	49233	0.94(0.90-0.99)	0.003
Institutionalised	3392	0.76(0.66-0.88)	
Serum 25(OH)vitamin D_3 concentration †			
Low	10144	0.86(0.78-0.93)	0.06
Normal	39167	0.94(0.90-0.99)	
Fracture sites			
Hip	51935	0.87(0.75-0.99)	0.72
Vertebral	45184	0.87(0.75-1.01)	
Dietary calcium intake ‡			
Low	7272	0.80(0.71-0.89)	0.008
Normal	45241	0.95(0.91-1.00)	
Calcium dose			
<1200mg	47359	0.94(0.89-0.99)	0.006
≥1200mg	5266	0.80(0.72-0.89)	
Vitamin D dose			
<800IU	36671	0.87(0.71-1.05)	0.03
≥800IU	9437	0.84(0.75-0.94)	
Sex			
Women-only studies	46586	0.88(0.80-0.97)	0.33
Men and women studies	6039	0.88(0.80-0.96)	
Percentage change in BMD			
<1%	38212	0.96(0.91-1.02)	0.007
≥1%	5621	0.80(0.70-0.91)	
Age(years)			
50−69	36640	0.97(0.92-1.02)	0.003
70−79	12481	0.89(0.82-0.96)	
≥80	3504	0.76(0.67-0.87)	
Compliance §			
≥80%	4508	0.76(0.67-0.86)	0.002
60−69%	3511	0.92(0.71-1.19)	
50−59%	44494	0.96(0.91-1.01)	

BMD=bone-mineral density. *Number may not add up to 100% of total because of missing data in some variables. † A serum 25(OH)vitamin D_3 concentration <25 nmol/L was regarded as below normal. Results were similar on higher cut-off points. ‡ Dietary intake was regarded as low if<700mg per day. Result was similar on higher cut-off point(1000−1200 mg/day). § Compliance means the use of 80% or more of the study drug. There was no study that had less than 50% compliance, and there was no study in the 70−80% subgroup.

Table 2: Subgroup analysis for fracture

統計学的に有意な交互作用あり

図7 ごちゃ混ぜバイアスの検討：サブグループ分析の1例

(Tang BM, et al. Lancet. 2007;370 (9588):657-66.[1])

● 感度分析

最後に前項で触れた感度分析について議論して終わりにしよう．もう少しである．

指導医「完璧に見えてきたということなので，感度分析についてはどう？」

研修医J「Table 4（図8）に感度分析とありますが，単なるサブグループ分析との違いがわかりません」

指導医「確かにそうだ．ただグループ分けが患者背景ではないよね．感度分析というのは，患者背景に限らず，治療効果に影響すると仮定される因子を変化させてみて，治療効果が変化するかどうか見る分析方法なんだ．だから患者背景の因子による感度分析は，サブグループ分析でもあるよね」

研修医J「そうすると，この表の結果は，研究の質と結果には関係がないということですよね．ランダム化の有無で結果が変わらないという結果ですけど，ごちゃ混ぜバイアスも，それほど気にしないでいいということなんでしょうか」

指導医「そうそう．半分合ってる．でもちょっと違うんだな．これは，ランダム化が行われていたかどうかではなくて，ランダム化の方法について十分な記載があったかどうかという評価だ．そもそもこのメタ分析はRCTに限ったメタ分析なんだから，これがランダム化をしているかどうかということではおかしいよね．ここでいう試験の質というのは，もう少し正確に言うと論文記載の質ということなんだ．でもごちゃ混ぜバイアスが大したことないらしいというのは，確かにそうだよね」

	Studies reported criteria RR (95%CI)	Studies not reported criteria RR (95%CI)	p value
Randomisation	0.89 (0.82−0.98)	0.84 (0.74−0.95)	0.12
Allocation concealment	0.91 (0.82−1.01)	0.87 (0.78−0.96)	0.79
Blind assessment of outcome	0.89 (0.80−0.98)	0.86 (0.77−0.95)	0.15
Loss to follow-up*	0.88 (0.81−0.95)	0.89 (0.73−1.08)	0.69

*Loss to follow-up was regarded as significant if 30% or more.

Table 4: Sensitivity analysis by methodological criteria

図8　ごちゃ混ぜバイアスの検討：試験の質による感度分析

(Tang BM, et al. Lancet. 2007;370(9588):657-66.[1])

■ メタ分析のバイアス

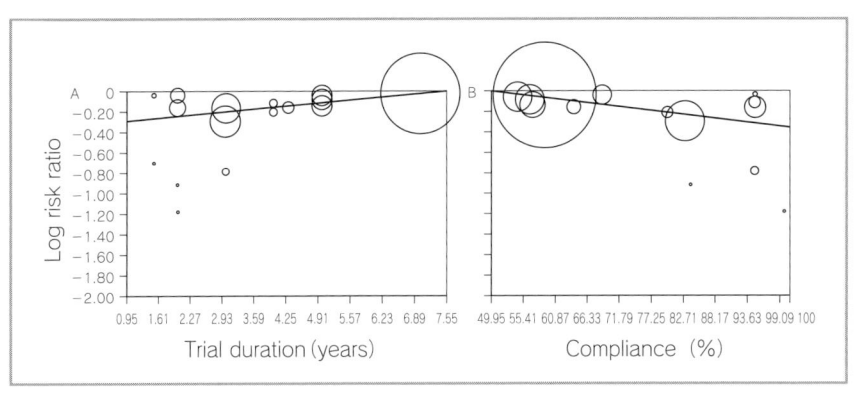

図9-1 ごちゃ混ぜバイアスの検討：追跡期間とコンプライアンスによる感度分析
（Tang BM, et al. Lancet. 2007 ; 370（9588）: 657-66.[1]）

研修医「複雑ですね」

指導医「複雑なところがかなりわかったんじゃないかな．それでは最後にもう1つ感度分析を見ておこう．図9-1だ．縦軸が治療効果の大きさ，横軸が1つは追跡期間，もう1つが服薬コンプライアンス．追跡期間が長い報告ほど治療効果が小さくなる，コンプライアンスが悪いほど治療効果が小さくなる，という結果だ」

研修医J「追跡期間，服薬コンプライアンスという因子を変化させてみて，治療効果が変わるかどうかという感度分析ですね．こっちのほうがサブグループ分析との違いがわかりやすいですね．でも追跡期間が長いと治療効果が小さいというのはどういうことですか」

指導医「これはなかなか難題だな．図9-2に追跡期間とコンプライアンスの関係が示してあるよね．これは先ほどの治療効果に対する追跡期間による治療効果の違いは，コンプライアンスの交絡による見せ掛けの関係だったということらしい．まあここまで読み込めなくても，メタ分析の読みはかなりいけてるよ．次回のメタ分析の抄読会では，進行とコメントよろしくね」

研修医J「自分でも次のメタ分析の論文を使った抄読会が楽しみになりました」

指導医「ところで骨粗鬆症に対する治療をどうする？」

研修医J「ビタミンDなんかいらないんじゃないかと思っていましたが，ベースラインのカルシウム摂取が低い日本では，カルシウム併用で用いる意味は十分あると思いました．少なくとも今飲んでいる人は，続けて処方しようと思います」

指導医「新規の患者は？」

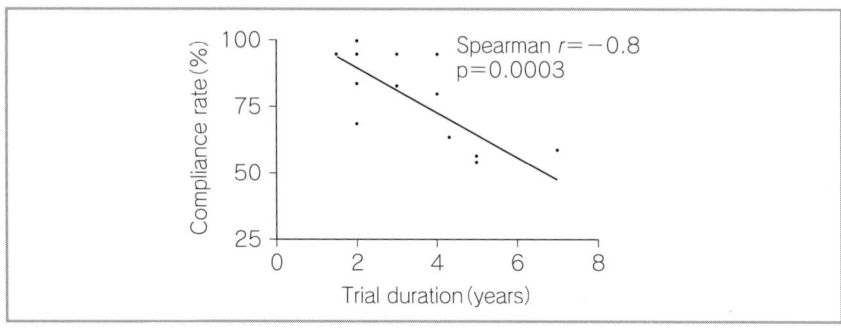

図9-2 感度分析：追跡期間が長いとコンプライアンスが悪い
(Tang BM, et al. Lancet. 2007；370（9588）：657-66.[1])

表2　実際の論文における4つのバイアスと対処法

出版バイアス	言語を限定しない検索 未出版データの検索 Funnel Plotによる検討
評価者バイアス	二人のレビューアによる独立した評価
元論文バイアス	ランダム化の方法，隠蔽，アウトカムのマスキング，追跡 以上4つの記載の評価による感度分析
ごちゃ混ぜバイアス	患者背景の多様性 結果の異質性検定 サブグループ分析 追跡期間，コンプライアンスによる感度分析

研修医J「まずはビスホスホネートでしょうか」
指導医「こうしよう，思ったときこそ，疑って．またまた読み人知らず．勉強してみて．ビスホスホネートもメタ分析があると思うよ．」

　最後に，この論文の4つのバイアスに対する対処方法をまとめておく（**表2**）．もう一度確認しておこう．ここまで吟味できると，問題の多いメタ分析がたくさん見つかってくる．これを機会に，多くのメタ分析論文に当たってみよう．
　勉強は，いつまでたっても，終わらない．最後にまた，読み人知らず．

コラム：サブグループ分析の問題点1：あわてんぼうのアルファエラー

　論文の結果は，研究に参加した平均的な患者群についての平均的な結果である．ということは，平均的でない患者ではいろいろ異なる点があり，エビデンスを患者に適用する際に，そのまま適用するのは難しい場合が多い．そんなときの対応法のひとつが，サブグループ分析である．

　論文の平均的な患者が，60歳で，肥満傾向があり，喫煙をする人が多く，心疾患の既往がある人が大部分，というようなときに，目の前の患者が，50歳で，肥満がなく，タバコも吸わず，心疾患の既往もないという場合，研究の参加者のうち，目の前の患者に近い患者を取り出し，50歳代，非喫煙者，心疾患の既往のない人に限って解析してみる．これがサブグループ分析である．

　サブグループ分析の結果を見る際にまずチェックすべきことは，あらかじめ計画されたサブグループ分析であるかどうかである．サブグループ分析というだけで偶然の影響が大きくなる．その上研究開始以後に後付けでなされた分析であれば，さらに偶然の影響は大きい．さらに，その場当たり的なサブグループ分析のうち，有意差のあったものだけを報告するということにでもなれば，ほとんど意味をなさない解析となる．こうした問題については，一次アウトカム，二次アウトカムの項で詳述した．サブグループ分析には，二次アウトカムや前もって計画されていないアウトカムについての解析同様，偶然の影響が大きい．これがまず第一の問題点である．多数のサブグループ分析を行えば，どこかで偶然有意差が出てもおかしくない．この偶然の影響が大きくなり，偶然の差を本来の差と間違えて有意差ありとしてしまうエラーを，αエラーと呼ぶ．あわてて，ないはずの差をあるとしてしまうエラーである．あわてんぼうのアルファと覚えるとよい．

参考文献

1) Tang BM, Eslick GD, Nowson C, et al. Use of calcium or calcium in combination with vitamin D supplementation to prevent fractures and bone loss in people aged 50 years and older：a meta-analysis. Lancet. 2007；370（9588）：657-66.

コラム：サブグループ分析の問題点 2：ぼんやりベータエラー

　前ページのコラムで，サブグループ分析は，偶然の差を本来の差と間違えるαエラーの危険が増大すると述べた．サブグループ分析は有意差が出やすいのである．しかし，差が出やすい反面，検討対象が少数になるため，逆に差が出にくいという面もある．サブグループ分析は，有意差が出やすいと同時に，出にくい，という両面を持つ，問題の多い解析である．

　1つ例を出そう．PROBE 法のところで紹介した MEGA Study のサブグループ検索の結果である（**表**）．冠動脈疾患と脳血管疾患を合わせたアウトカムで，男性は有意に減少するが，女性では有意な減少は認められないという結果である．この結果をどう考えるか．有意差検定どおり，男性では有効だが，女性では無効な治療と判断していいものかどうか．

　この表の右端の列を見ると，"Heterogeneity P value" とある．これは男性と女性で効果に差があるかどうかの検定である（p.252 のメタ分析の項でも取り扱った）．p 値は 0.42 と有意差なしとの判定である．つまり性別によって治療効果に差があるとはいえない，という結果である．この検定結果も参考にし，結果を解釈するとどうなるか．冒頭に書いたように，サブグループ分析では，分析対象が減少するため，有意差が出にくくなる面がある．さらに，女性では疾患の頻度が男性より低いため，さらに有意差を検出しにくい．そうすると，この結果は，男女それぞれの検定結果では有意差あり，なしと正反対の結果になっているが，女性の有意差なしという結果については，対象数，イベント数減少による見せ掛けの有意差消失で，男性と同様に効果があるとみるのが妥当な見方かもしれない．この差があるにもかかわらずないとしてしまうエラーをβエラーという．あわてんぼうのアルファーに対して，ぼんやりベータと覚える．

　サブグループ分析は有意差が出やすくて，出にくい．肝に銘じておこう．

表　MEGA Study の性別によるサブグループ分析

冠動脈疾患＋脳血管疾患	相対危険 （95％信頼区間）	Heterogeneity P value
男	0.59　（0.40〜0.87）	0.42
女	0.74　（0.50〜1.12）	

■ メタ分析のバイアス

コラム：論文から計算されるNNTと目の前の患者でのNNT

以下のような2つの研究があったとしよう．
1. 10％の心筋梗塞が治療により5％に減少
2. 50％の心筋梗塞が治療により25％に減少

相対危険を計算すると，1が0.05/0.10＝0.5，2が0.25/0.50＝0.5と，どちらも0.5と計算される．それに対して，治療必要数（NNT：number needed to treat）は，何人治療すると治療のおかげでイベントを1人減らせるかという指標である．1の場合，100人治療したときに引き算で5人の心筋梗塞が減少する．5人の心筋梗塞を減らすためには100人治療する必要がある．つまり1人の心筋梗塞を減少させるためには，20人治療する必要がある．計算式では，両群のイベント率の引き算の逆数である．1の場合は，1/(0.10－0.05)＝20，同様に2の場合，1/(0.5－0.25)＝4と計算される．とりあえずNNTの計算法は『引き算の逆数』と覚えておこう．

しかし，今計算したのは論文の平均的な患者でのNNTである．論文の平均的な患者が，40％高血圧，20％糖尿病，15％喫煙者で，5％の心筋梗塞を3％に減少させたというような場合，NNTは，1/(0.05－0.03)＝50と計算される．しかし目の前の患者では，高血圧も糖尿病もなく，喫煙歴もない場合，RRは罹患率によらず一定と考えて差し支えない場合が多いが，罹患率に左右されるNNTは，論文からの計算結果では治療効果を過大評価してしまう．

このとき論文の患者と目の前の患者のギャップを埋める手段が"F"である．"F"は目の前の患者の論文の平均的な患者に対するイベントリスクである．つまり，目の前の患者の心筋梗塞のリスクが論文の平均的な患者と異なるとき，この"F"を使えば，目の前の患者でのNNTは，NNT（目の前の患者）＝NNT（論文の患者）/Fで求められる．先ほどの例で，F＝1/3とすれば，論文で計算されたNNT＝50に対し，50/(1/3)＝150と目の前の患者でのNNTが計算される．

NNTは目の前の患者でのイベントリスクを考慮して計算しなおすことで，より目の前の患者に有用なデータにすることができる．みなさん，もっと"F"を使おう．

昇段試験　4段

次の論文を読み，メタ分析の4つのバイアスがどのように対処されているか読み込みなさい．

- Singh A, Alter HJ, Littlepage A. A systematic review of medical therapy to facilitate passage of ureteral calculi. Ann Emerg Med. 2007；50（5）：552-63.

[⇒解答（例）は368ページ]

ガイドラインの使い方
～脳卒中の血栓溶解療法のグレードはAでよいか～
（5段：ガイドラインのエビデンスレベルとグレードのギャップ）

1 ガイドラインは一情報源にすぎない

　ガイドラインはEBM実践のための強力なツールのひとつである．ただ数ある情報源のひとつに過ぎない．ガイドラインというと，遵守しなければならないもの，医師の裁量権を制限するもの，という反応があるが，そんなことがあるわけはない．ガイドラインにもバイアスはつきものである．メーカーが絡めば，メーカーに都合のいいものになりやすいし，国がかかわれば医療費削減を重視するものになりやすいかもしれない．ガイドラインに潜むバイアスを，臨床医がだまされないようにいかに読み解くか，ガイドラインに使われることなく，ガイドラインを使うにはどうしたらいいのか，そこが問題である．ガイドラインといえども，EBMのステップ3と4を通して使用される．内容の吟味と使い方の吟味は，他の情報源と変わることはない．原著論文やメタ分析の結果を鵜呑みにしてはいけないように，ガイドラインを信じ込んでもいけないのである．

　ガイドラインは，臨床医が適正に使用するものであって，書いてある通り適応すればいいようなものではないし，ましてや臨床医の裁量権を広げることはあっても，狭めるようなものではない．選択の幅は，ガイドラインを使える分，広がるのである．もちろん，それはガイドラインをうまく使いこなせるという能力があってのことだ．ガイドラインがうまく使いこなせるよう，ここでも研修医とともに学んでいこう．

2 ガイドラインを探す

　ガイドラインを探すのは比較的簡単である．近年日本語のガイドラインも多数作成されているが，そのほとんどは東邦大学医学メディアセンターのホームページで検索できる．医学情報サービス（Minds：Medical Information Network Distribution Service）にも集積されているが，前者からリンクで飛べ

るので，まず前者で検索するとよい．英語のページでは，NGC (National Guideline Clearinghouse) が便利である（**表1**）．ただし全世界のガイドラインが集積されており，多くのガイドラインが検索され，絞り込むのが大変な場合が多い．

3 脳梗塞に対する経静脈的血栓溶解療法

●ガイドラインの記述

　脳梗塞に対する経静脈的血栓溶解療法を例に，ガイドラインを使ったEBMの実践例を提示しよう．まずは日本の脳卒中ガイドラインを検索し，該当部分を手に入れ，記述を確認しよう．

　東邦大学医学メディアセンターで「脳卒中治療ガイドライン」を検索すると，Web上で全文が手に入る[1]．脳梗塞に対する経静脈的血栓溶解療法は，脳梗塞発症3時間以内，CTで早期虚血所見がないかまたは軽微など，適応基準を満たせば有効で，「グレードA」という記述である（**表2**）．「グレードA」とはどういう意味か，まずそこから始めよう．

指導医「グレードAってどういう意味？」
研修医K「明確なエビデンスがあり，お勧めの治療だということだと思います」
指導医「明確なエビデンスがあるということ？」
研修医K「そうだと思います」
指導医「じゃあエビデンスレベルということと，グレードというのは同じと考えていいのかな」
研修医K「たぶん」
指導医「同じなら，エビデンスレベルAと書けばいいような気がするんだけど」
研修医K「そうですね」
指導医「実はエビデンスレベルとグレードというのは別のことなんだ．まずそこを勉強しよう」

●ガイドラインの2つのコンポーネント：エビデンスと推奨度（グレード）

　ガイドラインには，エビデンスレベルと推奨度（グレード）の2つが示されている．この2つの違いを明確にすることは，ガイドラインの利用のために不

表1	ガイドラインの検索に有用な情報源

日本のガイドライン
- 東邦大学医学メディアセンター
    http://www.mnc.toho-u.ac.jp/mmc/guideline/
- Minds（医療情報サービス）
    http://minds.jcqhc.or.jp/index.aspx

海外のガイドライン
- NGC：National Guideline Clearinghouse
    http://www.guideline.gov/

可欠である．

どのように違うのか，今の時点でのあなた自身の答えを，下記に書き留めておこう．

エビデンスレベルと推奨度（グレード）

それでは引き続き研修医との議論の中で確認しよう．

指導医「エビデンスレベルというのは，メタ分析とか，RCTとか，コホート研究とかいうやつだな（表3）．なら，グレードって？」

研修医K「勧められるとか，勧められないとか，ですか？ でもそれってエビデンスレベルによって決まるんですよね？」

指導医「勧められるとか勧められない（表4）とかいうのは，エビデンスレベルだけで決まるんだろうか．EBMの5つのステップで言うと，エビデンスレベルはステップ3，グレードはステップ4という感じなんだけど．ステップ4はエビデンスだけで決めてはいけない，ということが重要だったよね．EBMステップ4の公式を思い出せるかな」

表2 『脳卒中治療ガイドライン2004』の記述

推　奨

1. 組織プラスミノーゲンアクチベーター（t-PA，保険適応外）（註1）の静脈内投与は，経験を積んだ専門医師が適切な設備を有する施設で，適応基準（脳梗塞発症3時間以内，CTで早期虚血所見かないかまたは軽微，など）を十分に満たす場合については，脳梗塞急性期の治療法として有効性が期待される（グレードA）．ただし，上記の条件を満たさない場合，予後を悪化させる可能性があるため，その使用は専門的施設で行われるべきである（註2）．

（日本脳卒中学会：http://www.jsts.gr.jp/jss08.html）

研修医K「グレードとはステップ4なんですね．ぴんときました．対象としている平均的な患者と目の前の患者の違いとか，脳卒中の予後以外のアウトカム，副作用とか，コストのこととか，それらを考慮してガイドラインのグレードが決まっているんだ」

指導医「ばっちりじゃない．その通り．今言ったようなことを考慮して，エビデンスレベルも加え，現実にどうするかというのがグレードなんだ．グレードを決めるものとして，コストや害，臨床医の経験の度合い，地域性，医療設備の整備の進行具合，保険適用の有無，患者の好みなど多くのことを考慮する必要がある（表5）．つまりガイドラインにそうした要素も記述されていると，臨床で使いやすいガイドラインになるよね．このガイドラインはどう？」

研修医K「『その一方，血栓溶解療法は，重篤な頭蓋内出血の頻度をも増加させた』という記述もあります」

指導医「t-PAは高価な薬だし，重篤な副作用の危険もある．この治療をするには認定が必要で，どこの施設でもできる治療ではない．それでもグレードAというのは，治療効果がよほど大きいということなのだろうか」

研修医K「元論文を見てみたいと思います．ガイドラインの参考文献の孫引きで簡単に手に入ると思います」

指導医「じゃあ今すぐ読んでみよう」

● 元論文を確認する

元論文は以下の原著論文1つである[2]．この論文は全文が無料で手に入る．

表3 エビデンスレベルの1例

Ia ：ランダム化比較試験のメタ分析による
Ib ：少なくとも1つのランダム化比較試験による
IIa ：少なくとも1つの非ランダム化比較試験による
IIb ：少なくとも1つの準実験研究による
III ：非実験研究（観察研究）による
IV ：専門家による報告や意見，権威者の経験による

表4 推奨度の1例

A：行うよう強く勧められる
B：行うよう勧められる
C：行うよう勧めるだけの根拠が明確でない
D：行わないよう勧められる
E：行うべきではない

全文を入手して，この先に進んでいこう．

- Tissue plasminogen activator for acute ischemic stroke. The National Institute of Neurological Disorders and Stroke rt-PA Stroke Study Group. N Engl J Med. 1995;333(24):1581-7.

早速，「歩きながら論文を読む法」で読んでみよう．抄録だけからでも，公式に沿った部分はほとんど読み込むことができる．

P：発症3時間以内の脳梗塞患者で
E：経静脈的にt-PAを投与して
C：プラセボと比べて
O：24時間後の神経症状（NIHSS 4点以上改善）
　3ヵ月後の global statistic（症状，ADLの総合的評価）

ランダム化，ITT解析
一次アウトカムの結果（図1）
1. 24時間後の改善ありの割合
   相対利益　1.2　（0.9〜1.6）　p = 0.21
2. 3ヵ月後に障害を残してないもの

相対利益　1.7　（1.2〜2.6）　p = 0.008

　指標が相対危険でなく，相対利益になっているので少し説明が必要だ．相対危険はイベントを起こしたものの比なので，1より小さいほど有効という指標であるが，相対利益は改善したとか，イベントを起こしていない人の比なので，1より大きいほど有効という指標である（**表6**）．2つの一次アウトカムは，いずれも改善傾向にあるが，短期では統計学的有意差はない．しかし最大1.6倍改善を増やすかもしれない．9対10から16対10の間で勝ったり負けたり，時に2連勝，という結果である．長期では統計学的にも有意な改善で，少なく見積もっても1.2倍障害を残さないものが増加するという結果である．12対10から26対10の間で8連勝，と表現できる．

　この治療効果を見て，読者の皆さんは脳卒中ガイドラインのt-PA治療のグレードAというグレードについてどう考えるのか，自分自身の考えをまとめておこう．

---

t-PA治療のグレードAについての考え

指導医「コストや副作用，医療施設の対応状況などを考えても，なお強く勧められるというほどの治療効果だろうか」

研修医K「そうでもないような気がします．副作用についてみてみると，36時間以内の症状のある脳出血が0.6％から6.4％と10倍近く増加しており，統計学的にも有意です．脳出血が多い日本ではもっと多いかもしれません．コストも600万単位で66,829円と高価です．このガイドラインはグレードを治療効果のエビデンスレベルのみで決めているような気がします」

指導医「わたしも同感だ．これはどう考えてもグレードBか，下手をすると効果と害の相反ということでCでもいいかもしれない．副作用とコストのことにあまりに寛容だし，どこの施設でもできるという治療ではないこと

Time to Treatment after Stroke Onset	t-PA		Placebo		Relative Risk (95% CI) †	P Value ‡	NIHSS Score	
	NO. OF PATIENTS	NO. WITH IMPROVEMENT (%)*	NO. OF PATIENTS	NO. WITH IMPROVEMENT (%)*			t-PA	Placebo
min							median (range) §	
Part 1								
0–90	71	36(51)	68	31(46)	1.1(0.8–1.6)	0.56	9(3–17)	11(5–17)
91–180	73	31(42)	79	26(33)	1.3(0.9–1.9)	0.23	8(3–17)	12(8–20)
0–180	144	67(47)	147	57(39)	1.2(0.9–1.6)	0.21	8(3–17)	12(6–19)
Part 2								
0–90	86	51(59)	77	30(39)	1.5(1.1–2.1)	0.02	9(2–18)	12(8–20)
91–180	82	29(35)	88	35(40)	0.9(0.6–1.3)	0.52	9(3–20)	14(6–19)
0–180	168	80(48)	165	65(39)	1.2(0.9–1.5)	0.19	9(3–20)	14(7–19)
Combined results								
0–90	157	87(55)	145	61(42)	1.3(1.0–1.7)	0.02	9(2–17)	12(6–18)
91–180	155	60(39)	167	61(37)	1.1(0.8–1.4)	0.73	8(3–19)	13(7–19)
0–180	312	147(47)	312	122(39)	1.2(1.0–1.4)	0.06	8(3–18)	12(6–19)

Table 4. Outcomes at Three Months According to the Time to Treatment after the Onset of Stroke.

Assessment Instrument	Percentage with Favorable Outcome*		Odds Ratio (95% CI) †	Relative Risk (95% CI) †	P Value
	t-PA	Placebo			
Part 2, 0–180 min ‡					
No. of patients	168	165			
Global test	—	—	1.7(1.2–2.6)	—	0.008
Barthel index	50	38	1.6(1.1–2.5)	1.3(1.0–1.7)	0.026
Modified Rankin scale	39	26	1.7(1.1–2.6)	1.5(1.1–2.0)	0.019
Glasgow outcome scale	44	32	1.6(1.1–2.5)	1.4(1.0–1.8)	0.025
NIHSS	31	20	1.7(1.0–2.8)	1.5(1.0–2.2)	0.033
Part 1, 0–180 min ‡§					
No. of patients	144	147			
Global test	—	—	2.1(1.3–3.2)	—	0.001
Barthel index	54	39	1.8(1.1–2.8)	1.4(1.1–1.8)	0.012
Modified Rankin scale	47	27	2.3(1.4–3.6)	1.7(1.3–2.3)	<0.001
Glasgow outcome scale	47	31	2.0(1.2–3.1)	1.5(1.1–2.0)	0.005
NIHSS	38	21	2.2(1.3–3.7)	1.8(1.2–2.6)	0.002
Combined results §					
0–90 min ‡					
No. of patients	157	145			
Global test	—	—	1.9(1.2–2.9)	—	0.005
Barthel index	53	38	1.8(1.2–2.9)	1.4(1.1–1.8)	0.010
Modified Rankin scale	40	28	1.7(1.0–2.6)	1.4(1.0–1.9)	0.035
Glasgow outcome scale	43	32	1.6(1.0–2.5)	1.3(1.0–1.8)	0.057
NIHSS	34	20	2.0(1.2–3.4)	1.7(1.1–2.5)	0.008
91–180 min ‡					
No. of patients	155	167			
Global test	—	—	1.9(1.3–2.9)	—	0.002
Barthel index	51	38	1.6(1.1–2.5)	1.3(1.0–1.7)	0.026
Modified Rankin scale	45	25	2.4(1.5–3.7)	1.8(1.3–2.4)	<0.001
Glasgow outcome scale	47	30	2.0(1.3–3.2)	1.6(1.2–2.1)	0.002
NIHSS	34	21	2.0(1.2–3.2)	1.6(1.1–2.3)	0.008

図1　一次アウトカムの結果（四角で囲った部分）

(N Engl J Med. 1995;333(24):1581-7.[2])

表5　グレードを決めるもの

- エビデンスレベル
- コストや害
- 臨床医の経験の度合い
- 地域性
- 医療設備の整備の進行具合
- 保険適用の有無
- 患者の好み

表6　相対利益（relative benefit：RB）の計算例

- よくなった人の比：1より大きいほど有効，小さいほど有害
  治療群の改善率50％，対照群の改善率30％
  相対利益　0.50／0.30≒1.7

を，まったく考慮していないように思えるよね」

研修医K「グレードを鵜呑みにするのは論文を鵜呑みにするのと同じで，ずいぶん怖いことだとわかりました」

指導医「エビデンスに基づくということが強調されるあまり，グレードがほとんどエビデンスレベルで決められるというような風潮を生んでしまったのかもしれない．ガイドラインをうまく使うためには，日々のEBMの実践，特にステップ4を意識することが不可欠だ」

ガイドラインは金科玉条ではない．むしろ，EBMの5つのステップで利用する一情報にすぎない．エビデンスレベルとグレードの間には大きなギャップがある．さらにガイドラインのグレードと目の前の患者の間にはさらに大きなギャップがある．そのことを最後にもう一度強調して，本項を閉じたいと思う．

参考文献

1) 脳卒中治療ガイドライン2004（http://www.jsts.gr.jp/jss08.html）
2) Tissue plasminogen activator for acute ischemic stroke.The National Institute of Neurological Disorders and Stroke rt-PA Stroke Study Group. N Engl J Med. 1995；333（24）：1581-7.

コラム：グレードとエビデンスレベルの乖離が顕著な例

[子宮頸がんに対する細胞診によるスクリーニング]

これについては，RCTによるエビデンスはない．症例対照研究によるエビデンスがあるのみである．エビデンスレベルとしては，Ⅲの観察研究によるというレベルである．しかしながら多くのがんスクリーニングのガイドラインで子宮頸がんに対する細胞診はグレードAである．それには以下のように理由がある．

- 疾患の重要性
- 症例対照研究での大きな効果
- 細胞診にかかるコストの少なさ
- 低侵襲

エビデンスレベルが高くてもグレードが低いということがあるように，エビデンスレベルが低くてもグレードが高いということもある．既存のガイドラインを，このエビデンスレベルとグレードを明確に意識しながら読むとさまざまなことが見えてくる．そしてまさにこのさまざまなことこそ，臨床医が重視していることでもある．

- http://www.ahrq.gov/clinic/3rduspstf/cervcan/cervcanrr.htm.

昇段試験　5段

肺炎球菌ワクチンの投与について，ガイドライン[*1]の記載と背景のエビデンスであるシステマティックレビュー[*2]の結果の一部を示す．これらの結果を比較し，肺炎球菌ワクチンの適用上の問題点を指摘せよ．

- ガイドラインのグレードA（対象は表）
- システマティックレビューによるCOPD患者の急性増悪に対する効果
  相対危険増加：8.1%（−36〜27）

[*1] 日本呼吸器学会市中肺炎診療ガイドライン作成委員会：成人市中肺炎診療の基本的考え方，日本呼吸器学会，東京，2000.
[*2] McGeer A. Review: trials of injectable pneumococcal vaccines do not show effectiveness in chronic obstructive pulmonary disease. ACP J Club. 2007;146(2):36.

［⇒解答（例）は369ページ］

表　『成人市中肺炎診療の基本的考え方』の記載

肺炎球菌ワクチン接種を必要とする対象者
1. 65歳以上の高齢者で，
   ①肺炎球菌ワクチン接種を受けてない，受けたかどうかはっきりしない人
   ②ワクチン接種歴があっても65歳以前のことで，且つ5年以上*経過している人（2007年版にはこの項目がない：引用者注）
2. 2〜64歳で下記の慢性疾患やリスクを有する人
   ①慢性心不全（うっ血性心不全，心筋症など）
   ②慢性呼吸器疾患（COPDなど）
   ③糖尿病
   ④アルコール中毒
   ⑤慢性肝疾患（肝硬変など）
   ⑥髄液漏
3. 摘脾を受けた人，脾機能不全の人
4. 養護老人ホーム（2007年版では老人施設：引用者注）や長期療養施設などの居住者
5. 易感染性患者
   HIV感染者や，白血病，ホジキン病，多発性骨髄腫，全身性の悪性腫瘍，慢性腎不全，ネフローゼ症候群，移植，などの患者のように長期免疫療法を受けている人
   副腎皮質ステロイドの全身投与を長期間受けている人

（日本呼吸器学会：http://www.jrs.or.jp/home/modules/glsm/index.php?content_id=21）
（ガイドラインの最新版は2007年のものであるが，Web上で無料で手に入らないため，無料で手に入る2000年版を用いた．）

SSLR
～階層別尤度比を使いこなす～

(6段：階層別尤度比)

「階層別尤度比」．いきなりわけのわからない言葉が出現した．上級編だから，むしろこれくらいのほうがいいのかもしれない．しかし中級の尤度比が理解できていれば，なんということはない．そのちょっとした応用である．実際の臨床でも，気がつかないうちに利用していたりする．

中級の診断編では，感度・特異度から尤度比を求めて，検査前確率を見積もり，検査後確率を計算するというプロセスについて学んだ．しかし，これでは尤度比のほんの一部しか利用できていない．感度・特異度に対して，尤度比の利点の1つは，検査が陽性のときにどうなるか，検査が陰性のときにどうなるか，という臨床の現場に即した利用ができるところにあった．そして，尤度比にはもう1つの大きな利点がある．それがSSLRである．SSLRは stratum-specific likelihood ratios の略で，階層別尤度比と訳されることが多い．

感度・特異度は，1つのカットオフポイント（正常・異常の境目）で陽性，陰性と判断し，そのときの尤度比は，陽性尤度比と陰性尤度比の2種類があるだけだが，この階層別尤度比は，複数のカットオフポイントにおける，それぞれの階層の尤度比である．実際に検査所見が連続変数であるような場合，2つ以上のカットオフポイントを設定することができ，それぞれの階層で尤度比が計算できる．といってもさらに何のことだかわからないかもしれない．しかし多数のカットオフポイントが設定できるという状況のほうが，現実の臨床には近いかもしれない．臨床現場では，1つのカットオフポイントで，所見，検査結果を理解していることは少ない．臨床所見は，デジタルな所見に変換するよりも，連続的な変化のままで取り扱っていることが多い．

このSSLRを使わずして尤度比を使っているというなかれ，である．理屈は簡単，ただこの考え方がどこで臨床に生きるのか，そこが明確になるように本項を進めたい．

1 腹痛患者で

　腹痛患者の腹部の触診の場面を思い浮かべよう．右下腹部痛が主訴である．右下腹部をゆっくり押していく．「ゆっくり」というところがポイントである．この「ゆっくり」が，階層別尤度比を利用しているときである．それに対し，この「ゆっくり」をあまり意識せず，単に圧痛があるかないか，というのが感度・特異度を利用した尤度比の利用である．さて，ここまででぴんときた人はいるだろうか．ぴんときた人は，どうぴんときたのか，少し立ち止まって，まとめてみるといい．

　それでは，ここでも研修医との議論の中で，階層別尤度比について理解を深めよう．腹痛患者を外来で見たあと，腹部触診の方法を指導医と研修医で振り返っている．そんな場面である．

指導医「虫垂炎疑いの右下腹部痛の患者さんの触診ってどんなふうにやってる？」
研修医L「どんなふうにって，どんなふうに答えればいいんでしょう」
指導医「そうだな．質問がオープンすぎるな．ただいつもやっていることを説明してくれればいいんだけど．特に押す力をどんな具合に加減している？」
研修医L「痛みを訴える右下腹部以外の場所からはじめ，最初からあまり強く押さないようにして，軽い刺激から始めて，それで所見がない場合に，徐々に押す力を強めて押していきます」
指導医「そうだよね．どうしてそうしているの？」
研修医L「診察によって患者さんが不快になることをなるべく避けるためですか」
指導医「まずそこだよね．でもほかには？」
研修医L「……さっぱりです」
指導医「押す力と感度・特異度の関係ってどうなっている？」
研修医L「今日の質問はちょっと難しいです」
指導医「じゃあちょっと話題を変えて，"SpPin"，"SnNout"について説明してみて」
研修医L「"SpPin"は specificity が高い検査が positive のときに rule in できる．"SnNout"は sensitivity が高い検査が negative のときに rule out できるということです」
指導医「そうだよね．そこで今の話に戻すんだけれど，例えば弱い押し方で所見をとるのと，強い押し方で所見をとるのでは，感度はどちらが高いだろう．感度が高いということは，SnNout だ．所見がないときに疾患の存在を

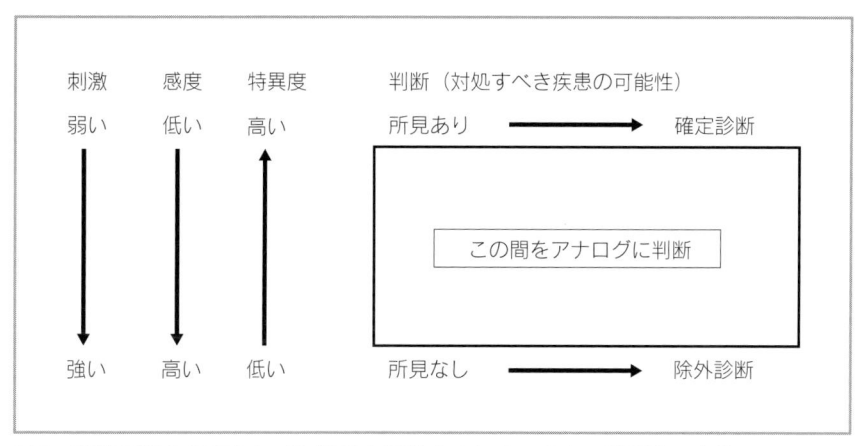

図1 刺激の強さを変えながら腹部を触診するときの感度・特異度の変化

否定できる，つまり見落としが少ない，ということだよね．どちらが見落としの少ない所見の取り方かと考えてみると，わかりやすいと思うけど．どう？」

研修医 L「なるほど．当然強く押しても痛みがなければ，見落としが少なく，より感度が高い所見のとり方になっています．逆に，弱い刺激で圧痛があれば，病気の存在の可能性が高まり，特異度が高い所見のとり方です」

指導医「そのとおり．言うことなし．実際の臨床では，弱い刺激から，徐々に強い刺激に変えていき，どのあたりで痛みが出現し，その後の痛がりの変化がどうなっていくか，そんな微妙な変化をとらえて診察しているよね．感度・特異度という点では，弱い刺激から強い刺激に変えていくに従い，特異度が徐々に減少し，感度が徐々に高まっていく．もちろんこのときの感度・特異度は，特定の疾患に対するものではなくて，単に対処が必要な疾患の有無に対する感度・特異度という大雑把なものだけどね．そしてその感度・特異度が変化する中で，この強さの刺激でこの所見ならどうか，ということを，所見のあるなしというデジタル的な思考ではなく，アナログ思考で考えている（図1）．カットオフポイントを連続的にずらしながら所見を取っているといってもいいだろう．感度・特異度という二分法ではそうした診察の特性が失われるんだ」

研修医 L「診察の手技の深さは，感度・特異度の深さよりずっと深いですね．見逃しを少なくするためには，感度を上げて，特異度をある程度犠牲にしたと

ころで判断する．重要な疾患があることの確認には，特異度を上げて，感度をある程度犠牲にして判断する．固定した感度・特異度という考え方では，実際の臨床でやっていることの，ほんの一部しか表現できていないということがよくわかりました」

指導医「そこが重要だよね．感度・特異度を理解したがために，失われたことがある．言葉にしたとたんに，言葉にできていないものが失われる．臨床医学全体がそういう中にある．何も感度・特異度に限ったことじゃない．そこでまた次の質問だけど，例えば『マクギー』などの教科書を見ると，右下腹部痛に対する尤度比なんてのが記載してあるんだけど，いったいどういうことだろう．腹部の押し方ひとつで感度・特異度が変わってしまうよね．でも記載してあるのは1つの数字だ．どうなっているんだろう．今のように押す力を変えて所見をとるというやり方が反映されているだろうか」

指導医「押す力を変化させるなんてことは考慮されていないと思います」

指導医「そこで階層別尤度比（SSLR）という概念があるんだけど，知ってる？」

研修医L「なんとなくは」

指導医「なんとなくわかっていれば，今の話につなげてすぐ理解できるよ．結果だけでもいいから，ちょっと一緒に読んでみよう」

　正常・異常の境目がもともと存在するわけではない．その境目をどこで設定すればよいのか，優れた臨床医は，状況に応じてその境目がベストのポイントになるように，むしろ自ら適切な境目を設定しているのである．腹痛患者に即して言えば，いかにも大丈夫そうな患者さんでも，除外が重要ということであれば，強い圧迫でも痛みがないことを確認し，一見ひどい痛みがありそうな患者であれば，弱い押し方でさっと引き上げる．それは患者さんに対して，余計な痛みを負わせる以上に，診断そのものにとっても重要なことである．それでは実際の論文を参照しながら，さらに議論を進めよう．

2 SSLRを報告した論文を例に

　それでは以下の論文を手に入れて，この先に進もう．"PubMed"から全文が無料で手に入る．意識障害患者の原因疾患が脳にあるかないかを，バイタルサインで判断できるという論文[1]である．

- Ikeda M, Matsunaga T, Irabu N, et al. Using vital signs to diagnose impaired consciousness: cross sectional observational study. BMJ. 2002;325(7368):800.

■ SSLR

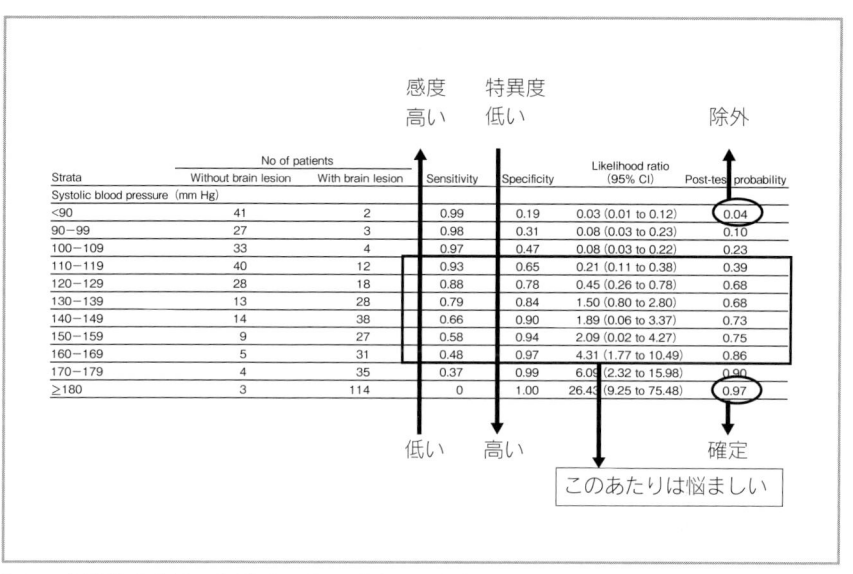

	No of patients		Sensitivity	Specificity	Likelihood ratio (95% CI)	Post-test probability
Strata	Without brain lesion	With brain lesion				
Systolic blood pressure (mm Hg)						
<90	41	2	0.99	0.19	0.03 (0.01 to 0.12)	0.04
90−99	27	3	0.98	0.31	0.08 (0.03 to 0.23)	0.10
100−109	33	4	0.97	0.47	0.08 (0.03 to 0.22)	0.23
110−119	40	12	0.93	0.65	0.21 (0.11 to 0.38)	0.39
120−129	28	18	0.88	0.78	0.45 (0.26 to 0.78)	0.68
130−139	13	28	0.79	0.84	1.50 (0.80 to 2.80)	0.68
140−149	14	38	0.66	0.90	1.89 (0.06 to 3.37)	0.73
150−159	9	27	0.58	0.94	2.09 (0.02 to 4.27)	0.75
160−169	5	31	0.48	0.97	4.31 (1.77 to 10.49)	0.86
170−179	4	35	0.37	0.99	6.09 (2.32 to 15.98)	0.90
≥180	3	114	0	1.00	26.43 (9.25 to 75.48)	0.97

感度 高い / 低い
特異度 低い / 高い
除外 / 確定
このあたりは悩ましい

図2 意識障害患者の初診時血圧と脳疾患の有無
階層別尤度比 =（a/N1）/（b/N2）
N1：疾患ありの人数，N2：疾患なしの人数
a：疾患ありのうちその階層の人数，b：疾患なしのうちその階層の人数
（Ikeda M, et al. BMJ. 2002；325（7368）：800.[1] より改変）

指導医「論文のPECOだけは確認しておこうか」

研修医L「Glasgow Coma Scale 15点未満の意識障害患者で，バイタルサインによって，脳疾患の除外，確定ができるか，というところです．収縮期血圧を例に，EとCを明確にすると，収縮期血圧が高い場合に低い場合と比べて脳疾患が確定できるか，低い場合に高い場合と比べて脳疾患が除外できるか，といえばもう少しはっきりします」

指導医「そうだな．PECOはばっちり．今日は細かいことは抜きに，結果だけ見てみよう．Table 3だ（図2）．収縮期血圧値10mmHg刻みで，感度・特異度，尤度比が求められている．感度と特異度が両立しないトレードオフの関係がよくわかるよね．90をカットオフポイントにしたときの感度・特異度，尤度比はどうなっている？ 一番上の層と一番下の層では，カットオフポイントを境目に4分表を書いてみればいいよね（表1）．間の層の尤度比も同じだ．階層別になった場合には，疾患の有無ごとのその階

表1　カットオフポイントを収縮期血圧90においた場合の感度・特異度

		脳疾患 あり	脳疾患 なし
血圧	90＞	2	41
	≧90	310	176
	計	312	217

感度　　　310/312＝99%
特異度　　41/217＝19%
陰性尤度比　（1－感度）/ 特異度＝0.03　←（2/312）/（41/217）
陽性尤度比　感度／（1－特異度）＝1.22　←（310/312）/（176/217）

表2　階層別尤度比の計算

		疾患 あり	疾患 なし
検査所見	階層1	A1	B1
	階層2	A2	B2
	…	…	…
	階層n	An	Bn
	計	N1	N2

SSLR＝（An/N1）/（Bn/N2）

層の人数の比をとればいいんだ（表2）．陽性尤度比と陰性尤度比はこの特殊な場合にすぎない．計算法はまたあとでゆっくり復習してくれ」

研修医L「わかりました．表にはすでに尤度比が計算されているので，それを参照します．90をカットオフにした場合，感度99%，特異度19%です．陰性尤度比は0.03で，この論文のセッティングの検査前確率が59%とありますから，収縮期血圧が90未満の場合の検査後確率を計算すると4%となります．論文の数字と一致しました」

指導医「収縮期血圧が90未満なら，脳疾患はかなり否定的だよね．じゃあ180をカットオフにしたら？」

研修医L「感度がほぼ0％，特異度が約100％，尤度比が26.43，検査後確率が97％となっています．今度はほぼ確定診断です．正常・異常の境目を変化させることで，脳疾患の確定，除外がかなり明確にできるということがわかりました」

指導医「SSLRとは，単にカットオフを複数設定したときのそれぞれの階層での尤度比というだけだ．丁寧に腹部の圧痛を診るというようなとき，実はそんな複数のカットオフポイントで，所見を評価しているんだ．さっきの話とつながった？」

研修医L「たぶん．つながってちょっとびっくりしました．血圧値が連続だというのはわかりやすいですが，身体所見の圧痛があるないというのも連続的な変化であるというのは，図1とこの図2と重ねてみてはっきりしました．身体所見上の所見のあるなしも，検査値の陰性・陽性というのも，デジタルなものではなくて，アナログな連続した変化を無理やり2つに分けているという面があるんですね．所見の解釈の際には，アナログな変化をデジタルに変換しているという背景を常に意識することが大事だとわかりました．血圧のカットオフポイントを徐々に変えていくことで，より現実的な所見の解釈ができるように，腹部の触診の圧迫する力を徐々に変えていくことで詳細な所見が取れると考えると，また診察に対するトレーニングのモチベーションが上がりました」

3 ROC曲線

　階層別尤度比のついでにROC曲線について勉強しておこう．ROC曲線とは，receiver operating characteristic 曲線の略である．これは階層をさらに小さくし，それぞれのカットオフポイントを連続的に変化させた場合の感度・特異度をもとに，縦軸に「感度」，横軸に「1−特異度」をプロットしたものである．感度を高くすると特異度が下がる．特異度を重視すると感度が下がる．その中で感度と特異度がどちらもバランスよく優れているほど，つまり左肩に近づくほど，曲線下の面積が大きいほど，優れた検査といえる．

　図3にこの論文の脳疾患の有無に対する，収縮期血圧，拡張期血圧，脈拍のそれぞれのROC曲線を示す．収縮期血圧が最も優れていることが一目瞭然である．こうした優れた所見を，このカーブに沿って利用，解釈できる，そんな臨床家になりたい．優れた臨床家の診断過程の一面が，ここに表現されている．

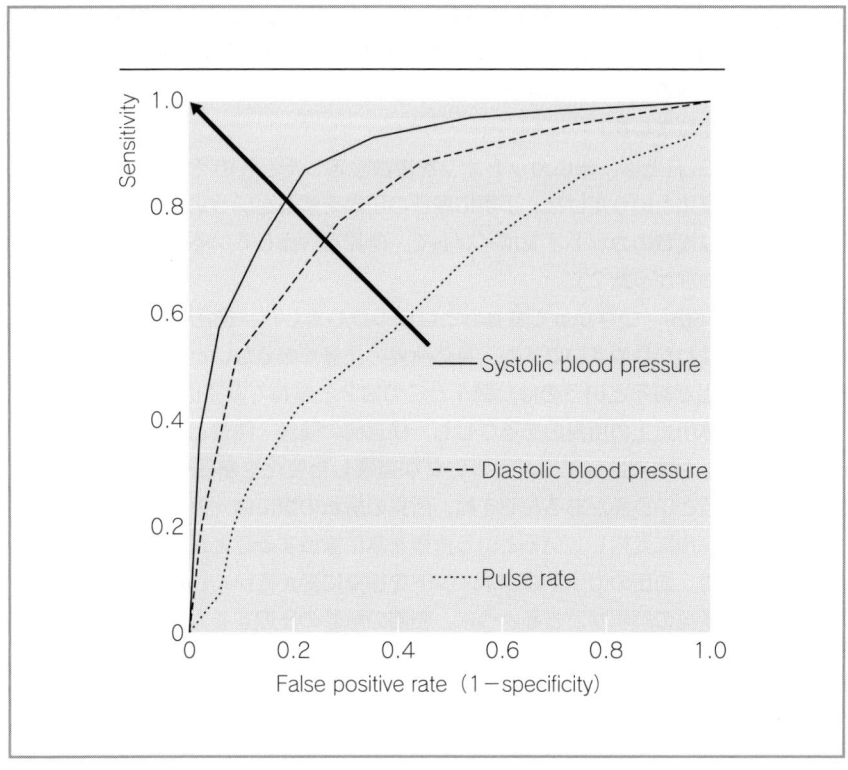

図3 Receiver Operating Characteristic Curve（ROC曲線）
左上に近づくほど優れた検査.

（Ikeda M, et al. BMJ. 2002；325（7368）：800.[1]）

　最初の腹部の触診の優れた方法とは，このROC曲線に沿って，カットオフポイントを変化させ，そのつど感度・特異度の変化を考慮して，診断の確からしさを吟味していく，という方法である．そして，おそらくそうした方法は明確に意識されているわけではなく，熟練した臨床医の実践において，むしろ無意識のうちに行われている．

4 尤度比の考え方の起源

　尤度比を使いこなす，と題したが，それは正確な表現ではない．尤度比とは，

もともと臨床医が無意識のうちに身に付けていた道具に，説明を付けただけのものである．尤度比の考え方に基づいて，臨床をやっているわけではない．現実の臨床のやり方に基づいて，抽出された方法が尤度比の考え方なのである．優れた臨床家がやっていることを，尤度比や階層別尤度比を使って説明しているのである．単なる尤度比を使うくらいでは，優れた臨床医の方法から大きく隔たっているかもしれない．階層別尤度比まで考え方を拡張すると，優れた臨床医に，少しは近づけるかもしれない．

この階層別尤度比の考え方を，日々自分自身が行っている病歴聴取，身体診察に対して適用して振り返ってみると，意外なものが見えてくる．そしてそれを言語化していくと，また新たな概念として整理できる指標があるに違いない．

参考文献

1) Ikeda M, Matsunaga T, Irabu N, et al. Using vital signs to diagnose impaired consciousness：cross sectional observational study. BMJ. 2002；325（7368）：800.

コラム：prediction rule（臨床予測指標）

　prediction rule（臨床予測指標）という便利な道具が，臨床研究をベースに多く作られるようになっている．除外診断や確定診断のための予測指標，予後の予測指標などがある．例えば以下のような予後のPECOに対して，コホート研究を探すという手もあるが，使い勝手のよいprediction ruleが見つかれば臨床に適用しやすい．type of study designをprediction ruleとして情報を探すと，うまくいく場合がある．
　PECOT：予後編
　P：TIAの患者で
　E：どんな患者が
　C：他の患者と比べ
　O：脳卒中再発の頻度が高いか？
　T：予後，prediction rule
　prediction ruleを探すときには，"Essential Evidence Plus"を検索したり，"ACP Journal Club"，"PubMed"の"Clinical Queries"で"Clinical Prediction Guide"に絞り込むなどの方法がよく用いられる．このPECOTでは"Essential Evidence Plus"でABCD Scoreというprediction ruleが見つかる．A：age，B：blood pressure，C：clinical symptom，D：durationの4項目で大変覚えやすい．年齢60歳以上で1点，収縮期血圧140mmHg以上あるいは拡張期90mmHg以上で1点，片麻痺なら2点，失語なら1点，症状の持続時間が10分から59分なら1点，1時間以上で2点，最高6点で，6点の場合，1週間以内の脳梗塞の再発率は31％と計算される．
　prediction ruleは検査前確率の見積もりが不要という点で，実際の臨床で使いやすい．しかし，その反面，検査前確率が違う設定ではまったく当てはまらないかもしれない．事実このABCD Scoreも病院の救急外来の患者で作られたルールで，その後の外来ベースのコホートでの検討では，同じ6点でも1週後の再発率が22％と報告されている．使い勝手のよさに気をとられて，検査前確率の見積もりを怠ってはいけないのは，prediction ruleも同じである．

* Rothwell PM, Giles MF, Flossmann E, et al. A simple score（ABCD）to identify individuals at high early risk of stroke after transient ischaemic attack. Lancet. 2005；366：29-36.

昇段試験 6段

次の表は，鉄欠乏性貧血の診断に対する，血清フェリチンの有用性を検討した論文結果の一部である．表から SSLR を計算せよ．

		鉄欠乏性貧血	
		あり	なし
血清フェリチン	＞100	8	108
	45〜100	7	27
	18〜45	23	13
	＜18	47	2
	計	85	150

- Guyatt GH, Patterson C, Ali M, et al. Diagnosis of iron-deficiency anemia in the elderly. Am J Med. 1990;88:205-9.

［⇒解答（例）は358ページ］

診断の論文の批判的吟味
～心不全の診断に BNP をどう使うか～

（7段：診断論文の批判的吟味）

　上級も終わりに近い．批判的吟味の最後は，診断の論文の批判的吟味である．中級では，このステップは，"UpToDate"や"DynaMed"の記載をとりあえず信じて省略すればよい，と飛ばしたところである．省略したのは，不要だからというわけではない．むしろ診断の論文には問題の多いものが多く，批判的吟味が重要なステップになる．しかし，問題が多いだけに，批判的吟味のチェックポイントも多く，RCTのように定型的に読むのが難しい．忙しい臨床の中で取り組むには，最も困難な課題のひとつであるがために，初級，中級レベルでは取り組まないほうがよいと考え，省略したのである．上級部門も佳境に差し掛かったところで，診断の論文の批判的吟味に挑戦してみよう．

1　心不全の診断

　心不全の診断はなかなか難しい．そこへ BNP（B-type natriuretic peptide）が登場した．筆者が勤める病院でも，電子カルテで画面をクリックさえすれば，至急で測定できる．そこへなんだか調子が悪いという患者が現れる．とりあえず BNP を見ておくか，そんな診療になりがちである．それでいいのか．今回は，BNP の感度・特異度，尤度比を利用するだけでなく，その元論文までたどって，現実臨床での BNP の利用法を考えよう．

　それではまず研修医と指導医のやり取りから始めよう．

研修医M「70歳の両下腿浮腫の女性ですが，肝臓，腎臓は問題なく，薬剤の服用はありません．TSHも正常でした．ただ念のために BNP を測ったところ120pg/mLと高値で，心不全と考えて治療をしていいものかどうか，あるいはさらに検査したほうがいいのか，相談に乗ってもらいたいのですが」

指導医「心不全の症状としては，何かある？」

研修医M「浮腫以外，特に症状はありません」

■ 診断の論文の批判的吟味

指導医「検査前確率はどれくらいと見積もったのかな」
研修医M「かなり低めだと思います」
指導医「尤度比は？」
研修医M「"DynaMed"にメタ分析がありました（図1）．カットオフ100〜105 pg/mLでの感度・特異度が記載されていて，それから計算すると3.46です．検査後確率は，検査前確率を5%と見積もって，大体15%というところです」
指導医「大体15%がさっと計算できるところはなかなかだ．で，その15%という数字をどう考える？」
研修医M「少なくとも心不全が否定できているという数字ではないので，ここで治療をするというよりは，心エコーまで検査して，と思うのですが」
指導医「そうだな．患者さんはどう？」
研修医M「近くの開業医さんで心配ないといわれているのですが，やっぱり心配で原因をはっきりさせたいというのが解釈モデルでした．この際さらに検査をしたほうが，患者さんの希望を適えるという点でもいいように思うのですが」
指導医「解釈モデルはよく確認できているよね．患者さんの希望もあるわけだ．まあ患者の希望というより，とにかく検査をしてしまう医者によって作られた，検査漬けにしてほしいという絶望的な患者の希望かもしれないけ

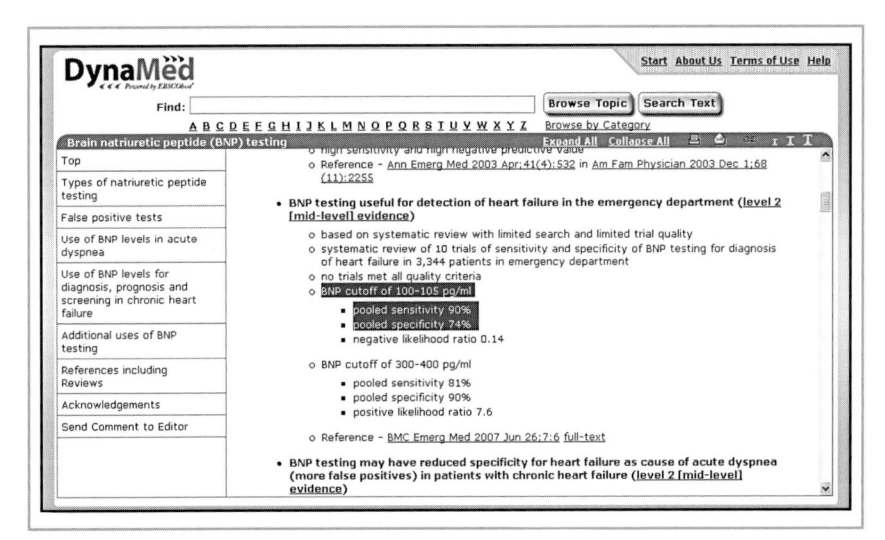

図1 "DynaMed"のBNPについての感度・特異度の記述

ど．むしろ患者の希望ではなくて，患者の絶望と呼んだ方がいい．まあそれはさておき，先生の言うように，心エコーをオーダーして再診予約しておこう．でも一度BNPについての元論文を，抄読会で取り上げてみてはどうだろう」

研修医M「わかりました」

言いたいことはたくさんある．でもあまり言わない．むしろ抄読会につなげて，みんなで勉強し，みんなで議論する．そういうやり方のほうがうまくいったりする．というわけで，ここでは「その場の1分」の"DynaMed"での勉強を評価して，抄読会へ向かおう．

2 診断の論文の批判的吟味

心不全に対するBNPの有用性を報告した論文のうち"ACP Journal Club"に要約があるものを探したところ，下記の論文[1]が見つかった（**図2**）．この論文は原著[2]全文が無料で手に入る．ここでは"ACP Journal Club"の要約を例に進めるが，"ACP Journal Club"を購入していない人も，原著論文を見ながら付き合ってほしい．

"ACP Journal Club"の要約
- BNP levels had high sensitivity but moderate specificity for detecting congestive heart failure in the emergency department. ACP J Club. 2003;138(1):23.

原著
- Rapid measurement of B-type natriuretic peptide in the emergency diagnosis of heart failure. N Engl J Med. 2002;347(3):161-7.

まずは自分自身で論文を読んでみて，内容を大雑把につかんだ上で先に進もう．

それでは抄読会の開始である．

研修医M「今日は心不全の診断に対する，BNPの有用性を検討した論文を読みたいと思います．この論文を読もうというきっかけとなった患者は，70歳の浮腫を主訴とする女性です．浮腫以外に症状はないのですが，BNPを測っ

DIAGNOSIS

BNP levels had high sensitivity but moderate specificity for detecting congestive heart failure in the emergency department

Maisel AS, Krishnaswamy P, Nowak RM, et al., for the Breathing Not Properly Multinational Study Investigators. **Rapid measurement of B-type natriuretic peptide in the emergency diagnosis of heart failure** N Engl J Med. 2002;347:161-7.

QUESTION
In emergency department (ED) patients with dyspnea, what are the diagnostic properties of B-type natriuretic peptide (BNP) levels for detecting congestive heart failure (CHF)?

DESIGN
Blinded comparison of BNP levels with a confirmatory diagnosis of CHF made by 2 cardiologists who reviewed patient medical records.

SETTING
5 sites in the United States and 1 each in France and Norway.

PATIENTS
1586 ED patients (mean age 64 y, 56% men) who had shortness of breath as the most prominent symptom. Exclusion criteria included age < 18 years, dyspnea clearly not secondary to CHF (e.g., trauma or cardiac tamponade), acute myocardial infarction, renal failure, and unstable angina without dyspnea as the primary symptom.

DESCRIPTION OF TEST AND DIAGNOSTIC STANDARD
The BNP level in blood or plasma samples from all patients was measured using the bedside Triage B-type natriuretic fluorescence immunoassay (Biosite Diagnostics, La Jolla, CA, USA). 2 cardiologists (blinded to the BNP levels) independently reviewed all medical records pertaining to each patient and classified the diagnosis as dyspnea caused by CHF, acute dyspnea caused by noncardiac causes in a patient with a history of left ventricular dysfunction, or dyspnea not caused by CHF. Information reviewed by the cardiologists included a reading of the chest roentgenogram, medical history, results of tests of ventricular function, and the hospital course for admitted patients.

MAIN OUTCOME MEASURES
Sensitivity and specificity, and positive and negative likelihood ratios.

MAIN RESULTS
47% of patients had CHF. Sensitivity and specificity and positive and negative likelihood levels for several cut points of BNP levels are shown in the Table. The area under the receiver-operating characteristic curve was 0.91 (95% CI, 0.90 to 0.93).

CONCLUSION
In emergency department patients with dyspnea, B-type natriuretic peptide levels had high sensitivity but moderate specificity for detecting congestive heart failure.

Source of funding: Biosite.

For correspondence: Dr. A.S. Maisel, Veterans Affairs Medical Center, San Diego, California, USA. E-mail amaisel@ucsd.edu.

Diagnostic characteristics of B-type natriuretic peptide levels for detecting congestive heart failure in patients with dyspnea*

Cut points (pg/mL)	Sensitivity (95% CI)	Specificity (CI)	+LR	−LR
150	85% (82 to 88)	83% (80 to 85)	5.00	0.18
125	87% (85 to 90)	79% (76 to 82)	4.14	0.16
100	90% (88 to 92)	76% (73 to 79)	3.75	0.13
80	93% (91 to 95)	74% (70 to 77)	3.58	0.09
50	97% (96 to 98)	62% (59 to 66)	2.55	0.05

*Diagnostic terms defined in Glossary; CIs and LRs calculated from data in article.

図2 "ACP Journal Club"から公式に沿った部分を読み込む

(ACP J Club. 2003;138(1):23.[1])

> たところ100を超え，心不全の可能性が否定できない．BNP測定をすべきだったのかも含めて，この検査の使い方について，元の論文にまでさかのぼって検討を加えようと考えました．実際には原著論文でなく"ACPJC"の要約で進めたいと思います．皆さんよろしくお願いします．それでは，まずそれぞれ読んでみてください」

しばし論文を読む．

研修医M「3分ほど経ちましたから，周囲の人と論文内容を確認し合ってください」

しばし周囲の人とディスカッション．

研修医M「それでは，『妥当か，何か，役立つか』の順で，いつものように，『妥当か』からチェックしていきたいと思います．まず論文のPECOはどうですか．そこらあたりの人で」

研修医L「Pは呼吸困難を主訴に救急外来を受診した平均64歳，56%男性の患者1,586人です．EはBNPの測定，Cは省略，Oは感度・特異度，陽性尤度比・陰性尤度比です」

研修医M「何か追加はありますか」

研修医K「E：BNPがいくつ以上なら，C：いくつ以下と比べて，O：心不全と確定できるか．逆に，いくつ以下なら，以上と比べて，心不全を除外できるか，としたほうが明確になると思います」

研修医M「診断の3つのPECOのうち確定のPECO，除外のPECOを意識した読み方ですね．それでは研究デザイン上の問題点についてはどうですか．『歩きながら論文を読む法：診断編』の公式に沿っていきましょう（表1）」

指導医「誰か，"gold standard"の訳なんだけど，『標準検査』について説明してくれる？」

研修医H「この論文の場合，心不全の確定診断の基準をどうしているかということです」

表1 歩きながら論文を読む法：診断編

1. 論文のPECO
2. 標準検査は適切か
    確定診断のための検査法が適切か
    標準検査測定の際に，検討する検査がマスキングされているか
3. 標準検査に対し，独立して評価されているか
    検討する検査を測定する際に，標準検査がマスキングされているか
4. 適切な対象患者が選ばれているか
    臨床上診断が問題となる患者群か
5. 標準検査となる検査は検査結果に関わらず行われているか
    疾患がないとされた群が標準検査を行った上で決定されているか
    標準検査が侵襲的な場合，他の方法で疾患がないことを確認しているか

■ 診断の論文の批判的吟味

指導医「そうだよね．確実な診断に対して，BNPがどれほど有用かを検討することが重要だよね．実際の論文でどうなっているか続けてください」

研修医H「心不全の診断については，BNPの値を知らない2人の心臓専門医が，お互い独立して，診療情報をチェックして診断を確定しています．病歴，診察，胸部レントゲン，心室機能検査，入院後の経過などから総合的に判断されています．2人の一致率や一致しなかった場合の対応が書かれていないので，原著で確認できるといいと思います」

研修医M「司会ですけどちょっと発言してもいいですか．なんだか標準検査が変ですけど．標準検査の方が安いコストですみ，これで診断がつくようならBNPなんか必要ないんじゃないですか．今回の患者さんに合わせて考えると，話を聞いて，診察して，胸部写真を撮って，心不全かどうかの診断がつくなら，BNPを測る意味はないですよね」

研修医G「僕も最初そう思いましたが，ここではどういう患者にBNPを測っているかということが重要じゃないでしょうか．先ほどのPECOのところでも読み込みましたが，呼吸困難を主訴とする救急外来受診者で，臨床のセッティングでまさに心不全の鑑別を要する患者群で，というところが重要だと思います．最終的に臨床判断で心不全と診断された患者が，さかのぼって来院時点のBNPで診断がつくか，というのがこの研究の目的ですよね．呼吸困難の患者であれば，できる限り早く診断をつけて治療に入りたいので，この時点でBNPを測る意味は大きいと思います．症状がなく，単にむくみがあるという患者で測る意味が少ないというのは，別にゆっくり心エコーをやるなり，経過を追うなりすればよいわけで，その通りだと思います」

研修医M「わたしの疑問は解決しました．話にならないというのはこういうことですね．検査前確率の見積もりが全然だめでしたし，検査を使う状況をまったく理解していませんでした．検査前確率が0の状況では，どんな優れた検査が陽性でも，検査後確率は0です．むくみだけが症状であったり，治療を急ぐ患者でなければ，そもそも心不全の検査前確率は低く，あわててBNPを測る意味がないのは当然でした」

指導医「疑問は解決したようだけど，せっかくだから，適切な対象患者ということについて，誰か説明できるかな」

17秒待つ．

指導医「じゃあ，ここは説明しよう．今議論したことが，まさに適切な患者群で

検査を施行しているか，ということだよね．有名なのは，進行がんでは高い感度・特異度を報告したCEAが，早期がんではまったく使い物にならなかった．しかし，実際に使いたいのは早期で診断できるような患者群で，そういう状況で使えないと意味がない．適切な患者群とは，早期のがんを発見できる患者群ということになる．この研究でも，救急の現場ですぐ診断をつけたい患者だからこそ，検査が意味を持つわけで，呼吸困難がなく単にむくんでいるだけの患者でやったら，多分心不全の人がいなくて，BNPの心不全に対する有用性自体が検討できない．M先生の疑問は解決したけど，せっかくだから続けて批判的吟味しよう．BNPが標準検査をマスキングして測定されているか，疾患がないとされた群が，疾患ありと診断された群と同様に，全例に標準検査での検討がなされているかという2点だ．ここはどうですか」

研修医F「臨床診断は，経過を追うなどBNP測定以後に決定されているので，BNPの測定に関してはマスキングされていると考えていいと思います」

研修医M「疾患なしの確認方法についてはどうですか」

研修医I「心不全がない患者群でもすべて2人の心臓専門医が同様に診断しているので問題ないと思います」

指導医「疾患を持たない群で標準検査が行われていないことが，バイアスになる例を誰か挙げられる？」

研修医H「例えば虫垂炎診断の検査の有用性を検討する論文で，標準検査は手術所見ということになると思いますが，全例手術をすることができないので，虫垂炎なしとした群の中に，その後別の施設で手術を受けて虫垂炎であったというような患者が混じるとバイアスになります．こうした場合，全例手術をするということはできないので，1～2ヵ月フォローして，本当に虫垂炎でなかったことを確認しているかどうか，チェックする必要があります」

指導医「付け加えることなし．そういう意味では，この研究は標準検査が全対象に行えるので，このバイアスの影響は受けにくい．この論文は診断の論文としてはかなりよくデザインされていると考えていいかな．標準検査がちょっと不十分と感じるところがあるかもしれないけど．そのあたりは下のコメントに少し書かれている．心不全の診断は，右心カテを行ってもなお難しいとある」

研修医M「それでは，『妥当か』を終えて，『何か』に行きましょう」

この先に進む前に，図3から結果を読み込んでどう解釈すべきか，自分なり

の解釈をまず確認しよう.

研修医M「表の結果の解釈について,誰か発言はありますか」
研修医I「50未満なら,陰性尤度比が0.05と心不全は否定的で,150以上なら,陽性尤度比が5で心不全の可能性が上がりますが,100前後の場合はなんともいえないという結果です」
研修医M「この患者さんは120くらいでしたが,カットオフを125ととると,陰性尤度比0.16,100をカットオフに取ると陽性尤度比が3.75と正反対の結果になります.どう考えればいいんでしょう」
指導医「誰か,こういう場合にいい指標を知ってるかな?」
研修医I「SSLRですか?」
指導医「そうだよね.こうした場合SSLRで考えるといい.100〜125の間にある場合の尤度比が出るので,今のような矛盾した結果のときに参考になる.大体こういうときのSSLRは1前後になっているんだけど.うっ血性心不全の検査前確率が47%と記載があるから,めんどうだけど検査後確率が一応計算できる.また暇なときにでもやってみて(表2)」
研修医M「救急外来で呼吸困難患者を対象に測定しても,120という値では判断できないんですね」
研修医H「とりあえず,今なるべく早く心不全の除外や確定を行いたいときにBNPを測定し,50未満ならまず心不全以外の診断から,150以上ならまず心不全から,その間なら,除外も確定もできず,さらなる検査を予定する,そういう方針で行けばいいと思います」

Diagnostic characteristics of B-type natriuretic peptide levels for detecting congestive heart failure in patients with dyspnea*

Cut points (pg/mL)	Sensitivity (95%CI)	Specificity (CI)	+LR	−LR
150	85% (82 to 88)	83% (80 to 85)	5.00	0.18
125	87% (85 to 90)	79% (76 to 82)	4.14	0.16
100	90% (88 to 92)	76% (73 to 79)	3.75	0.13
80	93% (91 to 95)	74% (70 to 77)	3.58	0.09
50	97% (96 to 98)	62% (59 to 66)	2.55	0.05

図3 "ACP Journal Club"の結果の表

(ACP J Club. 2003;138(1):23.[1])

表2 "ACP Journal Club"の結果から SSLR を計算する

BNP	心不全(%) あり	心不全(%) なし	SSLR	検査後確率(%)（検査前確率47%として）
>150	85	17	5	82
125～150	2	4	0.5	31
100～125	3	3	1	47
80～100	3	2	1.5	57
50～80	4	12	0.333	23
50>	3	62	0.048	4
計	100	100		

研修医 M「ちょっと付け足しですけど，"DynaMed"に引用されたメタ分析では，300～400以上で尤度比7以上となっており（図1），150では少し微妙な結果なのかもしれません．そして，単なるむくみの患者さんには，いきなり測定しない．これもわたしにとっては重要な気付きでした．今日の抄読会は個人的にはとても勉強になりました．ほかに何かありますか？それではこれで終わりたいと思います」

　診断の論文はバイアスが入り込みやすい．さらには臨床への適用もなかなか難しい．そのため，診断の論文をかなり読み込めるつわものがいないと，なかなかこのようには進まない．しかし，くじけずこのような取り組みを繰り返していくしかない．読者の皆さんも診断の論文の抄読会に果敢に挑戦しよう．繰り返すうちに，論文が読めるだけでなく，診断についての考え方が深まっていくことを実感できると思う．筆者自身，EBMのステップに沿って診断の論文を読むようになって，臨床現場での診断プロセスが徐々に整理できるようになってきたと，実感しているのである．このトレーニングの目的は，論文を読めるようになる，その先にある．

3 原著論文で

　診断の論文を批判的に読むのは"ACP Journal Club"を使えば比較的容易になる．それでもかなり大変である．原著論文でやろうとするとさらに厳しい．

本文の "Methods" を端から端まで読まないと判断は難しい．そうなると英語の問題でくじけてしまう確率も高くなる．診断の論文はまず結果だけ読む．次に "ACPJC" で批判的に読む．"ACPJC" がさっと読めるようになれば，原著に挑戦してみる．それくらいのステップを踏んで進んでいくのがいいだろう．結果だけ読んで，いい検査と思ったものが，原著までさかのぼると実は相当怪しいということも少なくない．是非，診断論文の原著にも挑戦してもらいたい．原著論文でのチェックポイントを**図4**に示す．「歩きながら論文を読む法」のチェックポイントをもう一度掲げておこう．

- どんな患者が対象か，それは臨床的に適切か
- 標準検査は適切か
- 検査施行の際に標準検査の結果はマスキングされているか
- 逆に標準検査判定に際し検査結果はマスキングされているか
- 疾患なしと判定された群に全例標準検査による判定がなされているか，あるいはなされていなければ，追跡するなどのほかの方法がとられているか

それぞれの項目が図のどの項目の記述に対応するか，確認しよう．

参考文献

1) Lader E. BNP levels had high sensitivity but moderate specificity for detecting congestive heart failure in the emergency department. ACP J Club. 2003 Jan-Feb;138 (1):23.
2) Maisel AS, Krishnaswamy P, Nowak RM, et al.; Breathing Not Properly Multinational Study Investigators. Rapid measurement of B-type natriuretic peptide in the emergency diagnosis of heart failure. N Engl J Med. 2002;347(3):161-7.

METHODS

Study Population

The study was approved by the institutional review boards of participating study centers. A total of 1586 patients from seven sites (five in the United States, one in France, and one in Norway) were enrolled from April 1999 to December 2000. To be eligible for the study, a patient had to have shortness of breath as the most prominent symptom. Patients under 18 years of age and those whose dyspnea was clearly not secondary to congestive heart failure (for example, those with trauma or cardiac tamponade) were excluded. Patients with acute myocardial infarction or renal failure were also excluded. Patients with unstable angina were excluded unless their predominant symptom at presentation was dyspnea.

Once the patient was identified as having dyspnea, written informed consent was obtained, and a blood sample was collected for measurement of B-type natriuretic peptide. A research assistant collected other data, including information from the medical history, the physical examination, results of other blood tests, interpretations of chest roentgenograms, and interpretations of other diagnostic tests. Echocardiograms were strongly encouraged in the emergency department on an outpatient basis or in the hospital if the patient was admitted.

For each patient enrolled in the study, physicians assigned to the emergency department (emergency department specialists or general-medicine internists), who werre blinded to the results of the measurements of B-type natriuretic peptide, assessed the probability that the patient had congestive heart failure (by assigning a value of 0 to 100 percent clinical certainty) as the cause of his or her symptoms. If a patient had a history of congestive heart failure, the physician classified the patient as having either an acute exacerbation of congestive heart failure or dyspnea from another cause, with underlying left ventricular dysfunction (as, for example, in the case of a patient with left ventricular dysfunction who was seen for bronchitis).

適切な患者対象

BNPの結果を知らない医師が情報評価

図4 原著論文の研究デザインを読む際の重要ポイント

(Maisel AS, et al. N Engl J Med. 2002;347(3):161-7.[2])

Confirmation of the Diagnosis

To determine the actual diagnosis, <u>two cardiologists reviewed all medical records pertaining to the patient and independently classified the diagnosis as dyspnea due to congestive heart failure,</u> acute dyspnea due to noncardiac causes in a patient with a history of left ventricular dysfunction, or dyspnea not due to congestive heart failure. The cardiologists were presented with the components and a summary of the Framingham congestive-heart-failure score (two major or one major and two minor criteria) and the National Health and Nutrition Examination Survey (NHANES) congestive heart failure score (scores of 3 or more) calculated from the case-report form. <u>Both cardiologists were blinded to the B-type natriuretic peptide level as well as to the emergency department physicians' diagnosis.</u> They did have access to the emergency department date sheets and any additional information that became available after the evaluation in the emergency department. This information included the reading of the chest roentgenogram in the emergency department by a radiologist; medical history obtained from a medical chart that was not available to the emergency department physicians at the time of presentation; the results of subsequent tests, such as echocardiography, radionuclide angiography, or left ventriculography, performed at the time of cardiac catheterization; and the hospital course for patients admitted to the hospital. Ffor patients with a diagnosis other than congestive heart failure, confirmation of the basis of the following observations was attempted: normal chest roentgenogram (absence of heart enlargement and pulmonary venous hypertension); roentgenographic signs of chronic obstructive lung disease, pneumonia, or lung cancer; normal heart function according to echocardiography, radionuclide ventriculography, or left ventriculography performed at the time of cardiac catheterization; abnormal pulmonary-function test results or follow-up results in the pulmonary clinic; response to treatment with nebulizers, corticosteroids, or antibiotics in the emergency department or hospital; and the absence of admission to the hospital for congestive heart failure over the next 30 days. In all cases of congestive heart failure, the two cardiologists were asked to agree on the severity according to the New York Heart Association class.

注釈:
- 2人の心臓専門医が独立して心不全を診断
- 心臓専門医はBNPの結果を知らない
- うっ血性心不全でないという診断の確認方法

(図4)

昇段試験　7段

次の論文を,「歩きながら診断の論文を読む法」で批判的吟味せよ.

- Moulin F, Raymond J, Lorrot M, et al. Procalcitonin in children admitted to hospital with community acquired pneumonia. Arch Dis Child. 2001;84(4):332-6.

［⇒解答（例）は359ページ］

EBMのステップ5
～1～4のステップの評価と臨床研究へのつながり～
(8段：EBM実践の個別臨床における評価と臨床研究による評価)

1 日々の実践の評価

　ここまでの学習で，EBMをとりあえず実践するための武器は手に入れた．その武器を利用しながら，EBMのステップ1の「問題の定式化」から，ステップ4の「患者への適用」までの部分を繰り返し提示してきた．「その場の1分」，「その日の5分」，「その週の1時間」，である．そして，残るは，「EBMのステップ5」の「1～4のステップの評価，反省」である．

　ここはEBMのステップというより，自分自身の診療そのものの振り返りと考えたほうがいいかもしれない．逆に少し評価のフォーカスを絞れば，研修医にとっては自己学習の方法の振り返り，指導医にとっては研修医教育の振り返り，という面もある．

● 各ステップの評価

　それでは6級の糖尿病の血糖コントロールの話 (p.85) の続きを例に，「ステップ5」を取り上げよう．やや肥満気味の，食事と運動療法だけでは血糖コントロールが十分でない，55歳の糖尿病患者である．EBMのステップに沿って，抄読会まで開催して，治療を検討し，メトホルミンを投与した．その患者についての「ステップ5」である．

　研修医はメトホルミンを投与し，2週後の外来予約をした．次の外来へ向けて，抄読会後に，研修医と少しディスカッションしてみる．

　指導医「せっかくがっちり勉強して決断したので，この患者についてもう一度振り返っておこう」
　研修医N「わたしとしては，メトホルミンの投与について，その効果を定量的なところまで評価し，他の選択肢を考慮した上でも，やはりメトホルミンを第一選択としてよかったと思います」
　指導医「わたしもそう思うな．ただ最初のPECOに戻って，もう一度4つのステップを振り返ってみよう．2型糖尿病患者に (P)，最初の薬物療法とし

　　　　　　て，他の薬物と比べて（C），心血管疾患，糖尿病合併症（O）をより減少さ
　　　　　　せる治療（E）は何か，と定式化したと思うのだけど，どうだろう」
研修医N「特定の薬でなく，一番いい治療は何かという立て方は，とてもリアルだっ
　　　　　　たと思います．今まで特定の治療について勉強して，そのエビデンスに基
　　　　　　づいてやろうとしたら，もっといい治療の選択肢があった，なんてことが
　　　　　　よくあり，まずは全体の選択肢を把握した上でのPECOが大事という反
　　　　　　省が，自分でも生かせたと思います」
指　導　医「背景疑問を押さえた上での，PECOというのはとても大事だ．背景をよ
　　　　　　くわからずに立てたPECOはトンチンカンなことが多いし，逆に言えば，
　　　　　　背景がある程度わかった問題こそ，PECOで取り組むのに都合がいい問
　　　　　　題だよね．ある程度わかっているところへの追加の勉強，これがEBMを
　　　　　　臨床にうまく役立てるための大きなコツのひとつだ．そこがうまく実感で
　　　　　　きたんじゃないかな．あとステップ2の文献検索についてはどう？」
研修医N「"UpToDate"の参考文献の孫引きから得た論文だったので，ほかにも研
　　　　　　究がないかどうか，追加の検索ができればよかったのですが．ただ『その
　　　　　　場の1分』，『その日の5分』というやり方についていえば，臨床現場に即
　　　　　　して，効率的に，短時間で，よいエビデンスに到達できたと思います」
指　導　医「効率的という意味ではうまくいったよね．実際は『その場の3分』だっ
　　　　　　たけど．でも，ほかのデータベースや，"MEDLINE"の検索も，もし時間
　　　　　　があればやってみて．何かいい情報が見つかれば，この患者さんの次の治
　　　　　　療の選択肢にもつながると思うし」
研修医N「実は"ACPJC"を検索したら，降圧薬やコレステロールの薬による心血
　　　　　　管疾患の減少を，血糖降下の効果と比べたメタ分析[1]が見つかったので，
　　　　　　また抄読会に提案するつもりです」
指　導　医「すごいなあ．そのエビデンスは，今回の患者にとってもかなり役立つ情
　　　　　　報だと思うよ．多少は読んだ？」
研修医N「血糖を下げることで心血管疾患が減る分について有意差はなく，血圧，
　　　　　　コレステロールについては有意差ありという結果でした．相対危険や信頼
　　　　　　区間については，ちょっと記憶にないのですが，あとでもう一度確かめて
　　　　　　みます」
指　導　医「またそのうち抄読会に提案してみて．あとメトホルミンの論文の批判的
　　　　　　吟味に関してはどう？」
研修医N「RCTとITT解析についてはチェックでき，結果も定量的に評価できま
　　　　　　した．ただそれ以上の吟味はできていません」
指　導　医「この論文のアウトカムは，composite outcome（結合アウトカム）（コ

|研修医N|「そういえば他にも結合アウトカムの論文があったような気がします」
|指導医|「ちょうど糖尿病について，結合アウトカムを使用したACCORD[2]，ADVANCE[3]というRCTがでているので，探してみてもいいかもしれない．あとステップ4はどうかな？」
|研修医N|「処方した時点では，メトホルミンの安全性，薬価の安さも確認でき，本人が薬の治療を望んでいたこともあり，スムーズに導入ができたと思います．ただ元論文のメトホルミンの使用量と日本での保険適用量がまったく違うので，そこはちょっと検討が必要だと思います．次回の外来でもう一度振り返ってみたいと思います．とにかく課題が次から次へと明らかになって，ちょっと，いっぱいいっぱいです」
|指導医|「まあそうだろうな．でもそれはリアルな臨床の疑問をよく勉強できたということだ．あとはどう優先順位を付けて，次に何を取り組むか考え，これらの課題のうち1つでもまた取り組めれば，そんな気持ちでやればいいよ」
|研修医N|「わかりました．勉強すればするほどやることが多くなって，"MEDLINE"の検索，"ACPJC"の論文の読み込み，結合アウトカムの勉強と，いろいろ課題が明らかになりました．とりあえず，今度の患者に一番役立ちそうな糖尿病患者の血圧とコレステロールの治療を取り扱ったACPJCの要約を読み直してみます」

　少しやりすぎかもしれない．実際にはどこかにフォーカスを絞って議論したほうが現実的だろう．次に取り組むべき課題は1つくらいにしておいたほうがいい．ただ振り返り自体は，ステップ1から4にかけ，全体を復習できるような方法がいい．
　「ステップ1」では，背景疑問についてどれくらい理解しているか，その中でPECOが立てられているかどうか，他のよりよいPECOはないか，などについて議論できるとよい．
　「ステップ2」に関しては，効率的でリアルな情報検索という視点と，少し手間はかかるとしても，ちょっと進んだ次のステップの検索にポイントを絞るとよい．
　「ステップ3」の批判的吟味に関しては，歩きながら論文を読む法の確認と，

結果の定量的な評価については，くどいほど，繰り返し復習する．それを踏まえた上で，その論文に固有のバイアスの問題，一次アウトカム以外の結果の読み，サブグループ分析など，さらに進んだ批判的吟味のポイントが1つでも付け加えられるようにフィードバックできると，さらに次の勉強につながる．

「ステップ4」の患者への適用の部分は，適用の公式部分が考慮できているかどうかは最低限チェックする．論文の平均的な患者と目の前の患者のギャップ，すべてのアウトカム，副作用と医療費の問題，その3つである．論文の平均的な患者と目の前の患者のギャップはあるのが普通である．目の前の患者にぴったりのエビデンスがあるという場合のほうがまれである．問題は，そのギャップが現実の決断に影響するほど大きなギャップかどうかということである．ここでよく人種差の問題が取り上げられるが，人種差の問題はそれほど大きな問題ではないことが多い．それに対し，常に考慮しなくてはならないのは，人種というような大きなくくりではなく，その個別の患者の個々のプロフィールである．ここでは，個々の患者からの情報収集と個々の状況が考慮され，個別の判断がなされたどうかを振り返る．あと患者自身から評価を受けることも重要である．

本項では，指導医と研修医のやり取りでの評価例について述べたが，自分自身で評価する際も基本は同じである．指導医がいなくても，自分自身や同僚とともに，この「ステップ5」を繰り返し行うことは，これまでの振り返りのみならず，今後の実践にとって重要である．この「ステップ5」を，自分自身で，同僚と一緒に，さらにここで提示したように指導医と一緒に，継続的に実践できれば，1回きりでない，臨床現場での継続したEBMの実践につなげていくことができるだろう．

2 EBMから臨床研究へ

●EBMから臨床研究へのつながり

この評価のステップは，臨床研究へのつながりを考える上でも重要である．EBMと臨床研究は似ている．EBMの実践の評価を各ステップに沿って行うことは，多くの臨床医を自然と臨床研究へと導く．また日頃のEBMの実践自体の評価も，それ自体が臨床研究になりうる．個別の臨床場面の評価は，自分自

身のパフォーマンスを測定する臨床研究という面もある．また，理想的な環境で行われた研究結果が，リアルな臨床現場にそぐわないことは多い．理想的な環境で行われた医療が，リアルな臨床現場で本当に同じような効果を持つかどうか，臨床現場での観察研究でしか評価できない．エビデンスに基づけば，いい医療が提供できるというものではない．

　ただ自分自身の実践の評価もままならないうちは，研究結果をいかに使うかというところで右往左往するだけで，とても臨床研究どころではない．しかし，この評価のステップが機能し，利用しようとしている研究の問題点が指摘できるようになると，他人の研究結果だけに基づいて解決するだけでなく，さらにバイアスの少ない方法で，自分でも研究がしたくなる．また，他人の研究が見つからなければ，そのときこそ本格的な臨床研究のチャンスがある．さらに他人の研究が極めてよくデザインされたRCTであったとしても，自分の設定に当てはまるかどうかを確認するための研究の必要性を実感する．

　EBMを実践する中で新たに出てくる臨床上の疑問は，臨床研究の源泉である．その疑問に基づいて，EBMを実践するように，臨床研究を実践すればいいのである．ただ，研究を実践すればいいといっても，そう簡単に自分で研究なんかできません，そう言うかもしれない．しかし，日々のEBMの実践は，臨床研究のための最良のトレーニング方法でもある．臨床研究は，臨床を離れて学べるわけではない．どっぷり臨床につかる中で，EBMを日々実践し，繰り返し評価する中で，最も基礎的なトレーニングができる．

　私事で恐縮だが，筆者の長男は補助輪つきの自転車に毎日毎日乗り続けていた．補助輪をはずして練習する暇もなく，しばらく放っておいた．そうそう放っておくわけにも行かず，そろそろ自転車に乗れるようにと，ある日補助輪をはずして自転車の練習をしようとした．すると，なんとそのまま乗ることができて，走り去ってしまったのである．ちょうどそのことを思い出した．補助輪つきの自転車とは，日々のEBMの実践であり，補助輪なしの自転車とは臨床研究である．

● EBMの実践と臨床研究の違い

　ただEBMと臨床研究には根本的な違いもある．問題の定式化は基本的に同じである．臨床研究においてもPECOが威力を発揮する．しかし，次の情報収集と批判的吟味は決定的に違う．EBMの実践においては，最大のエネルギー

II章　事例でわかる EBM

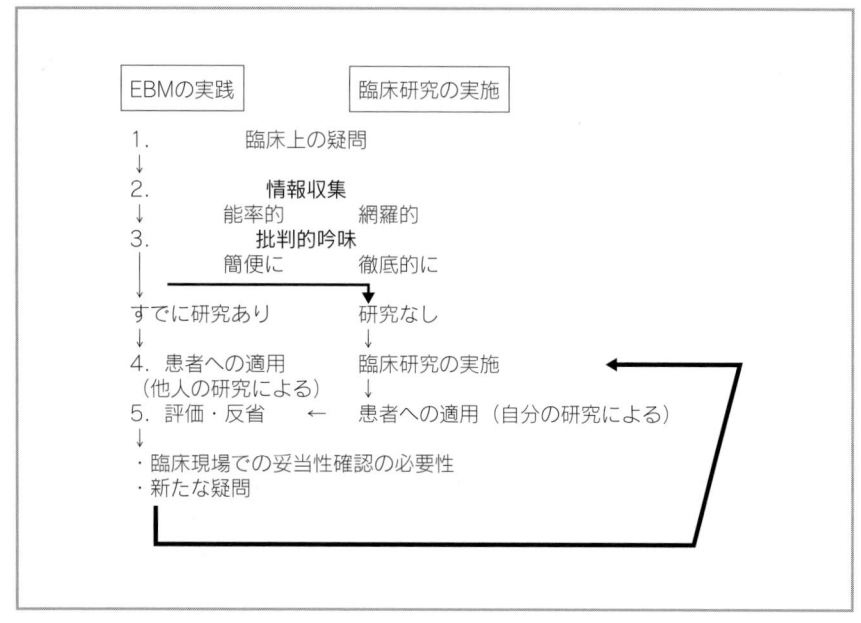

```
　　　　EBMの実践　　　　臨床研究の実施
　　1.　　　　臨床上の疑問
　　↓
　　2.　　　　情報収集
　　↓　　　能率的　　　網羅的
　　3.　　　　批判的吟味
　　↓　　　簡便に　　　徹底的に
　　すでに研究あり　　研究なし
　　↓　　　　　　　　↓
　　4. 患者への適用　臨床研究の実施
　　　（他人の研究による）↓
　　5. 評価・反省　←　患者への適用（自分の研究による）
　　↓
　　・臨床現場での妥当性確認の必要性
　　・新たな疑問
```

図1　EBMの実践と臨床研究の実施

を患者にそそぐことができるように，能率的な情報収集，批判的吟味を心がける必要がある．「その場の1分」，「その日の5分」である．それに反し臨床研究では，網羅的な情報収集と一つ一つの論文の詳細な読み込みが要求される．臨床研究のためには，先行研究の網羅的な情報収集と厳しい批判的吟味が必要である．そうした部分は本書では十分提供できていないが，EBMの実践を繰り返していれば，ほんのちょっとした勉強の追加で，一気に臨床研究への見通しが開けてくるだろう．その上で，臨床研究のための疫学や生物統計学をもう一度しっかり学びなおすとよい．今後そのような臨床研究者育成のコースが，徐々に準備されるだろう．

　図1にEBMと臨床研究の同じところ違うところをまとめた．EBMの実践と臨床研究はEBMの5つのステップで整理することができる．大枠は同じであるが，臨床研究では，情報収集の網羅性と徹底的な批判的吟味が必要な点で，このプロセスが大きく異なる．その違いを認識して，情報収集の網羅性と徹底的な批判的吟味が行えるようになることが，臨床研究への道である[7]．

3 観察研究による RCT の有効性の検証

●RCTと臨床現場のギャップ

　臨床研究の中でも，RCTは，一般の診療に比べ遙かに手厚く，理想的な状況で実施されることが多い．アウトカム評価のためのこまめなフォローアップ，服薬状況のチェック，副作用のチェックなど，ここまできめ細かいフォローは実際には無理かもしれない．ましてや選択バイアスが考慮されず，医者にとって都合のよい聞き分けのよい患者が，臨床試験には多く参加しているかもしれない．RCTは，内的妥当性は高いが，外的妥当性はむしろ低い．その部分をきちんと評価する必要がある．

　さらに適応患者が限られていたり，副作用の危険が高い治療のRCTでは，理想的な環境で行われたエビデンスが，現実の臨床に当てはまらない危険が高い．ガイドラインの項で取り上げた脳卒中の急性期治療の血栓溶解療法も，適応患者の複雑さ，脳出血という副作用のリスクの大きさ，などを考慮すると，リアルな臨床現場での効果の確認のための観察研究が必須だろう．そういう研究こそ，日本の施設でしか行えない重要な観察研究である．日本人の脳卒中の予後がよくなったかどうかは，日本人の脳卒中以外では調べようがない．当然のことである．

　RCTばかりが臨床研究ではない．RCTの現場での評価は，現場の観察において確認される．このことはEBMのステップ5の評価をグローバルに考えるとき，最も強調すべきことのひとつだと考えている．

●RCTの観察研究による評価の実例

　それでは，最後に理想的な環境で行われた臨床研究結果が，現実臨床での観察研究で再評価された際に，まったく異なる結果をもたらしたという1つの例をお示ししよう．

[抗アルドステロン薬での事件]

　1999年，重症心不全に対し抗アルドステロン薬を投与すると，死亡のリスクが，相対危険で0.7に減少し，95％信頼区間0.60〜0.82という結果の臨床試験が発表された[4]．その後，現実の臨床で多くの抗アルドステロン薬が使われた．これだけなら，エビデンスがよく普及したといういい事例，ということに

表1 心不全の死亡を減らすという RCT が発表された以後のスピロノラクトンの副作用

高カリウム血症（5.2以上）	24%
（6以上）	12%
低ナトリウム血症	31%
腎不全	25%
低血圧	7%
一時的ペーシング	3%
服薬中止	21%

(Bozkurt B, et al. J Am Coll Cardiol. 2003；41(2)：211-4.[5])

表2 心不全の死亡を減らすという RCT が発表された前後の各種指標（1,000人当たり）

	前	後
処方率	34	149
高カリウムによる入院	2.4	11
高カリウム関連の死亡	0.3	2.0

(Juurlink DN, et al. N Engl J Med. 2004；351(6)：543-51.[6])

なる．しかし現実はどうだったか．心不全の予後が予想どおり改善したのであろうか．

　このあと臨床の現場で実際にどのようなことが起こったか，あるいは起こりうるか，読者の皆さんの考えをいったんまとめた上で，この先のエビデンスの詳細を確認しよう．

🖉 心不全の死亡率は減ったのか？

「心不全に抗アルドステロン薬を投与すると死亡率が下がる」という論文の発表後，2003年になって意外な論文が報告される[5]．先の研究以後，多くの抗アルドステロン薬が処方され，その結果，24％に高カリウム血症，25％に腎不全，3％に一時ペーシングの必要，というように，臨床試験より遥かに高率で副作用が報告されたのである（**表1**）．さらに2004年には，抗アルドステロン薬投与により死亡率が低下するどころか，高カリウムに関連した死亡が0.3/1000から2.0/1000へ増加するという論文[6]まで発表された（**表2**）．

厳密な副作用の管理下で行われた臨床試験の結果が，現実臨床での妥当性を欠いた一例である．元の研究では，クレアチニン2.5mg/dL以上，血清カリウム5.0mmol/L以上を除外し，最初抗アルドステロン薬25mg処方後，8週後に50mgに増量し，その時点で高カリウム血症をチェック，その後，12週は4週ごと，その後1年は3ヵ月ごと，1年以降研究終了までは6ヵ月ごとにチェックされている．上記以外にも，1週後と5週後，50mgに増量したものについては9週後にも血清カリウムをチェックしている．そして重症の高カリウム血症が出現したり，クレアチニンが4.0mg/dLを超えれば投薬を中止している．

このように厳密なチェックが可能なセッティングであれば問題ないが，現実の臨床で，これだけの手厚いチェックは困難であったということである．理想的環境で有効とされた治療が，現実の環境で同じような効果を生むかどうかはわからない．そのためには，実際の臨床現場で臨床試験の結果と同様な効果が得られたかを，よく確認する必要がある．このときに最も適切な研究デザインは，介入研究でなく，ましてやRCTではない．観察研究で，理想的環境における実験というバイアスなしに，効果を検討する必要がある．選択バイアスの少ないデザインで正しい予後を見積もるように，選択バイアスの少ない臨床設定で，RCTで予想される効果が認められるかどうか検証するのも，観察研究の重要な役割である．さらにこの先には，クリニカルパスを採用し，高カリウムのチェックを定型化したら予想通りの死亡率の低下が認められた，という観察研究が登場するかもしれない．

コラム：composite outcome には気をつけろ

　日本語に訳せば，「結合アウトカム」とでも呼ぶのだろうか．臨床試験のアウトカムを設定する場合に，1つのアウトカムでなく，複数のアウトカムをまとめて1つにしたものである．なぜこのようなアウトカムの設定をするのか．それは単独のアウトカムで評価しようとすると，イベントの発症率が低く，規模が莫大になってしまうからである．実現可能な研究規模で行うために，この結合アウトカムが使われる．つまり，結合アウトカムを使用しなければいけないほど，効果が小さいことが予想される臨床試験ということである．

　本文中でも利用したUKPDS[*1]の一次アウトカムは，糖尿病関連合併症，糖尿病関連死，総死亡の三つであるが，最初の二つは結合アウトカムである．糖尿病関連合併症とは，突然死，高血糖か低血糖による死亡，心筋梗塞，狭心症，心不全，脳卒中，腎不全，1指以上の切断，重大な出血，網膜凝固療法，失明，白内障手術の合計である．糖尿病関連死とは，心筋梗塞，脳卒中，末梢血管疾患，腎疾患，高血糖か低血糖，突然死による死亡の合計である．

　このUKPDS全体の解析である33の論文では，糖尿病関連合併症が有意に減少した，という結果であるが，心筋梗塞や脳卒中の減少は明らかでない．腎症や網膜症の細小血管疾患の減少が大部分なのである（**表1**）．これまで血糖コントロールによって心筋梗塞や脳卒中という大血管疾患の減少が示されていないことを考えると，この結果も実は糖尿病関連合併症が減少するというより，糖尿病性腎症，糖尿病性眼症が減少すると考えたほうが妥当かもしれない．実際，2008年になって報告された薬剤による厳格な血糖コントロールの効果を検討したADVANCE試験[*2]でも，結合アウトカムで有意な減少を認めているものの，心筋梗塞，脳卒中の減少は明らかでなく，大部分は腎疾患の減少によるという結果である（**表2**）．

　結合アウトカムには要注意である．

[*1] Intensive blood-glucose control with sulphonylureas or insulin compared with conventional treatment and risk of complications in patients with type 2 diabetes (UKPDS 33). UK Prospective Diabetes Study (UK-

PDS) Group. Lancet. 1998;352 (9131):837-53.
*2 ADVANCE Collaborative Group, Patel A, MacMahon S, Chalmers J, et al. Intensive blood glucose control and vascular outcomes in patients with type 2 diabetes. N Engl J Med. 2008;358 (24):2560-72.

表1 UKPDS33 の結果

	相対危険	95%信頼区間
心筋梗塞	0.84	0.71〜1.00
脳卒中	1.11	0.81〜1.51
狭心症	1.02	0.71〜1.46
細小血管疾患	0.75	0.60〜0.93

表2 ADVANCE 試験の結果

	相対危険	95%信頼区間
心筋梗塞	0.98	0.78〜1.23
脳卒中	1.02	0.85〜1.24
細小血管疾患	0.79	0.77〜0.97

コラム：論文の書き方ガイド

　本文中では，「歩きながら論文を読む法」と称して，治療の論文，観察研究の論文，診断の論文，メタ分析の論文のそれぞれの簡便な批判的吟味の方法を提示した．しかし，この方法でチェックできるのは最低限の項目であって，この公式以外にもバイアスが混入するポイントは多い．そこで，「歩きながら論文を読む法」に習熟し，次の批判的吟味のステップへ移りたい人のために，論文の書き方ガイドに沿った詳細な批判的吟味を紹介しよう．このガイドは論文を読む人のためではなくて，論文を書く人のためのものである．しかし，読む人にとっても，詳細な批判的吟味の際に強力なツールとなる．**表1**に示すように，RCT，非RCT，RCTのメタ分析，観察研究，観察研究のメタ分析，診断についての研究，のそれぞれについて詳細なチェックリストが作成されている[*1～*6]．これらのチェックリストは，**表2**に示すウェブサイトにアクセスすれば無料で手に入る．2008年にはこれらを1冊にまとめた日本語訳[*7]も発行された．「歩きながら論文を読む法」に飽き足らない人は，このリストによる徹底的な批判的吟味に挑戦するといいかもしれない．そうした詳細な批判的吟味は，EBMの実践のみならず，臨床研究のトレーニングとしても大きな力になるだろう．

[*1] Altman DG, Schulz KF, Moher D, et al；CONSORT GROUP (Consolidated Standards of Reporting Trials). The revised CONSORT statement for reporting randomized trials：explanation and elaboration. Ann Intern Med. 2001；134：663-94.

[*2] Vandenbroucke JP, von Elm E, Altman DG, et al；STROBE initiative. Strengthening the Reporting of Observational Studies in Epidemiology (STROBE)：explanation and elaboration. Ann Intern Med. 2007；147：W163-94.

[*3] Moher D, Cook DJ, Eastwood S, et al. Improving the quality of reports of meta-analysis of randomised controlled trials：the QUOROM statement. Lancet 1999；354：1896-900.

[*4] Stroup DF, Berlin JA, Morton SC et al. Meta-analysis of observational studies in epidemiology：a proposal for reporting. Meta-analysis Of Observational Studies in Epidemiology (MOOSE) group. JAMA. 2000；

283(15):2008-12.
[*5] Bossuyt PM, Reitsma JB, Bruns DE, et al; Standards for Reporting of Diagnostic Accuracy. The STARD statement for reporting studies of diagnostic accuracy: explanation and elaboration. Ann Intern Med. 2003;138:W1-12.
[*6] Des Jarlais DC, Lyles C, Crepaz N; TREND Group. Improving the reporting quality of nonrandomized evaluations of behavioral and public health interventions: the TREND statement. Am J Public Health. 2004;94(3):361-6.
[*7] 中山健夫ほか編著：臨床研究と疫学研究のための国際ルール集，ライフサイエンス出版，東京，2008．

表1 論文の書き方ガイドの一覧

- 介入研究
  - RCT　　　　　　CONSORT
  - 非ランダム化試験　TREND
  - メタ分析　　　　　QUOROM
- 観察研究
  - 個々の観察研究　　STROBE
  - メタ分析　　　　　MOOSE
  - 診断　　　　　　　STARD

表2 チェックリストの入手先

CONSORTのホームページ	http://www.consort-statement.org/?o=1014
アメリカ内科学会誌	http://www.annals.org/shared/author_info.html
アメリカ医師会雑誌	http://jama.ama-assn.org/misc/ifora.dtl
Equator Network	http://www.equator-network.org/index.aspx?o=1032

参考文献

1) Ganda OP. Review : interventions that lower cholesterol levels or blood pressure in diabetic patients prevent cardiovascular disease. ACP J Club. 2002;137(1):3.
2) Action to Control Cardiovascular Risk in Diabetes Study Group, Gerstein HC, Miller ME, Byington RP, et al. Effects of intensive glucose lowering in type 2 diabetes. N Engl J Med. 2008;358(24):2545-59.
3) ADVANCE Collaborative Group, Patel A, MacMahon S, Chalmers J, et al. Intensive blood glucose control and vascular outcomes in patients with type 2 diabetes. N Engl J Med. 2008;358(24):2560-72.
4) Pitt B, Zannad F, Remme WJ et al.,for the Randomized Aldactone Evaluation Study Investigators. The effect of spironolactone on morbidity and mortality in patients with severe heart failure. N Engl J Med 1999;341(10):709-17.
5) Bozkurt B, Agoston I, Knowlton AA. Complications of inappropriate use of spironolactone in heart failure : when an old medicine spirals out of new guidelines. J Am Coll Cardiol. 2003;41(2):211-4.
6) Juurlink DN, Mamdani MM, Lee DS, et al. Rates of hyperkalemia after publication of the Randomized Aldactone Evaluation Study. N Engl J Med. 2004;351(6):543-51.
7) 名郷直樹：臨床研究のABC，メディカルサイエンス社，東京，2009

昇段試験 8段

あなたは医師一人，看護師一人，事務員一人の診療所の医師である．次の論文を読み（Web上で全文が無料で手に入る），自分自身の臨床現場において利用する際，以下の3点について意見を述べよ．

- Gaede P, Vedel P, Larsen N, et al. Multifactorial intervention and cardiovascular disease in patients with type 2 diabetes. N Engl J Med. 2003;348(5):383-93.

1. この論文内容を外来でコントロールが十分でない糖尿病患者にどのように説明するか
2. 自分自身の設定に適用する際に，どんな考慮が必要か
3. この研究と同様な効果が得られるかどうか検証するために，どんな研究が考えられるか

［⇒解答（例）は369ページ］

III章

指導医のための EBM

> 無知ゆえに不適格である教授は
> いたためしがありません
> ——ラカン『教える者への問い』

指導医のための EBM

(9段：EBM 教育のためのワークショップ開催と教材作成)

1 EBM 教育のコツ

さて，EBM の5つのステップに沿った学習を終えて，いかがだったろうか．5つのステップ，PECO，PECOT，5S アプローチ，歩きながら論文を読む法，適用の公式，評価の方法，そして，それぞれの局面での自己学習法と教育法について取り上げてきた．実践の方法と教育の方法を込みにして提供するというのが EBM の掟である．それではここまでの学習で，EBM 教育のコツというようなものを感じたとしたら，どんなものであったか，まず下記に書き留めておこう．

> **EBM 教育のコツ**
>
>
>
>
>
>

本章では EBM の教育方法について，これまで取り上げてきたような臨床現場や抄読会での教育法に，教材作成法，ワークショップ開催法を加えて，I 章で取り上げた以下の7つのモードを包括する教育法のコツを提示したい．

1. 外来診療中モード (その日の1分)
2. 一日の振り返りモード (その日の5分)
3. 定期的なジャーナルレビューモード (その週の1時間)
4. ジャーナルクラブモード (月に1時間)
5. ワークショップモード (年に1日)
6. 教材作成モード (時々)
7. 臨床研究モード (時々)

実はこの7つのモードの全体こそ，筆者自身の教育法そのものである．1～4のモードにおける教育法については，これまでの実践例の中で具体的に示してきた．言ってみれば問答法，ソクラテス法である．ただ最後に毒杯を飲まなくてすむような注意が必要である．質問攻めは下手をすると相手の怒りを買う．指導医講習会などでよく使われる「5マイクロスキル」，「コーチング理論」などは，毒杯を飲まないためのソクラテス法である．「5マイクロスキル」は，忙しい外来中のプレセプターのための方法で，「1分間プレセプター」とも呼ばれる．表1に示す5つのプロセスからなるが，これはEBMとの相性が実によい．研修医自身にまず自分の考えを述べさせ，その根拠を引き出し，できたことを認めた上で，一般論を提示し，最後に改善点を示す，というプロセスである．本書のやり取りは，基本的にはこのプロセスを念頭において記述した．

　しかし，現実は本書で書いたようにうまくいかない，そういう意見がある．確かにそうだ．ただ，「千里の道も一歩から」，「ローマは一日にして成らず」，「継続は力なり」なのである．全部嫌いな言葉なのだけれど．どうして嫌いかというと，EBMが筆者に与えたインパクトは，まったく逆だからだ．これまでの勉強の蓄積を転倒させるのがEBMである．千里の道が一日で崩れる．せっかく作ったローマはもう使い物にならない．昔勉強したことを継続せず打ち切って，新しい治療に変えていかないといけない，それがEBMの実践であった．そういう意味では，「千里の道を捨て去れ」，「ローマも明日は滅びるかもしれない」，「継続を打ち切れ」，それこそ筆者自身のEBM実践の掟である．しかし，ちょっと話がややこしい．そうした掟を守るためにこそ，EBMの実践の継続が必要で，やはりEBMの実践は，継続は力なりであって，それが日々のパラダイムシフト，これまでの医療の継続の打ち切り，新しいやり方への変化を引き起こすのである．

表1　5マイクロスキル

1. 考えを聞く
2. 根拠を聞く
3. できたことを認める
4. 一般論を提示する
5. 改善点を示す

ちょっと話が横道にそれた．元に戻そう．現場での EBM の教育法である．ソクラテス法，とにかく研修医に問いかける．なるべく解答をこちらから提示しない．提示するとしても全部を提示しない．一部だけを提示する．研修医同士の議論の中で解決させる．どの機会も継続的な学習の一局面ととらえる．具体的にはそういうことである．そういう取り組みの繰り返しが，本書に登場するような研修医を，徐々にではあるが育てていく．本書に登場するような研修医を育てるためには，指導医がいかに教えないかが大事である．筆者自身が本書で提示したさまざまな教育法のコツは，自分一人で編み出したものではない．同僚や研修医とのやり取りの共同作業の中から生み出されたものである．そういう眼で，ここまでの研修医と指導医のやり取りを見直してみよう．

　中級の副作用編の指導医と研修医のやり取りである（p.162）．5マイクロスキルとの対応を示してみた．

研修医G「外来で高コレステロール血症の患者さんにスタチンを投与するとき，横紋筋融解の危険について話したところ，どれくらい起こる副作用なのかと聞かれ，答えに詰まってしまいました．"UpToDate" には，252,460人のスタチン服用者中，10,000人年で0.44人の横紋筋融解による入院があり，信頼区間は0.20〜0.84 という結果が引用されています．信頼区間の上限で副作用の危険を見積もると，0.0084％くらいは起こるという結果です．さらに致死的な横紋筋融解の頻度については0.15/100万処方と記載されていました」← 考えを聞く，根拠を聞く

指導医「それでいいじゃない」← 認める

研修医G「でもこれは観察研究のデータで，バイアスの可能性が高く，RCT かそのメタ分析のエビデンスを確認した方がいいかと思いました」

指導医「治療の疑問の場合なら確かにそうだよね．でも副作用も同じでいいだろうか」← 一般論を述べる

研修医G「副作用の場合でも，やはり観察研究よりは RCT の方がいいような気がしますが」

指導医「普通そう考えるよね．じゃあこの問題はまたあとで取り扱うとして，もう一度 PECO に戻って定式化してみよう」

研修医G「高コレステロール血症の患者に，スタチンを投与して，投与しないのと比べて，横紋筋融解はどれくらい起こるのか，というのでどうでしょう」

指導医「今回は PECOT で，T（疑問のカテゴリーと求める研究デザイン）につい

指導医のための EBM

て明確にするとどうなるかな」

研修医G「疑問のカテゴリーは副作用で，求めるべき研究デザインは，RCTか，そのメタ分析というところでしょうか」

指導医「大体そうだよね．でも，そこがちょっと違うんだ．どう違うか考えながら，情報検索をしよう．今日どうしても薬を始めなくてはならないわけではないから，患者さんにはこの1週間で横紋筋融解の頻度について調べて，来週もう一度来てもらうということではどうだろう」← **改善点を提示する**

研修医G「わかりました．そのように説明してみます」

　無理やりという感じもあるが，これ自体がただの手法であるから，現場で使いやすいように使えばいい．EBMが当たり前のことのように，この「5マイクロスキル」も，基本は研修医から引き出し，認め，最低限のポイントを示し，できていない部分を再び自分で取り組ませる，という当たり前のことである．

　実際の実践とともにもう1つ重要な点は，実際の取り組みをあとで利用できる形にきちんと残しておくことである．日々の疑問は，教育的処方箋としてPECOの形で文書化しておく（**図1**）．読んだ論文はCAT（critical appraisal topic，巻末論文要約参照）として残しておく．実際の患者への適用例は，EBMレポートとしてまとめておく．そのように実践を形にしておくと，教育のためだけでなく，実践のためのリソースとしても，大きな威力を発揮する．さらにはそれがいつでも検索できたり，共有できたりするような仕組みができれば最高である．

　EBMの教科書，"Evidence-Based Medicine：how to practice and teach EBM, 3rd ed[1]"には，EBM教育の秘訣と落とし穴が10項目にまとめられている（**表2-1，2-2**）．これはまさに筆者自身のこの15年の失敗と成功の歴史でもある．失敗の落とし穴と成功の秘訣は表裏の関係にある．簡単に言えば，無理をするな，現実的に考えよ，患者のために勉強しろ，そんなことである．しかし，実際はそんなことをわからずにやっていたのである．まさに「知らざるを知らずとす，これ知れるなり」である．わからないことをわかったところでほとんどすべては解決していて，あとの変化はおまけみたいなものである．そして，わからないことがわかった先のわかるとは，頭でわかるだけではなく，からだで，つまり臨床での実践の繰り返しで，身をもって学ぶしかないことである．泳ぎ方がわかるためには，実際泳いでみる以外に道はない．

℞ 教育的処方

| ID 患者名 | 学習者 |

P :

E :

C :

O :

　　　　　　　　　　　　　　　　　　　　　　　年　　月　　日

報告は以下の内容を含むこと
1. 検索戦略
2. 検索結果
3. このエビデンスの妥当性
4. この妥当なエビデンスの重要性
5. この妥当で重要なエビデンスを患者に適応できるか
6. このプロセスに対する自己評価

図1　教育的処方箋

指導医のための EBM

表2-1　EBM教育成功の秘訣

1. 実際の臨床決断や行動に結びつける
2. 学習者の現実的なニーズに焦点を当てる
3. 受動的学習と能動的学習のバランスをとる
4. 学習者がすでに知っている古い知識と新しい知識を結びつける
5. チームの一員として参加する
6. 学習についての感情と知識の両方に配慮する
7. 臨床の環境，利用可能な時間，他の環境を優先し，それに合わせる
8. 覚悟と楽観のバランスをとる
9. エビデンスそのものについての判断なのか，エビデンスと他の知識，臨床技能，患者の価値観の統合についての判断なのかを明らかにする
10. 学習者の生涯にわたる教育の能力を作り上げる

表2-2　EBM教育失敗につながる落とし穴

1. 研究をいかに使うかではなく，いかに行うかが強調される
2. 統計をいかに解釈するかではなく，いかに解析するかが強調される
3. EBMが出版された研究のあら探しに限って使われる
4. EBMがこれまでのエビデンスに付け加えられるというより，置き換えるものとして教えられる
5. エビデンスにかかわることが患者の病気や学習者の臨床技能についてのニーズと切り離されて教えられる
6. 利用可能な時間と学習者の集中力を超えた量で提供される
7. 学習者の理解のスピードより，指導者の話したりクリックしたりするスピードに合わせて教えられる
8. セッションの間に考えたり学んだり時間を残すというより，セッション終了時にすべてを終わらせようとがんばって教えられる
9. 正しい事実や答えを知らないと恥をかかされる
10. 権威付けされたエビデンスや合理的な同意に基づくよりは，誰かの権威や権力の恐怖に基づいて学習者が行動しなければならない

2 教材作成法

　日々の実践の中で疑問を集積し，それについて情報収集し，批判的吟味した論文を要約として残し，実際にその論文が生かされた患者を症例集として残し，さらにそれを重要な情報源として再度利用する．そのようなサイクルを回すことが，EBMの継続的な教育の提供にとって重要である．その中で，それらの一連のリソースが1つの教材としてまとめられれば，臨床現場を離れた，じっくり時間をかけられる学習機会，例えば，7つのモードの5番目のワークショップモードで，いつでも利用することができる．

　先に示したように，教育的処方箋をきちんと文書とし，さらに収集，批判的吟味した論文をCATの形に要約し，実際の患者に適用した例についてはEBMレポートとして症例報告の形にまとめておくという日々の実践がベースにあれば，教材作成は容易である．最初のPECOからはじめ，検索方法，収集した論文，その批判的吟味の要約，実際の患者にどう適用し，どう評価，反省したかを，EBMの5つのステップに沿ってまとめるだけである．

　ただどんなトピックを選ぶかということは非常に重要である．非常に優れた論文で問題がなく，その論文を利用して実際の現場でも治療が行われている，というようなネタは教材になりにくい．教材として面白いのは，一見よさそうだが重大な欠点のある論文だったり，実際に行われている医療とは正反対の結論を導くような優れた論文だったり，というのが教材にしやすい．筆者が最も得意とするのは，高血圧や糖尿病，コレステロールについてのそういった話題である．

　上記のような5つのステップに沿った教材に加え，もう1つは，フォーカスを絞った教材である．例えば，信頼区間を理解するための教材，ITT解析を理解するための教材などである．本書で使った事例は，むしろこのような学習ポイントを絞った教材であるが，こうした教材を作成するのは少し大変である．それについてある程度細かいところまで，自分自身がよく理解していないといけないからである．このような教材は，まず誰かのものを借りてきてベースにするといい．巻末に筆者が作成したパワーポイントの一例を添付する．筆者が本書で取り上げたネタをベースにして，是非独自の教材作成にチャレンジしてほしい．

3 ワークショップの開催法

　7つのモードといいつつ，このワークショップモードについては，取り上げてこなかった．しかし基本は抄読会と同じである．ただ知らない人が集まって行うようなワークショップと，気心の知れた仲間での抄読会では，かなり事情が異なる．ここでは前者を念頭に置き，それぞれの職場で，医師だけでなく，他職種も含め知らないもの同士が，6～8人のスモールグループを作り，1，2人のファシリテーターで開催する，自前のワークショップについて解説したい．

●スモールグループとファシリテーター

　ワークショップでは，まず6～8人くらいのグループを作る．そのメンバーの中でファシリテーターを決める．ワークショップの参加定員は，ファシリテーターの数かける8くらいが目安である．ファシリテーターがいなければ，本書を読んだあなた自身がまずファシリテーターになるのがよい．それがスタートである．ファシリテーターは，何もEBMについて詳しい必要はない．むしろよく知っていても，自分からは教えないという態度が重要である．グループのディスカッションを促進させ，参加者のモチベーションを高め，参加者が自ら学習したくなる環境を作ることが，ファシリテーターの大きな役割である．

●症例と論文の準備

　実際の進め方であるが，必ず症例をベースに，5つのステップに沿って進めていく．症例は教材作成法のところで述べたように，日々の実践の積み重ねの中から選び出したものがあれば，それを利用する．あるいは読みたい論文から始めて，それに合うような架空のシナリオを作成してもよい．その患者シナリオと論文を人数分用意しておく．

●アイスブレーク

　セッションを開始するに当たり，ファシリテーターがまずアイスブレークを行う．簡単なゲームなどを行うとよいが，筆者が最もよく用いるのは，他己紹介と呼ばれる方法である．まずは2人組になって5分程度の時間でお互いに自

己紹介をし合う．その後，グループのメンバー全員で，お互い自己紹介し合った相手について，他のグループのメンバーに紹介を行う，というやり方である．お互いの紹介とアイスブレークが同時にできる便利な方法である．

● **実際の進め方**

まずはあらかじめ準備した患者シナリオを共有し，そのような患者にどのように対応しているか，現状を話し合う．スモールグループに慣れた参加者である場合は，ここでいきなりロールプレイを利用してもよい．筆者自身は，まず参加者に自分自身がこのような患者だったとしたら，医師など医療従事者にどんな質問をしたいかを，各自書き出してもらう．その質問を元に，医師役，患者役に分かれ，患者役が考えた質問に基づいて医師役を質問攻めにし，医師役はできるだけそれに誠実に答える，というロールプレイをよく使う．このロールプレイを元に，この患者の問題点を抽出し，ステップ1の問題の定式化へ入っていく．

このステップ1のグループワークで，最低限抑える必要があることは，PECOと真のアウトカム，この2点である．PECOについてのミニレクチャーを行い，一例を示した後，参加者各自にロールプレイを元に抽出された問題をPECOで定式化してもらい，それぞれのPECOをグループで共有し，真のアウトカムになっているかどうか議論する．

続いてステップ2の情報検索であるが，論文を収集した経緯について簡単に説明できればよい．もし情報検索の部分を取り扱うとしたら，ワークショップとは別に，参加者一人一人に1台ずつ端末があって，指導者の画面と比べながら検索実習ができるような環境で行うことが望ましいだろう．

情報収集に続くステップ3の批判的吟味であるが，用意した論文をまず個人で読む．このときの時間であるが，どんな初心者を対象にしている場合も，3～5分以上はとらない．その後隣同士で内容を確認し，グループ全体で論文の要約を作成する．

まずはそれぞれのやり方で読んだ上で，論文の妥当性のチェックと結果の読み方ついての簡単なミニレクチャーを行い，もう一度論文を読み直す．ここで利用するのが，本書で示した歩きながら論文を読む法である．最初は，読み込むべき項目がなぜ重要かの議論は，省いたほうがよいかもしれない．読み方だけを盲目的に身に付けるというくらいの気持ちでもよい．むしろ結果が読める

ようになることを第一にしたほうが，満足度が高いだろう．

　続いて，ステップ4の患者への適用のセッションである．もう一度患者シナリオを確認し，まずはこの時点で，どうするかを議論する．その上で，ステップ4の公式に沿って，議論し，再びロールプレイを使う．ここでのロールプレイであるが，参加者全員が2人組になってそれぞれロールプレイをやる方法と，代表2人がロールプレイを行い，残りは観察者となるやり方の2つがある．グループ学習に慣れていない場合，前者のやり方のほうが，ストレスが少なくやりやすい．参加者がロールプレイに慣れている場合には，後者の代表ロールプレイのほうが，ロールプレイ後の議論がしやすいかもしれない．筆者自身は後者を多用している．

　ここでのポイントは，結論を1つにまとめないことである．できるだけたくさんの異なる視点からの意見を出し合い，対応の多様性を確認できることが重要である．同じエビデンスを利用しても，実際に提供する医療が逆であったりすることを，むしろ許容するような方向が重要である．

　最後にセッション全体を振り返り，自由に議論する．ステップ5の評価である．ここで強調していることは，押し付けでもない，患者任せでもない臨床決断，ということである．

　以上がワークショップの実際であるが，進め方の概要と，個々のグループワークでのディスカッションを進める際のコツを表3，4にまとめた．読んだだけではわかりにくいことも多い．実際のワークショップに一度参加すれば，ここでの記述がもっと身近なものになるだろう．

参考文献
1) Straus SE, Richardson WS, Glasziou P, et al. Evidence-Based Medicine : how to practice and teach EBM, 3rd ed, Elsevier/Churchill Livingstone, Edinburgh, 2005.

表3 グループ学習の実際の一例

- アイスブレーク
- シナリオ提示
- シナリオ患者についての現状の共有
- ロールプレイ
- PECOの抽出と真のアウトカムの確認
- 論文の要約
- 最低限のポイントでの批判的吟味
- 実際の患者にどうするかについての議論
- 代表ロールプレイ
- ロールプレイの振り返り
- セッション自体の評価反省

表4-1 フィードバックのコツ

- 建設的フィードバック（批判的なフィードバックを行う際に）
    ①ほめる，認める努力をする
    ②誰のためのフィードバックか考える（あなたがしゃべりたいだけなのか，研修医のためなのか．「なぜ私はこのフィードバックをするのか」を自問する）
    ③最初と最後にはできるだけ，前向きなフィードバックをする（批判のサンドイッチ："criticism sandwich"）
    ④「私は（私なら）」ということばを使う（I-message）
    ⑤他の選択肢も提示する
    ⑥変えられないことはフィードバックしない（「だから男/女はダメなんだ」，「だから研修医はダメなんだ」）
    ⑦誰かについてフィードバックを行えば，同時に自分自身が他者からフィードバックされている

表4-2　小グループを運営するためのコツ

1. 時間厳守（参加者が参加しやすいような時間設定，配慮が必要）
2. ファシリテーターが時間前から会場に入る（あたかも参加者のひとりのように）
3. 参加者全員を尊重する
4. テーマは参加者が関心を持ち，参加者の経験に即したもの
5. ロールプレイなど，あきない工夫を
6. 意見を引き出すための4原則の遵守（意見が出にくいときに有用）
    ①いったん他者の意見への批判を禁止する
    ②意見の量を重視することを明言（意見の質はとりあえず問わない）
    ③他人の意見の流用を歓迎する
    ④奇抜な意見を歓迎する
7. 議論が詰まった場合，特定の者がしゃべりすぎる場合の「議論の雪だるま」
    ①最初に一人一人で考える
    ②次に隣同士で相談
    ③最後にグループでディスカッション
    ④意見の引き出しはグループ単位で（しゃべらない人をあえて指名）

表4-3　ファシリテーターのコツ

1. 誰のための学習の場なのかを常に意識する
2. 安易に解答を与えることをせず，討論を導くことに重点を置く（open-ended questionを使用する．ファシリテーターがしゃべりすぎない）
3. 特定の参加者に意見を求めるのは極力避ける（聞かれても本人に自信がある場合と，答えられなくても恥ずかしくない場合に限る）
4. どのようなことを口にしても大丈夫という安心感をグループに与える
5. ファシリテーター自身がわからないときはわからないとはっきり言う
6. 議論に参加しない，あるいはしゃべらない研修医にはじっくり待つことも必要（ファシリテーターは17秒間しゃべらずに我慢する．「黄金の17秒」）
7. 時々議論を要約する
8. あえて反対意見を述べ，対立軸を利用して議論を活性化する
9. 議論の総括をし，新しい発見を明確にする

コラム：EBM標語集

　これらの標語は，筆者自身がことあるごとに研修医に投げかけるフレーズである．日々の教育の場面で使っていただきたい．
- 何はなくとも5つのステップ
- 背景疑問の解決をベースにしろ
- 知っていると思うことこそEBM
- まずPECOよりはじめよ
- とりあえず7つのPECO
- 真のアウトカムは何か
- 疑問のカテゴリーによりアプローチを変えろ
- 情報は，妥当性，関連性，労力で評価しろ
- 情報収集，基本は5Sアプローチ
- データベースを持ち歩け
- 代用のアウトカムの論文を読む暇があれば回診せよ
- 論文は歩きながら読め
- 読みたくない論文は読むな
- 妥当か，何か，役立つかのステップを踏め
- 情報の表すもの3つ，真実，バイアス，偶然
- バイアス3つ，情報，選択，交絡
- まず，ランダム化，ITT
- 観察研究の三要素，曝露，交絡，アウトカム
- 批判的吟味に深入りするな
- 結果は定量的に，幅を持って読め
- 死亡率は減少しない，先延ばしするだけだ
- 有意差なしは無効ではないし，有意差ありは有効ではない
- 論文の患者と目の前の患者のギャップに目をむけよ
- 患者のアウトカム全体を考慮せよ
- 副作用，コストを常に念頭に置け
- うまくいったときこそ，評価反省
- 進歩とは過去の否定である
- 理想を捨てよ，現実的になれ
- 万物は流転する

昇段試験　9段

以下の論文を用いて，ワークショップ用の EBM の教材を作成せよ

- Secondary prevention of macrovascular events in patients with type 2 diabetes in the PROactive Study (PROspective pioglitAzone Clinical Trial In macroVascular Events)：a randomised controlled trial. Lancet. 2005；366(9493)：1279-89.

［⇒解答（例）は371ページ］

IV章

医療全体の中でのEBM

「ねじれ」からの回復とは,「ねじれ」を最後まで
もちこたえる,ということである
――加藤典洋『敗戦後論』

医療全体の中でのEBM

(10段/師範代：数ある道具のひとつとしてEBMを使う)

1 最後の付け足し

　EBMは単なる道具にすぎない．それも多くの道具のうちのひとつにすぎない．ただ相当優れた道具である．情報源の進歩も著しい．新しいエビデンスが使いやすい形で続々と追加される．さらに使い手がトレーニングすることにより，自分自身の手足のように，どんどん使える道具になっていく．「その場の1分」，「その日の5分」，「その週の1時間」，と繰り返しているうちに，なるほど，こうやって使うものだったかと，自分自身も腑に落ちた．確かにつかんだものがある．高血圧についての17年，研修医教育現場のさまざまな局面での日々の実践例を通して，そのつかんだうちのいくばくかを提供してきた．その上での最終章である．

　多くの実践例提示のあと，付け足すべきことは何か．しかし，付け足すべきことというより，それこそ本書の核心かもしれない．つかんだ反面，見落としたもの，見失ったもの．EBMの実践そのものではなく，日々のEBMの実践の背後に立ち現れたもの，そこにこそ，本当の学びがあったのかもしれない．背後に立ち現れただけに，いまだはっきりとは見えてはいない．自分自身まだ手探りである．行き着く先が見えない中で書き始めて，いったいどこへ行こうというのか．しかし，そこへ向かわずに本書を終えることはできない．

2 誤ったことばかり

　EBMの実践の中で印象深いことのひとつは，当たり前に行われている医療に何のエビデンスもなかったり，あるいは逆に無効だというエビデンスがあったりということであった．さらにはその状況が繰り返され，放置される．なぜこんなことになるのか．そうした実践の中で，早くから明確に意識された質問．
「古い医療にしがみつくのはなぜか？」
　しかしEBM実践の中で，そう単純でないことに気がつく．むしろその正反

対のことが起きるからだ．

「新しいものに飛びつくのはなぜか？」

人間は誤る．そういう当たり前のことかもしれない．最もわかりやすい例としての，先の戦争．西欧化．明治に始まる新しい天皇制と，それへの固執．西欧化が過ちだったといっても，天皇制が過ちだったといっても，結局は同じこと．新しいものに飛びついては誤り，従来のものにしがみついては誤る．とにかく誤るのだ．しかし，こんな例ではかえってわかりにくい．

そこで，本書で取り上げた例で説明すると，どういうことになるか．真のアウトカムで評価されていない薬が山のように処方され続ける．トルブタミドが心血管疾患死亡を3倍にするといっても，いまだ使用できる薬のひとつであり続ける．「古い医療にしがみつくのはなぜか？」というわけだ．しかし，それだけではない．医療費削減といいつつ，薬剤間に効果の差がない降圧薬の中で，まず新しく高い薬から使われる．心不全に抗アルドステロン薬が有効とのエビデンスが出ると，それに従った処方により高カリウムや腎不全など多くの副作用が出て，心不全の死亡率がかえって増加する．今度は「新しいものに飛びつくのはなぜか？」である．

3 誤りをなくすためではない

それでは，医療はとにかく誤ったことばかりやっているのか．決してそうではない．大部分の医療は確かに役に立っている．しかし，それはエビデンスに基づくとか基づかないということに，いったい関係があるのかないのか．

最も大事な部分は，実はそこにあるのではないか．「そこ」というのはどこか．エビデンスは部分にすぎない．EBMももちろん部分だ．それに対し，日々の医療，あるいは医療全体．もう少し具体的にいえば，患者と向き合う，ということ．その全体．誤りをはらみながら，全体としてはよきことを達成していこうという医療全体．

しかし目に付くのは，先に挙げたような事例である．EBMを学ぶ中で，当初そうしたところばかりに眼を向けてきた．誤ってはいけない．正しいことをしなくては．そこが理解への第一歩であった．しかし，正しいということはどういうことか．そもそも正しいことは重要なのか，わけがわからなくなる．そこに大事なことはないかもしれない．多分誤りはなくならないのだ．誤りをな

くすために EBM を実践するわけではない．そう気がつく．

　よりよい医療を実践することは，過去を否定することでもなく，新しいものを肯定することでもない．もちろんその逆でもない．むしろ否定が重要，肯定が重要という考えは，それ自体が誤りである．正しいか間違いかではない．否定でも，肯定でもいいのである．重要なことは，過去に眼を向けること，現在に照らし合わせること，現在より少しはましな未来を目指すこと，その場その場で判断すること．はじめから結論を持って臨まないこと．否定も肯定もせず，ただ向き合うことから始めること．その中でプロセスとしての決断，誤りうる可能性を受け入れた上での決断がある．正しい決断でなく，リアルな決断．

4 誤りを媒介として

　すべての医療は誤りの可能性をはらむ．だからこそ決断が重要だ．誤りの可能性がない道があるのなら，決断もない．ただそこを歩けばいいのである．誤りうる中でこそ，最善の医療が提供できる．誤ることがなければ，最善の医療もない．誤る可能性があるからこそ最善を目指す．

　EBM の実践が開いた世界は，誤りうる世界である[1]．これまで行ってきた医療の誤り，最新のエビデンスの誤り，未来の誤りの可能性．エビデンスを知らずに誤り，エビデンスを知って誤り．エビデンスを知り，それに基づけば，決して誤ることがない，というようなのんきな世界はない．誤らないように，いくら勉強しようとも，越えられない壁があること．当たり前だけど．だから，少しでもましな医療を目指すしかない．

　0.5％のイベントが 0.33％に減る，というような治療効果．有意水準 0.05 という，半ば因習的に決められた基準に基づいて，「明確なエビデンス」というのだが，それも誤りのひとつかもしれない．割ったり引いたりするのだって，不要かもしれない．検査が陽性でも本当に診断が正しいのは 90％にすぎない状況．個別の患者にとっては誤診である．最も優れたエビデンスが提供する情報であっても，個別の患者にとっては，誤りであるかもしれない．

　誤りうるエビデンスを媒介として，患者とどうコミュニケーションをとるか．誤りを媒介とした，患者とのコミュニケーション．ただ「誤りを媒介とした」では，患者の理解が得られにくい．ひとまず「エビデンスを媒介とした」患者とのコミュニケーションを目指す．しかし「エビデンス」などと説明する

と，誤りのない医療という方向へ誤解が深まったりする．それは筆者自身がEBMを学ぶ当初に経験したことでもある．すべての患者はEBMに対して初心者だ．

少し難しく考えすぎか．案外わかっていないのは医者のほうで，ただ正直に言えばいいのかもしれない．

「薬を飲んだほうがいいのか悪いのか，わたしにもわからないんですよ」

そんなのはケースバイケースだ．そんな声が聞こえてくる．しかし，ケースバイケースではない．すべての患者に対して，こう言いたいのである．そう言えるような関係作りが，患者との間に可能かどうか．EBMは道具である．関係作りのためにだって利用できるかもしれない．むしろそのためにこそエビデンスは有効である．「誤りを媒介として」，関係を作り，コミュニケーションを重視する．そういう方向性が筆者自身にもようやく見えてきたところである．

5 コミュニケーションツールとしてのEBM

行き着く先の最後はコミュニケーションか．われながら陳腐である．しかし，そういう陳腐なところで，がんばり続けるしかない．EBMをそんなにかっこうよく使えるわけではないのである．地道に，愚直に，利用し続けるしかない．そもそもエビデンスとは，誤りを含む怪しげなものなのだ．ただその誤りが案外使える．

いくらエビデンスの説明を詳しくしたところで，あまり役には立たない．詳しくすればするほど，患者の思いから遠ざかる．例えば以下のような患者とのやり取り．

半年間の食事，運動療法でも血糖のコントロールができない55歳の2型糖尿病患者．HbA_{1c}は8％前後をうろうろしている．

患　者「食事，運動はもう限界なんだけど，どうしたらいいだろう」
医　師「薬を追加して厳しく血糖をコントロールしても，低血糖が増えたり，体重が増えたり，うまくいきません．薬を追加すると逆に死亡率が増加するという最新の研究があります．HbA_{1c}で6％未満を目指す治療をすると，7％台のコントロールに比べて，低血糖は3倍になり，体重が10 kg以上増える人が30％増加し，死亡も20％以上増加したというのです

（ACCORD試験参照，p.297，336）．食事と運動が一番大事なんです．薬に頼ってはいけません．」
患　者「……（無理なことばかり言われても）」

　こんなことになるくらいなら，勉強なんかしないほうがまだましである．ACCORD試験のことを勉強していたとしても，それが目の前の患者に役立つかどうかは別問題だ．大体，死亡が増えるといっても，相対危険の95％信頼区間の下限では1.01ではないか．真の値は5％の確率で信頼区間の外にある．心血管疾患は相対危険で0.9，信頼区間の下限では0.78である．死亡が増えるというのも，心血管疾患が減らないというのも，どちらも誤りかもしれない．臨床研究とは誤まりうるものである．そうだとすると，誤った説明をしたうえに患者にも嫌われるということになる．

患　者「食事，運動はもう限界なんだけど，どうしたらいいだろう」
医　師「そうですよね．食事，運動を続けるのは本当に大変だと思います．実際どんなことで一番お困りですか」
患　者「男やもめじゃそうそうできないんだよ．量を減らして野菜をたくさん摂ってと思うけど，結局外食やコンビニ弁当になっちゃうんだよね」
医　師「量を減らして，野菜を食べて，結構がんばっておられるじゃないですか．それでも血糖は下がらない．確かに大変ですよね」
患　者「そんなふうに言われるとそれも困るな．酒だってやめるなんて言ったけど，夕食後一人でいるとどうしても酒飲んじゃうんだよな．がんばっているどころじゃないんだ」
医　師「誰か食事を世話してくれる人はいないですか」
患　者「そんないい人がいれば，医者なんか来ないでそっちに行ってるよ」
医　師「そうですよね．ただ，今まで糖尿病は危険だという話ばかりしてきましたが，実はそうでもないんです．ちょっとうそついていたところがあるんです」
患　者「うそついてたの？」
医　師「うそも方便，はじめは多少厳しいこといっておかないと，全然治療に身が入らないかと思って．そんなにがんばっておられるのなら，今日は本当のことを言いましょう」
患　者「是非聞かせてくれ」
医　師「HbA_{1c}が8％だからといって，すぐにも心筋梗塞や脳卒中になるわけで

もなければ，失明したり，人工透析になってしまうわけではないんです．せいぜい年率5％というところなんです．そういう意味では普通の人とあまり変わらないといえば変わらないんです」
患　者「20人に1人か．でも俺みたいなやつがその1人になるんじゃないか」
医　師「そうかもしれませんが，それは誰にもわからないんです．最初は，あなたはその1人になるって感じで説明したのですけど，そんなことはわからないんですよ．もちろん今日の説明のように，実は大丈夫かもしれないなんて言っても，それもどうだかわからないんですけど」
患　者「そりゃそうだよな．タバコばかばか吸って，食いたいもの食って，長生きするやつだっているんだからな．イヤー，これまでの6ヵ月はきつかったよ．外来に来る前はなんだか息苦しくなって，とても無理だと思っていたけど，いろいろ話を聞いてちょっと楽になったよ．別に今症状があるわけじゃないし，まだまだ元気だ．確かに普通だよ」
医　師「最初に厳しいことを言いすぎました．申し訳ありません．でも今日は，逆にいい話ばかりしすぎたかもしれません」
患　者「ああ．言いたいことはなんとなくわかるよ．うそも方便だな」
医　師「1ヵ月後，もう一度外来に来てください．お待ちしています」

「誤りを媒介として」，少しは伝わっただろうか．もちろんこれで終わりではない．むしろ，ここから始まる．

6 医師患者間のギャップを埋めるために

EBMは道具にすぎないし，部分にすぎない．EBMの背後に立ち上がったものにこそ，重要な部分がある．エビデンスも誤る，医師も誤る．それを避けることはできない．だから，エビデンスの正しさよりも，誤りであることをうまく利用して，患者とコミュニケーションをとる．まとめるとそういうことである．

コミュニケーションには，医師患者間での情報そのもののやり取りと，そのやり取りの基盤となる良好な医師患者関係構築という2つの側面がある．エビデンスはそのどちらの状況にも有効な道具である．エビデンスとは情報そのものであるし，エビデンスの提供により医師患者関係が形作られる．しかし，うまくいくことばかりではない．むしろうまくいかない場合も多く，EBMを実

践する中でこそ，医師患者間のギャップが明確に認識される．例えば明確なエビデンスがある，なんて説明すると，多くの患者は，そんな治療が受けられればもう安心，なんて思うわけだが，明確なエビデンスが，0.5％の心筋梗塞を0.33％に減らすということであったりする．それでは医師患者間のギャップを埋めるために，EBM以外にどんな道具が使えるのか．

　医師患者間のギャップを埋めるためには，3つの方法がある(**表1**)．1つは患者に歩み寄ってもらう．もう1つは医師が歩み寄る．3つ目はお互いに歩み寄る．患者に歩み寄ってもらう方法として，パターナリズム，行動科学[2]という2つの方法がある．医師側が歩み寄る方法として，患者中心の医療の方法[3]，narrative-based medicine (NBM)[4]がある．そして，病態生理やEBMのように外部の情報を利用して，お互い歩み寄る方法がある．またEBM自体も行動科学を取り入れているし，EBMのステップ4は，患者中心の医療の方法やNBMと重なる．どの方法にも，この3つの要素が混在しており，この分類は説明をわかりやすくするための便宜上のものにすぎない．そう整理すると，現実の臨床での使い勝手がわかりやすいというだけである．

　あるときは，パターナリスティックに，こうしないとだめですよというアプローチを用いることもある．ただ大部分の患者は，たばこを止めないと死んでしまいますよ，なんてやり方では，うまくいかない．そんなときは，行動科学のような手法で，徐々に歩み寄ってもらう．あるいは患者背景を引き出し，患者の物語を理解し，患者を受け入れる，こちらが歩み寄るところから始める．

表1　医師患者間のギャップを埋めるための3つのアプローチ

- 患者の歩み寄り
    パターナリズム
    行動科学
- 医師からの歩み寄り
    患者中心の医療の方法
    NBM (narrative-based medicine)
    構造主義医療
- 外部の情報で
    病態生理
    EBM

さらに，病態生理の説明や，臨床試験のエビデンスを用いながら，お互いに落としどころを探る．そんなふうに医師患者間のギャップを埋める方法の一つとして，EBMを位置づけることが，医療全体の質を改善していくだろう．

　どの道具もEBMと同じくらい使える．先のやり取りでも，行動科学や患者中心の医療の方法が使われている．これらの道具はEBMととても相性がいい．是非EBMと同じように学習するとよい．EBMの使い勝手が格段に上がることは間違いない．でも重要なことはそんなことではない．医療全体である．その自分自身が提供する医療のレベル全体も，これらの道具がうまく使えれば大きく改善されるだろう．それについてのエビデンスも，今後徐々に集積されてくるに違いない．

　最後の付け足しもこれで終わりである．あとはもう臨床の現場で，日々の実践があるのみだ．「その場の1分」，「その日の5分」，「その週の1時間」，くどいので，このあたりで終わりにすることにしよう．

参考文献
1) 加藤典洋．敗戦後論，講談社，東京，1997
2) 飯島克巳．外来での行動医療学：患者さんのライフスタイル改善を目指して，日本医事新報社，東京，1997
3) スチュワート M（山本和利監訳）．患者中心の医療，診断と治療社，東京，2002
4) 斎藤 清二，岸本 寛史．ナラティブ・ベイスト・メディスンの実践，金剛出版，東京，2003

コラム：ACCORD試験

 2型糖尿病の心血管イベントをアウトカムとした最初のRCTである，UGDPではトルブタミド群で心血管死亡が3倍増加し，インスリン群でも減少しなかったという驚くべき結果であった（コラム参照，p.105）．UDGPから30年以上を経て，最新の臨床試験ではどのような結果が出ているのだろう．

 2008年6月，再び2型糖尿病患者で，HbA_{1c}を6未満に厳しく薬剤でコントロールする群と，7台にコントロールする群で，心血管疾患がどれほど減少するかを検討したRCTの結果が発表された．それは再び驚くべき結果である．心血管疾患はやや減少したものの，統計学的な有意差はなく，総死亡については，厳格にコントロールした群で20%増加し，統計学的にも有意という結果である（**表**）．

 UGDP研究の結果を見て驚いている場合ではない．血糖コントロールで心血管疾患が減少するという明確なエビデンスは有史以来まだない．ましてや最新の研究は，死亡が増加するという結果である．薬物による血糖コントロールによって心筋梗塞や脳卒中を減らせるなどと，糖尿病患者に説明することは，いまだできないのである．

*Action to Control Cardiovascular Risk in Diabetes Study Group, Gerstein HC, Miller ME, Byington RP, et al. Effects of intensive glucose lowering in type 2 diabetes. N Engl J Med. 2008；358（24）：2545-59.

表　ACCORD試験の結果

一次アウトカム：大血管合併症
　　RR 0.90（0.78〜1.04）
二次アウトカム：死亡
　　RR 1.22（1.01〜1.46）

RR：相対危険

昇段試験 10段

本章の例で示した患者が1ヵ月後，以下のように言いながら現れた．どのようにアプローチするか，述べよ．

「気分は少し楽になったけど，この1ヵ月で2kgも太っちゃったよ．やっぱり薬を使ったほうがいいのかな」

[⇒解答（例）は370ページ]

付　録

付録

本書で使った論文の要約集
~ Critical Appraisal Topic (CAT) ~

ここに紹介するのは本書で利用したエビデンスの要約である．日々の実践の中で利用したエビデンスを一定の形式でまとめて蓄積しておくと，それ自体が日々のEBMの実践のための重要な情報源となる．自分自身が集積するだけでなく，仲間と共有し，データベース化して，検索機能をつければ，もう立派な二次情報源である．これをひとつの参考として，皆さんも日々の実践を形に残して共有しよう．

Effects of treatment on morbidity in hypertension. Results in patients with diastolic blood pressures averaging 115 through 129mmHg.

JAMA. 1967;202:1028-34. [PMID : 4862069]　　　　　　　　　　　　　　(p.17)

- **P** 拡張期血圧115～129mmHgの男性の高血圧患者143名
- **E** hydrochlorothiazide, reserpine, hydlarazine
- **C** プラセボ
- **O** Class A(高血圧性網膜症，BUN 2倍以上の上昇，解離性大動脈瘤，脳出血，SAH，心不全の持続，拡張期血圧3回の測定の平均が140mmHg以上，または入院中の血圧の平均130mmHg以上)，治療失敗(線状出血多発と軟性白斑，綿花状白斑，拡張期血圧が時に140mmHgを超えるが入院中の血圧の平均が130mmHg未満，BUN，Creの上昇，脳血栓の疑い)，Class B(脳血栓，心筋梗塞，治療に反応する心不全)

研究デザイン	二重盲検ランダム化比較試験
主な結果	治療群：2/73, 対照群：27/70 RR：0.071 (0.017～0.287) NNT：3 (2～5)
コメント	アウトカムの内訳(対照群：死亡4, Class A 10, 治療失敗7, Class B 6：治療群：治療失敗1, Class B 1).

Prevention of stroke by antihypertensive drug treatment in older persons with isolated systolic hypertension. Final results of the Systolic Hypertension in the Elderly Program (SHEP).

JAMA. 1991;265:3255-64. [PMID：2046107] (p.16)

P	60歳以上の収縮期血圧160〜219mmHg，拡張期90mmHg未満の高血圧患者4,736名
E	chlorhtaridone 12.5mg，25mg，atenorol 25mg，50mgのステップケア
C	プラセボ
O	致死性，および非致死性脳卒中

| 研究デザイン | 二重盲検ランダム化比較試験，ITT解析 |

| 主な結果 | 治療群：5.5%，対照群：9.2%
RR：0.64（0.50〜0.82）
NNT：34（22〜63） |
| コメント | 5年間の平均収縮期血圧が治療群で143mmHg，対照群で155mmHg． |

Mortality and morbidity results from the European Working Party on High Blood Pressure in the Elderly trial.

Lancet. 1985;1:1349-54. [PMID：2861311] (p.17)

P	60歳以上の収縮期160〜239mmHg，拡張期90〜119mmHgの高血圧患者840名
E	hydrochrolothiazide + triamterene，コントロール不十分な場合methyldopaの追加
C	プラセボ
O	総死亡，心血管死亡

| 研究デザイン | 二重盲検ランダム化比較試験，ITT解析 |

| 主な結果 | 総死亡：RRR 9%（-15〜28）
心血管死亡：RRR 27%（1〜46） |
| コメント | 1年後の血圧はプラセボ群で172/95mmHg，治療群で151/88mmHg． |

Diuretic therapy for hypertension and the risk of primary cardiac arrest.

N Engl J Med. 1994;330:1852-7. [PMID：8196728]　　　　　　　　　　　(p.19)

- **P** 　高血圧治療中の患者
- **E** 　低用量利尿薬，カリウム保持性利尿薬の併用
- **C** 　高用量利尿薬，カリウム保持性利尿薬併用なし
- **O** 　心停止

研究デザイン　症例対照研究（114名 vs 535名）

主な結果　thiazide＋カリウム保持性利尿薬（thiazide単独と比較）：RR　0.3（0.1〜0.7）
中等用量 thiazide（低用量と比較）：RR　1.7（0.7〜4.5）
高用量 thiazide（低用量と比較）：RR　3.6（1.2〜10.8）

コメント　調整交絡因子（性，年齢，治療前の収縮期血圧，心拍数，罹病期間，喫煙，糖尿病），コントロールは既存のデータベースからランダム抽出．

The risk of myocardial infarction associated with antihypertensive drug therapies.

JAMA. 1995;274:620-5. [PMID：7637142]　　　　　　　　　　　　　(p.20)

- **P** 　高血圧治療中の患者
- **E** 　ある降圧薬
- **C** 　他の降圧薬
- **O** 　心筋梗塞能

研究デザイン　症例対照研究（623名 vs 2,032名）

主な結果　Ca拮抗薬（利尿薬単独と比べて）：RR　1.62（1.11〜2.34）
Ca拮抗薬（β遮断薬と比べて）：RR　1.57（1.21〜2.04）

コメント　性，年齢，治療時期でマッチング，コントロールは既存の磁気化データベースからランダム抽出．Ca拮抗薬と心筋梗塞の間には量反応関係が認められる．

Health outcomes associated with antihypertensive therapies used as first-line agents. A systematic review and meta-analysis.

JAMA. 1997;277:739-45. [PMID : 9042847]　　　　　　　　　　　　　(p.20)

P	高血圧の患者
E	第一選択薬（利尿薬，β遮断薬）
C	プラセボ
O	心血管合併症（脳卒中，心不全，心筋梗塞）

研究デザイン　メタ分析（18のRCT，プラセボ対照，1年以上の追跡）

主な結果　（RR）

	脳卒中	心不全	心筋梗塞
β遮断薬	0.71（0.59〜0.86）	0.58（0.40〜0.84）	0.93（0.80〜1.09）
高用量利尿薬	0.49（0.39〜0.62）	0.17（0.07〜0.41）	0.99（0.83〜1.18）
低用量利尿薬	0.66（0.55〜0.78）	0.58（0.44〜0.76）	0.72（0.61〜0.85）

コメント　短時間作動型のジヒドロピリジン系Ca拮抗薬の有害性について言及している．

Randomised trial of old and new antihypertensive drugs in elderly patients : cardiovascular mortality and morbidity the Swedish Trial in Old Patients with Hypertension-2 study.

Lancet. 1999;354:1751-6. [PMID : 10577635]　　　　　　　　　　　　(p.24)

P	70〜84歳の高血圧患者（収縮期180mmHg以上または拡張期105mmHg以上）
E	新しい降圧薬（Ca拮抗薬，ACE阻害薬）
C	古い降圧薬（利尿薬，β遮断薬）
O	致死性脳卒中，致死性心筋梗塞，致死性心血管疾患の結合アウトカム

研究デザイン　ランダム化比較試験，ITT解析，PROBE

主な結果　心血管疾患による死亡（古い降圧薬に対して）RR　0.99（0.84〜1.16）
　　　　　心筋梗塞：RR　1.04（0.86〜1.26）
　　　　　脳卒中：RR　0.89（0.76〜1.04）

コメント　利尿薬，Ca拮抗薬を第一選択の場合，第二選択はβ遮断薬；β遮断薬，ACE阻害薬の場合，第二選択は利尿薬．

付　録

Health outcomes associated with calcium antagonists compared with other first-line antihypertensive therapies : a meta-analysis of randomised controlled trials.

Lancet. 2000;356:1949-54. [PMID : 11130522]　　　　　　　　　　　　　　(p.24)

- **P**　高血圧の患者
- **E**　Ca拮抗薬 (nisoldipine, nifedipine, amlodipine, isradipine, nicardipine, diltiazem, felodipine, verapamil)
- **C**　他の降圧薬 (enalapril, clonidine, atenorol ＋ chlortharidone, fosnopril, hydrochlorothiazade, amiloride, trichloromethiazide, atenorol, pindorol, lisnopril)
- **O**　心筋梗塞

研究デザイン　メタ分析 (9のRCT, Ca拮抗薬と他の降圧薬の比較, 2年以上の追跡)

主な結果　(RR)

	心筋梗塞	心不全	脳卒中
	1.26 (1.11〜1.43)	1.25 (1.07〜1.46)	0.90 (0.80〜1.02)

コメント　NICS-EHという日本のトライアルが含まれている.

Cardiovascular protection and blood pressure reduction : a meta-analysis.

Lancet. 2001;358:1305-15. [PMID : 11684211]　　　　　　　　　　　　　　(p.24)

- **P**　高血圧の患者
- **E**　新しい降圧薬 (Ca拮抗薬, ACE阻害薬)
- **C**　古い降圧薬 (利尿薬, β遮断薬)
- **O**　心筋梗塞

研究デザイン　メタ分析 (9のRCT, 日本人のトライアル1つを含む)

主な結果　[RRR (%)]

	脳卒中	心筋梗塞	心不全
Ca拮抗薬	13.5 (1.3〜24.2)	－19.2 (－3.5〜－37.3)	－15.8
ACE阻害薬	－5.8	1.3	6.9
全体	－1.7	－6.4	－52.4*

*$p < 0.0001$

コメント　脳卒中は降圧の程度に比例して効果が大きくなるが, 心筋梗塞は降圧の差が15mmHgを超えるあたりで治療効果が小さくなる.

Health outcomes associated with various antihypertensive therapies used as first-line agents : a network meta-analysis.

JAMA. 2003;289:2534-44. [PMID : 12759325]   (p.27)

- P 高血圧の患者
- E 低用量利尿薬
- C 他の降圧薬，プラセボ
- O 心血管疾患，総死亡

研究デザイン　メタ分析（42のRCT，主要心血管疾患をアウトカム，1年以上，400人年以上の追跡）

主な結果　（RR）

低用量利尿薬の効果

	冠動脈疾患	心不全	脳卒中
プラセボ	0.79 (0.69〜0.92)	0.51 (0.42〜0.62)	0.71 (0.63〜0.81)
β遮断薬	0.87 (0.74〜1.03)	0.83 (0.68〜1.01)	0.90 (0.76〜1.06)
ACE阻害薬	1.00 (0.88〜1.14)	0.88 (0.80〜0.96)	0.86 (0.77〜0.97)
Ca拮抗薬	0.89 (0.76〜1.01)	0.74 (0.67〜0.81)	1.02 (0.91〜1.14)
ARB	0.83 (0.59〜1.16)	0.88 (0.66〜1.16)	1.20 (0.93〜1.55)
α遮断薬	0.99 (0.75〜1.31)	0.51 (0.43〜0.60)	0.85 (0.66〜1.10)
	心血管疾患事故	心血管疾患死	総死亡
プラセボ	0.76 (0.69〜0.83)	0.81 (0.73〜0.92)	0.90 (0.84〜0.96)
β遮断薬	0.89 (0.80〜0.98)	0.93 (0.81〜1.07)	0.99 (0.91〜1.07)
ACE阻害薬	0.94 (0.89〜1.00)	0.93 (0.85〜1.02)	1.00 (0.95〜1.05)
Ca拮抗薬	0.94 (0.89〜1.00)	0.95 (0.87〜1.04)	1.03 (0.98〜1.08)
ARB	1.00 (0.85〜1.18)	1.07 (0.85〜1.36)	1.09 (0.96〜1.22)
α遮断薬	0.84 (0.75〜0.93)	1.00 (0.75〜1.34)	0.98 (0.88〜1.10)

コメント　ネットワークメタ分析（直接比較の試験だけでなく，間接的な比較結果も加味されている）．

Should β blockers remain first choice in the treatment of primary hypertension ? A meta-analysis.

Lancet. 2005;366:1545-53. [PMID:16257341]　　　　　　　　　　　　(p.28)

- P　高血圧の患者
- E　β遮断薬
- C　他の降圧薬，プラセボ，無治療
- O　心筋梗塞，脳卒中，総死亡

研究デザイン　メタ分析（13のRCT：他の降圧薬，7のRCT：プラセボ，無治療）

主な結果　（RR）

	心筋梗塞	脳卒中	総死亡
他の降圧薬	1.02（0.93〜1.12）	1.16（1.04〜1.30）	1.03（0.99〜1.08）
プラセボ，無治療	0.93（0.83〜1.05）	0.81（0.71〜0.93）	0.95（0.86〜1.04）

コメント　atenololとそれ以外のβ遮断薬で結果に差はない．

Valsartan in a Japanese population with hypertension and other cardiovascular disease (Jikei Heart Study): a randomised, open-label, blinded endpoint morbidity-mortality study.

Lancet. 2007;369:1431-9. [PMID:17467513]　　　　　　　　　　　　(p.29)

- P　20〜79歳の従来から治療を受けている高血圧，冠動脈疾患，心不全患者（日本人）
- E　valsartan 40〜160mg
- C　従来の降圧薬
- O　心血管疾患の罹患と死亡（脳卒中，TIA，心不全，狭心症による入院，心筋梗塞，解離性大動脈瘤，Cre 2倍以上の上昇，人工透析）

研究デザイン　ランダム化比較試験，ITT解析，PROBE

主な結果　RR　0.61（0.47〜0.79）
コメント　研究デザインの論文ではアウトカムに入院の記載はなく，発表の論文でアウトカムが変更されている．

Blood pressure-dependent and independent effects of agents that inhibit the renin-angiotensin system.

J Hypertens. 2007;25:951-8. [PMID：17414657]　　　　　　　　　　　　　　　　(p.29)

P	ACE, ARBが投与されている臨床試験(高血圧, 心不全, 冠動脈疾患, 糖尿病性腎症)
E	ARB
C	ACE阻害薬
O	降圧の程度と心血管疾患(脳卒中, 冠動脈疾患の罹患と死亡, 心不全死と入院)の減少の割合の関係

研究デザイン	メタ分析(26のRCT)

主な結果　[RR(ACEに対して)]

脳卒中	心筋梗塞	心不全
1.02 (0.87～1.19)	1.06 (0.94～1.19)	1.05 (0.95～1.15)

コメント　一次アウトカム(脳卒中, 冠動脈疾患, 心不全)が明記されている. 降圧の程度に関係ないイベント減少効果はACEにおいて認められた.

Effect of intensive blood-glucose control with metformin on complications in overweight patients with type 2 diabetes (UKPDS 34). UK Prospective Diabetes Study (UKPDS) Group.

Lancet 1998;352:854-65. [PMID：9742977]　　　　　　　　　　　　　　　　(p.90)

P	25～65歳の理想体重より120%以上の肥満のある2型糖尿病患者
E	メトホルミン 850mgから1,700mgへ増加. 最大2,550mg インスリン, クロルプロパミド, グリベンクラミド
C	食事療法
O	糖尿病関連合併症, 糖尿病関連死, 総死亡

研究デザイン	ランダム化比較試験, ITT解析, PROBE

主な結果　[RR(食事療法に対して)]

	糖尿病関連合併症	糖尿病関連死	総死亡
メトホルミン	0.68 (0.53～0.87)	0.58 (0.37～0.91)	0.64 (0.45～0.91)
インスリン, SU剤	0.93 (0.77～1.12)	0.80 (0.58～1.11)	0.92 (0.71～1.18)

コメント　SU剤にメトホルミンをあとから追加した群では合併症が増加.

付　録

Intensive blood-glucose control with sulphonylureas or insulin compared with conventional treatment and risk of complications in patients with type 2 diabetes (UKPDS 33). UK Prospective Diabetes Study (UKPDS) Group.

Lancet. 1998;352:837-53. [PMID: 9742976]　　　　　　　　　　　　　　　　(p.109, 304)

- **P** 平均54歳, 空腹時血糖108～270mg/dLの2型糖尿病患者
- **E** 血糖108mg/dLを目標に集中治療(メトホルミン, インスリン, SU剤)
- **C** 血糖270mg/dLを目標に食事療法
- **O** 糖尿病関連合併症, 糖尿病関連死, 総死亡

研究デザイン　ランダム化比較試験, ITT解析, PROBE

主な結果　[RR(食事療法に対して)]

	糖尿病関連合併症	糖尿病関連死	総死亡
集中治療群	0.88 (0.79～0.99)	0.90 (0.73～1.11)	0.94 (0.60～1.10)

コメント　HbA1cは集中治療群で平均7%, 対照群で7.9%. 当初合併症40%減少を見込んでスタートしたが, 40%の減少は達成不可能となり, 8地域を追加, 追跡期間を延長して解析している.

Metabolic syndrome mortality in a population-based cohort study: Jichi Medical School (JMS) Cohort Study.

J Epidemiol. 2007;17:203-9. [PMID: 18094519]　　　　　　　　　　　　　　　(p.131)

- **P** 平均56歳, 12の日本のへき地の一般住民
- **E** メタボリックシンドロームの基準を満たす
- **C** 満たさない
- **O** 死亡率, 心血管死

研究デザイン　コホート研究

主な結果　(RR)

	死亡	心血管死
男性	1.13 (0.64～1.98)	1.84 (0.68～4.96)
女性	1.31 (0.41～4.18)	1.31 (0.17～9.96)

コメント　年齢, 喫煙, 飲酒で調整. 男性では9%, 女性では1.7%がメタボリックシンドロームの基準に適合.

Cardiorespiratory fitness and adiposity as mortality predictors in older adults.

JAMA. 2007;298:2507-16. [PMID : 18056904]　　　　　　　　　　　　　　(p.143)

- **P** 60歳以上の成人（年齢予測心拍の85％以上のトレッドミルテストを終了，BMI 18.5以上）
- **E** 運動能（トレッドミルテスト時間），BMI，腹囲，体脂肪率
- **C**
- **O** 死亡

研究デザイン コホート研究

主な結果 （RR）

	基準	区分	死亡
運動能（分）	<8.7	8.7～11.2	0.51 (0.39～0.68)
		11.3～13.6	0.42 (0.31～0.56)
		13.7～18.3	0.40 (0.30～0.55)
		18.4～	0.27 (0.19～0.39)
BMI (kg/cm^2)	18.5～24.9	25～29.9	0.72 (0.58～0.89)
		30～34.9	0.76 (0.54～1.07)
		35～	1.11 (0.60～2.05)
腹囲 (cm)	正常	88以上（女性）102以上（男性）	0.99 (0.79～1.25)
体脂肪率	正常	30％以上（女性）25％以上（男性）	0.83 (0.67～1.01)

コメント 平均12年追跡．年齢，性，検査年，喫煙，負荷心電図異常所見，ベースの健康状態で調整した相対危険．運動能はBMIでも調整．体脂肪率は運動能でも調整．

付録

Early enteral nutrition within 24h of colorectal surgery versus later commencement of feeding for postoperative complications.

Cochrane Database Syst Rev. 2006 Oct 18;(4):CD004080. [PMID: 17054196] (p.147)

P	消化管の手術を受けた患者で
E	術後24時間以内に経口摂取を開始するのと
C	しない場合と比べて
O	創感染, 腹腔内膿瘍, 心筋梗塞, 血栓症, 肺炎などの術後合併症, 縫合不全, 死亡, 入院期間, 重大な副作用

研究デザイン	メタ分析（13のRCT）
主な結果	（RR）

創感染	0.77（0.48〜1.22）
腹腔内膿瘍	0.87（0.31〜2.42）
縫合不全	0.69（0.36〜1.32）
死亡	0.41（0.18〜0.93）
肺炎	0.76（0.36〜1.58）
嘔吐	1.27（1.01〜1.61）

[Weighted Mean Difference（日）]

入院期間	−0.89（−1.58〜−0.20）

コメント	両群合わせても100例程度の小規模RCTのメタ分析. 死亡のアウトカムを評価した10のRCTのうち4つは両群で死亡の発症なし.

Antithrombin III in critically ill patients : systematic review with meta-analysis and trial sequential analysis.

BMJ. 2007;335:1248-51. [PMID : 18037615]　　　　　　　　　　　　　　(p.161)

- P　敗血症，敗血症ショック，DIC，その他重症疾患
- E　antithronbin III を投与
- C　対照治療
- O　死亡

研究デザイン	メタ分析 (20 の RCT)

主な結果	(RR)

死亡	出血
0.96 (0.89～1.03)	1.52 (1.30～1.78)

コメント　一次アウトカムは死亡，二次アウトカムは，ICU 入室期間，入院期間，QOL，敗血症の重症度，腎不全，人工呼吸の期間，手術の必要，対象集団ごとの介入効果，副作用(出血など)．

Incidence of hospitalized rhabdomyolysis in patients treated with lipid-lowering drugs.

JAMA. 2004;292:2585-90. [PMID : 15572716]　　　　　　　　　　　　　(p.165)

- P　マネージドケアの支払い請求書から同定された患者群
- E　スタチン，フィブラートの服用者
- C
- O　横紋筋融解の罹患率

研究デザイン	コホート研究 (historical：過去のデータベースをさかのぼって調査)

主な結果	患者数：252,460 頻度：0.44/10000 人年

コメント　クロフィブラートの併用でリスク増加 (5.98/10000 人年)．

付　録

Risks associated with statin therapy : a systematic overview of randomized clinical trials.

Circulation. 2006;114:2788-97. [PMID : 17159064]　　　　　　　　　　　　(p.172)

- **P** 高脂血症患者に対して
- **E** スタチンの単独療法で
- **C** 投与なし
- **O** 筋肉痛, クレアチンキナーゼ, トランスアミナーゼの上昇, 横紋筋融解, 治療の中止

研究デザイン	メタ分析 (35の RCT)
主な結果	横紋筋融解について, 1,000人あたりのリスク差：0.4 (-0.1〜0.9)
コメント	スタチン群：66/37783, 対照群：39/30327.

Aerosolized magnesium sulfate for acute asthma : a systematic review.

Chest. 2005;128:337-44. [PMID : 16002955]　　　　　　　　　　　　(p.208)

- **P** 救急外来での喘息発作患者に
- **E** マグネシウムを吸入
- **C** 投与しない, あるいは β 刺激薬
- **O** 肺機能の改善, 入院

研究デザイン	メタ分析 (6の RCT)	
主な結果	(標準化平均差)	(RR)
	肺機能	入院
	0.30 (0.05〜0.55)	0.67 (0.41〜1.09)
コメント	対照治療：β 併用なしが2試験, β 併用ありが4試験. Mgの用量は, 135mgから384mg×3 = 1152mgまでさまざま.	

Primary prevention of cardiovascular disease with pravastatin in Japan (MEGA Study): a prospective randomised controlled trial.

Lancet. 2006;368:1155-63. [PMID: 17011942]　　　　　　　　　(p.218)

P	日本人の40〜70歳の高コレステロール血症患者
E	食事療法＋プラバスタチン10〜20mg投与した場合
C	食事療法単独と比べて
O	冠動脈疾患（心筋梗塞，突然死，不安定狭心症，カテーテル治療，バイパス手術）が減少するか

研究デザイン	ランダム化比較試験，ITT解析，PROBE

主な結果	RR：0.67（0.49〜0.91） NNT：119（5.3年間）
コメント	年率0.5％の冠動脈疾患が0.33％に減少．

Multifactorial intervention and cardiovascular disease in patients with type 2 diabetes.

N Engl J Med. 2003;348:383-93. [PMID: 12556541]　　　　　　(p.223, 309)

P	微量アルブミン尿のある2型糖尿病患者
E	集中的な薬物治療と行動療法（目標：脂肪摂取率30％未満，飽和脂肪酸10％未満，軽度から中等度の週5回30分以上の運動，禁煙教室への参加，HbA$_{1c}$　6.5％，コレステロール　175mg/dL未満，中性脂肪150mg/dL未満，収縮期血圧130mmHg未満，拡張期血圧80mmHg未満，微量アルブミン尿があればACE阻害薬またはARB投与，降圧薬，アスピリン，ビタミンC，ビタミンE，葉酸）の投与
C	ガイドラインに基づく従来治療
O	心血管疾患死，非致死性心筋梗塞，冠動脈バイパス手術，カテーテルによる血行再建術，非致死性脳卒中，虚血による切断，末梢動脈硬化性疾患による血管手術を合わせた結合アウトカム

研究デザイン	ランダム化比較試験，ITT解析，PROBE

主な結果	RR：死亡　0.47（0.24〜0.73）
コメント	腎症，眼症，自律神経障害も減少．PROBE法にもかかわらず，介入行為がアウトカムに設定されている．現実の臨床でこれだけ手厚い介入は困難か．

Secondary prevention of macrovascular events in patients with type 2 diabetes in the PROactive Study (PROspective pioglitAzone Clinical Trial In macroVascular Events) : a randomised controlled trial.

Lancet. 2005;366:1279-89. [PMID : 16214598]　　　　　　　　　　　　　(p.224)

- P　35〜75歳の心血管疾患の既往のある2型糖尿病患者
- E　pioglitazone 45mg
- C　プラセボ
- O　一次アウトカム：総死亡，非致死性の心筋梗塞，脳卒中，急性冠症候群，冠血管，下腿動脈に対するインターベンション，足首より近位の切断の6つを1つにまとめた結合アウトカム，主要二次アウトカム：総死亡，非致死性の心筋梗塞，脳卒中の3つの結合アウトカム

研究デザイン　二重盲検ランダム化比較試験，ITT解析

主な結果　(RR)

一次アウトカム	主要二次アウトカム
0.90 (0.80〜1.02)	0.84 (0.72〜0.98)

コメント　主要二次アウトカムはデザインの論文に記載されていない．

Use of calcium or calcium in combination with vitamin D supplementation to prevent fractures and bone loss in people aged 50 years and older : a meta-analysis.

Lancet. 2007;370:657-66. [PMID : 17720017]　　　　　　　　　　　　　(p.244)

- P　50歳以上の成人(63,897人)
- E　カルシウム(200〜1600mg/日)，またはカルシウム＋ビタミンD(200〜800IU/日)摂取
- C　プラセボ
- O　骨粗鬆症に伴う骨折の予防(椎骨，手首，大腿骨頸部)

研究デザイン　メタ分析(29のRCT，骨折を評価したものは17)

主な結果　RR：0.88(0.83〜0.95)
コメント　サブグループ分析で施設入所者，低カルシウム摂取，高用量のカルシウム投与，高用量のビタミンD投与，高骨量増加，高齢，高服薬遵守者で効果が大きい傾向(交互作用で有意差ありのもの)．

A systematic review of medical therapy to facilitate passage of ureteral calculi.

Ann Emerg Med. 2007;50:552-63. [PMID: 17681643] (p.260)

- **P** 尿路結石患者（石の大きさ4.3〜7.8mm）
- **E** α遮断薬，あるいはCa拮抗薬の投与
- **C** 対照治療
- **O** 排石率

研究デザイン メタ分析（α遮断薬：13のRCT，Ca拮抗薬：6，両方：3）

主な結果

	α遮断薬	Ca拮抗薬
相対利益	1.59 (1.44〜1.75)	1.50 (1.34〜1.68)
NNT	3.3 (2.1〜4.5)	3.9 (3.2〜4.6)

コメント funnel plotでは，両薬とも非対称，論文評価者は独立した2名で評価，CONSORT宣言，Jadad scaleで論文の妥当性評価をしているが，Jadad scale平均2/5点で元論文の妥当性に問題あり，結果の異質性については検定では有意な異質性ありだが，サブグループ分析による結果の違いは認められていない．さらに大規模なRCTを行う意味があるかもしれない．

Tissue plasminogen activator for acute ischemic stroke. The National Institute of Neurological Disorders and Stroke rt-PA Stroke Study Group.

N Engl J Med. 1995;333:1581-7. [PMID : 7477192] (p.265)

- **P** 発症3時間以内の脳梗塞患者で
- **E** 経静脈的にtPAを投与して
- **C** プラセボと比べて
- **O** 24時間後の神経症状（NIHSS4点以上改善）
  3ヵ月後のglobal statistic（症状，ADLの総合的評価）

研究デザイン 二重盲検ランダム化比較試験，ITT解析

主な結果 （相対利益）

24時間後の改善ありの割合	3ヵ月後に障害を残してないもの
1.2（0.9～1.6）	1.7（1.2～2.6）

コメント 2つの一次アウトカムは別の対象で検討されている．脳出血は0.6%から6.4%に増加．

Injectable vaccines for preventing pneumococcal infection in patients with chronic obstructive pulmonary disease.

Cochrane Database Syst Rev. 2006:CD001390 [PMID : 17054135] (p.270)

- **P** 慢性閉塞性肺疾患患者
- **E** 肺炎球菌ワクチンの投与
- **C** 投与なし，もしくは生理食塩水投与
- **O** 急性増悪

研究デザイン メタ分析（4のRCT）

主な結果 RR：1.08（0.62～1.27）
コメント 死亡率，肺炎，入院でも差は認められていない．

Using vital signs to diagnose impaired consciousness : cross sectional observational study.

BMJ. 2002;325:800. [PMID : 12376438]   (p.274)

P	GCS 15点未満の意識障害患者
E	収縮期血圧が高い場合,低い場合
C	
O	脳疾患の確定,脳疾患の除外

研究デザイン 横断研究

主な結果 ［階層別尤度比（SSLR）］

収縮期血圧	SSLR
＜90	0.03（0.01～0.12）
90～99	0.08（0.03～0.23）
100～109	0.08（0.03～0.22）
110～119	0.21（0.11～0.38）
120～129	0.45（0.26～0.78）
130～139	1.50（0.80～2.80）
140～149	1.89（1.06～3.37）
150～159	2.09（1.02～4.27）
160～169	4.31（1.77～10.49）
170～179	6.09（2.32～15.98）
180≦	26.43（9.25～75.48）

コメント それぞれの区分の症例が少ないため信頼区間は広い.

付　録

Diagnosis of iron-deficiency anemia in the elderly.

Am J Med. 1990;88:205-9. [PMID：2178409]　　　　　　　　　　　　　(p.281)

- P　65歳以上の貧血患者（Hb：男性　12g/dL，女性　11g/dL）
- E　フェリチン，MCV，トランスフェリン飽和度，遊離赤血球プロトポルフィリン
- C
- O　鉄欠乏性貧血の確定，除外診断

研究デザイン　横断研究

主な結果　［階層別尤度比（SSLR）］

フェリチン	SSLR
>100	0.13
45〜100	0.46
18〜45	3.12
18>	41.47

コメント　他の指標はフェリチンの結果に劣る．

Rapid measurement of B-type natriuretic peptide in the emergency diagnosis of heart failure.

N Engl J Med. 2002;347:161-7. [PMID：12124404]　　　　　　　　　　(p.284)

- P　呼吸困難を主訴に救急外来を受診した平均64歳，56％男性の患者
- E　BNPがいくら以上，以下
- C
- O　心不全の確定，除外診断

研究デザイン　横断研究

主な結果　［階層別尤度比（SSLR）］

BNP値	SSLR
>150	5
125〜150	0.5
100〜125	1
80〜100	1.5
50〜80	0.3
50>	0.05

コメント　元論文は複数のカットオフでの尤度比を報告．ここでは階層別尤度比を計算しなおしてまとめた．

Procalcitonin in children admitted to hospital with community acquired pneumonia.

Arch Dis Child. 2001;84:332-6. [PMID : 11259234]   (p.294)

P	市中肺炎に罹患した72人の小児
E	プロカルシトニンがいくつ以上,以下
C	
O	細菌性肺炎の確定,除外

研究デザイン	横断研究

主な結果

	感度	特異度
PCT＞0.5μg/L	95	60
PCT＞1μg/L	86	87.5
PCT＞2μg/L	62.7	96

コメント　臨床上細菌性かどうかの鑑別が問題になる患者群が選ばれている.標準検査は発熱とレントゲンによる肺炎像の確認で行われている.プロカルシトニンの評価は他の所見と独立して評価されているが,肺炎の診断がプロカルシトニンの結果に対して独立して評価されているかは不明.肺炎確定のための発熱の病歴と胸部レントゲンは,すべての患者に行われている.診断の論文としては,よくデザインされている.

The effect of spironolactone on morbidity and mortality in patients with severe heart failure. Randomized Aldactone Evaluation Study Investigators.

N Engl J Med 1999;341:709-17. [PMID : 10471456]   (p.301)

P	駆出率35％未満の心不全患者（ACE阻害薬,ループ利尿薬,ジゴシンで治療中）
E	スピロノラクトン25mg
C	プラセボ
O	死亡率

研究デザイン	二重盲検ランダム化比較試験,ITT解析

主な結果　RR：死亡　0.70（0.60～0.82）
コメント　死亡減少は大部分が,心不全死,突然死の減少による.

付　録

Complications of inappropriate use of spironolactone in heart failure when an old medicine spirals out of new guidelines.

J Am Coll Cardiol. 2003;41:211-4. [PMID : 12535810]　　　　　　　　　　(p.302)

P	スピロノラクトンを新規に投与した心不全患者
E	現場で行われた医療（今回の研究コホート）
C	RALES trial（前ページ下の論文）で行われた医療（RCT参加者中スピロノラクトン服用者）
O	患者の組み入れ基準，投与後のマネージメント，副作用の頻度

研究デザイン　コホート研究（別のRCTと比較）

主な結果

	コホート	RCT（RALES trial）
組み入れ基準		
NYHA Ⅰ Ⅱ	9%	0.5%
EF35%未満	54.8%	100%
スピロノラクトン用量	40.7 mg/dL	26 mg/dL
カリウム製剤継続	40.4%	29%
腎不全	30.7%	除外
副作用		
高カリウム血症	20%	2%
低ナトリウム血症	32%	
腎不全	25%	
女性化乳房	2%	10%
低血圧	7%	
一時的ペーシング	3%	
服薬中止	21%	8%

コメント　RCTを外部対照としたコホート研究．現実の臨床とRCTの違いが浮き彫りとなった．

Rates of hyperkalemia after publication of the Randomized Aldactone Evaluation Study.

N Engl J Med. 2004;351:543-51. [PMID : 15295047]　　　　　　　(p.302)

P	心不全患者
E	RALES trial 後
C	RALES trial 前
O	スピロノラクトン処方率, 高カリウム血症による入院

研究デザイン コホート研究 (介入前後研究)

主な結果 (1,000人あたりの頻度)

	前	後	p値
処方率	34	149	< 0.001
高カリウムによる入院	2.4	11	< 0.001
高カリウム関連の死亡	0.3	2.0	< 0.001

コメント 処方率とアウトカムの関係を論文発表前後で検討した生態学的研究.

Intensive blood glucose control and vascular outcomes in patients with type 2 diabetes.

N Engl J Med. 2008;358:2560-72. [PMID : 18539916]　　　　　　(p.297, 304)

P	心血管疾患の既往があるか他の危険因子を持つ2型糖尿病患者
E	HbA_{1C} 6.5％未満を目標に薬剤でコントロールする群
C	標準治療群
O	心血管疾患 (細小血管, 大血管)

研究デザイン ランダム化比較試験, ITT解析, PROBE

主な結果 RR：小血管, 大血管の結合アウトカム　0.90 (0.82〜0.98)

コメント 大血管のみでは差がなく, 結合アウトカムの大部分の差は腎症の減少による. 腎症の定義も, アルブミン尿, クレアチニン値という代用アウトカムが含まれている.

付録

Effects of intensive glucose lowering in type 2 diabetes.

N Engl J Med. 2008;358:2545-59. [PMID : 18539917]　　　　　　　　　　(p.336)

- **P** 心血管疾患の既往があるか他の危険因子を持つ2型糖尿病患者
- **E** HbA_{1c} 6%未満を目標に薬剤でコントロールする群
- **C** 7台でコントロールする群
- **O** 心血管疾患（心血管死，心筋梗塞，脳卒中）

研究デザイン　ランダム化比較試験，ITT解析，PROBE

主な結果　RR：大血管合併症　0.90（0.78〜1.04）

コメント　死亡について相対危険1.22，95％信頼区間1.01〜1.46と有意差が出た時点で試験が中止された．低血糖は厳格コントロール群で3倍増加，体重10kg以上増加した患者が27.8%（対照群では14.1%）．日本人で同様のRCT，J-DOIT3が進行中．

昇級・昇段試験解答（例）

10級

　何気なく降圧薬を処方していた筆者であるが，血圧を下げるという効果以外についてほとんど無知であった．高齢者収縮期高血圧患者の降圧療法については，目の前の患者が意外に元気ということや，降圧が臓器の灌流を減少させるかもしれないという病態生理の考え方をきっかけに，それとなく疑問を感じていた．そこでEBMとの出合いがあり，高齢者の収縮期高血圧の治療はおろか，高血圧の治療全体について何も知らなかったことを思い知らされた．わかっていないことは，わかっていると思っていることの中にこそ潜んでいる．

9級

P：ACE阻害薬，β遮断薬，利尿薬で治療中の心不全患者
E：薬剤を追加
C：追加なし
O：代用アウトカム：駆出率，BNPの値
　　真のアウトカム：症状，心不全の増悪，心不全による入院，心血管死，死亡など

8級

診断のPECO
　頻度
　P：咳の患者で
　E：2ヵ月を超えるような場合
　C：短期間の咳の患者と比べて
　O：どんな疾患の可能性が高いか
　　　喘息の割合はどれほどか

　確定診断
　P：2ヵ月間，咳の続く患者で

付　録

　　E：誘発試験で陽性の場合
　　C：陰性の場合と比べて
　　O：喘息の診断を確定できるか

　除外診断
　　P：2ヵ月間，咳の続く患者で
　　E：病歴と診察で所見陰性の場合
　　C：
　　O：重要な疾患を除外できるか

予後の PECO
　自然経過
　　P：帯状疱疹の患者
　　E：長期間の経過観察
　　C：
　　O：神経痛が残る頻度は

　一般人と比べ
　　P：老人で
　　E：帯状疱疹の患者と
　　C：一般の人と比べ
　　O：悪性腫瘍の合併率は

　疾患内での予後因子
　　P：帯状疱疹の患者
　　E：どんな患者が
　　C：他の患者と比べ
　　O：神経痛が残る頻度が高いか

7級

P：一般成人
E：喫煙
C：喫煙しない
O：がんの罹患，死亡

T：予後，コホート研究

5Sアプローチ
　上から順にアクセスする

　UpToDate
　Clinical Evidence
　ACP Journal Club
　メタ分析
　原著論文

6級

付録：論文要約参照（p.348）

5級

検査が陽性のとき
　陽性尤度比　$0.9/(1-0.9) = 9$
　検査前確率
　10%　$1/9 \times 9 = 1$　$1/(1+1) = 1/2 = 50\%$
　50%　$1 \times 9 = 9$　$9/(9+1) = 9/10 = 90\%$
　90%　$9 \times 9 = 81$　$81/(81+1) = 81/82 = 99\%$

検査が陰性のとき
　陰性尤度比　$(1-0.9)/0.9 = 1/9$
　検査前確率
　10%　$1/9 \times 1/9 = 1/81$　$1/82 = 1\%$
　50%　$1/1 \times 1/9 = 1/9$　$1/10 = 10\%$
　90%　$9 \times 1/9 = 1$　$1/2 = 50\%$

4級

1. 運動能については，いずれの区分でも相対危険の信頼区間が1を含まず，統計学的に有意に死亡が少なく，運動能が高いほどその傾向が強く，量反応関係が示されている．BMIについては，やせ，肥満ともリスクとなる傾向がある．腹囲はリス

付　録

クとはいえない．体脂肪率は，体脂肪率が高い群でむしろ死亡リスクが低い傾向があるが，統計学的な有意差はない．
2. 現代人は，BMI，腹囲，体脂肪率より運動不足が問題かもしれない．

3級

付録：論文要約参照（p.351）

2級

1. "PubMed"の"Clinical Queries"の"etiology"，"narrow"で，検索語句を"statin cancer"として検索，観察研究を含むメタ分析を探すと，(1)の論文がヒット，その"related articles"から(2)がヒット．
   1) Kuoppala J, Lamminpää A, Pukkala E. Statins and cancer：A systematic review and meta-analysis. Eur J Cancer. 2008；44(15)：2122-32
   2) Browning DR, Martin RM. Statins and risk of cancer：a systematic review and metaanalysis. Int J Cancer. 2007；120(4)：833-43.

2. "PubMed"の"Clinical Queries"の"etiology"，"narrow"で，検索語句を"long acting beta mortality"として検索，(1)の論文がヒット．その"related articles"をクリックして，さらにメタ分析に絞ると，(1)を含んだメタ分析である(2)がヒット．
   1) Nelson HS, Weiss ST, Bleecker ER, et al.；SMART Study Group. The Salmeterol Multicenter Asthma Research Trial：a comparison of usual pharmacotherapy for asthma or usual pharmacotherapy plus salmeterol. Chest. 2006；129(1)：15-26.
   2) Smith BJ, Roy A. Review：long-acting β-agonists increase severe asthma exacerbations and asthma-related deaths in children and adults. ACP J Club. 2007；146(1)：17.

1級

　　　自然経過　　　一般集団と比較
P：認知症患者　成人もしくは老人
E：自然経過　　認知症
C：　　　　　　認知症のない人と比べて
O：死亡率

T：予後，コホート研究，コホート研究のメタ分析

"PubMed"の"Clinical Queries"を"prognosis", "narrow"で，検索語句を"dementia mortality"で検索，618文献．"Limit"検索でメタ分析に絞るが4文献となり，その中に該当の論文はない．618文献を"Limit"検索で"Free article", "core clinical journal"に絞り込むと61文献に絞り込める．上から2つ目に以下の論文が検索される．この論文の"related article"をクリックすると，さらに多くのコホート研究が検索される．

- Xie J, Brayne C, Matthews FE；Medical Research Council Cognitive Function and Ageing Study collaborators. Survival times in people with dementia：analysis from population based cohort study with 14 year follow-up. BMJ. 2008；336(7638)：258-62. PMID：18187696

初段

1. SMD 1.5，95％信頼区間 0.2～2.1

 偏差値50と65の違い．信頼区間で見ると，少なく見積もると50と52の差，大きく見積もると50と71の差がある．信頼区間が0を含まないので有意差あり．

2. SMD 0.2，95％信頼区間 -0.5～0.7

 偏差値50と52の違い．信頼区間で見ると，最悪を見積もると50と45の差で，介入群が劣る．最善を見積もると，介入群が50と57の差でよい．信頼区間が0を含んでおり有意差はない．

2段

付録：論文要約参照(p.353)
PROBE法で以下の介入行為を含むアウトカムが設定されている．
O：心血管疾患死，非致死性心筋梗塞，冠動脈バイパス手術，カテーテルによる血行再建術，非致死性脳卒中，虚血による切断，末梢動脈硬化性疾患による血管手術を合わせた結合アウトカム

 介入行為についてはバイアスの可能性が大きいため，介入行為を除いたアウトカムで検討．

付　録

	対照群	治療群
心血管死	7	7
心筋梗塞	17	5
計	24	12
		RR＝(12/80)/(24/80)＝0.5

全体の相対危険(0.47)と大きな開きはなく，それほど問題ではないかもしれない．

3段

アウトカム	p値	補正p値	有意差の有無
脳卒中	0.0003	0.003	あり
心血管事故	0.02	0.2	なし
死亡	0.06	0.6	なし
痴呆	0.20	—	なし
うつ	0.15	—	なし
副作用	0.63	—	なし
入院，入所	0.03	0.3	なし
転倒	0.08	0.8	なし
骨折	0.06	0.6	なし
QOL	0.01	0.1	なし

4段

1. 出版バイアス

　Funnel Plotが行われている．α遮断薬，Ca拮抗薬とも，非対称で出版バイアスの可能性がある．

2. 評価者バイアス

　論文評価者は独立した2名で評価．

3. 元論文バイアス

　Jadad Scale平均2点(5点満点)で元論文の妥当性に問題あり．

4. ごちゃ混ぜバイアス

　検定では有意な異質性あり．

サブグループ分析による結果の違いは認められていない．

5段

ガイドラインではCOPDに接種が勧められているが，COPDを対象にしたメタ分析では，COPDの急性増悪をやや増加する傾向あり（最悪，急性増悪を27％増加させる），という相反する結果となっている．COPDとなると肺炎球菌が原因となる肺炎の割合も減少し，全体へのインパクトはむしろ小さくなっているのかもしれない．

ただ，肺炎球菌ワクチンには局所の反応以外に大きな副作用を認めず，急性増悪を増加させる危険があるとは考えにくいことから，少なくとも肺炎球菌による肺炎に対する効果を考え，接種するというのもひとつの考え方である．ガイドラインのお勧めはそうした考えに基づくのかもしれない．ただ未知の副作用で増悪の可能性も完全には否定できず，勧めないという判断も十分ありうる．

あとはコストを保険でまかなうのかどうか，という点を考えると，全体としての効果が不明確で，自費ならば行うとしても，公費で負担しにくい面がある．

6段

付録：論文要約参照（p.358）

7段

付録：論文要約参照（p.359）

8段

付録：論文要約参照（p.353）

1. 理想的な環境で行われた集中的な治療と，現実の臨床現場でできることのギャップについて検討した上で，食事，運動，禁煙などの生活習慣の改善，血圧，脂質のコントロール，アスピリンの投与が，血糖のコントロール以上に重要であることについて情報提供する．その理想的なやり方を知ってもらった上で，患者に無理な要求をすることなく，現実的に可能なやり方を患者とよく相談する．
2. 忙しい外来の中で，食事，運動，禁煙について行動変容を促すような支援のできる人材がいるかどうか，いなければ，それに近づけるためにどんな工夫が必要か，

付　録

対策を立てる必要がある．自分自身が忙しい外来の中で，研究で行われた集中的な治療を行う方法を現実的に考える必要がある．外来のたびに，今日は血圧，今日は脂質，今日は禁煙，などと日によって問題を絞って，取り上げるといいかもしれない．自分自身が行動科学を学ぶというのもひとつの対応方法だろう．

3. (1) 自分自身の現場で実際に血糖，血圧，脂質の目標値，禁煙，体重維持・減少が達成される割合，低血糖の頻度，胃潰瘍の頻度などを，介入方法変更前後で検討する．(2) 多施設共同で，介入方法変更前後の糖尿病合併症，心筋梗塞，脳卒中の変化を比較する．

9段

本項末尾のスライド原稿参照 (p.371)

10段

医者「体重が増えちゃったんですね．先週は薬で厳しくしてもあまり変わらないなんて話もしましたが，インスリンやインスリンを出させるような薬で厳しくやると，どうしても体重が増えてしまうんです．ただ同じ体重が増えるなら，薬で増えるより，おいしいもの食べて太ったほうがいいということもありますけど．その辺はどうですか？」

患者「でも糖尿が悪くなったんじゃあ，あんまりおいしくないな」

医者「そうですよね」

患者「うまくいかないなあ」

医者「でも体重を増やさずに血糖をコントロールする薬もあるんですよ．それを一度使ってみますか．低血糖の副作用もありません．メトホルミンという飲み薬ですけど」

患者「注射じゃなくて飲むやつなら，ちょっとやってみてもいいな．でも，この前の死亡が増えるというのとは違うのか？」

医者「そうですね．この薬にはそうした報告はありません．太った糖尿病患者さんには真っ先に使う薬です」

患者「じゃあ，今日はそれをもらって帰ることにするよ」

医者「食事，運動についてはどうですか」

患者「薬だけに頼っていちゃだめなんだよな．わかってるよ．やれる範囲でやってみるよ」

医者「それでは，そうしましょう．1ヵ月後にまたお待ちしています」

[9段，解答（例）]

エビデンスに基づかない EBMの実践
アウトカムによる結果の食い違い

名郷直樹

このセッションの内容

- EBMの5つのステップ
- PECO
- ACP Journal Club
- 歩きながら論文を読む：RCT編
- アウトカムによる結果の違いを解釈する
- 実際の患者にエビデンスをどう活かすか考える

患者シナリオ

- 60歳男性、健診で糖尿病を指摘され、外来を受診した。身長162 cm、体重70 kg、血圧144/76 mmHg
- HbA1C 7. 8%、父が心筋梗塞で50代で死亡
- 心筋梗塞、脳卒中の既往、Triopathyはない
- 喫煙歴なし
- 半年間の食事運動によっても、HbA1Cは7.5%を超えたままで、薬物治療の追加を考えている

患者シナリオ続き

- 主治医は、薬物治療について勉強して、1週間後に方針を話すことを約束した
- そこへ、某社のMRが、うちの薬Pioglitazoneは、ランダム化比較試験で効果が証明された薬ですので、是非使ってみてくださいと、ちょうど宣伝に現れた
- その薬の効果について、EBMのステップに沿って問題解決を試みた

EBMの5つのステップ

1. **問題の定式化** ←
2. 問題についての情報収集
3. 得られた情報の批判的吟味
4. 情報の患者への適用
5. 1-4のステップの評価

Step1.問題の定式化

- Patient：どんな患者に
- Exposure：どのような治療、検査をしたら
- Comparison：どんな治療、検査と比べ
- Outcome：どうなるか

付　録

PECOを使ってみる

- 先ほどの患者の問題をPECOで定式化してみましょう
- 隣同士見せ合ってディスカッションしましょう

Step1.問題の定式化　治療編

- Patient：糖尿病患者で
- Exposure：Pioglitazoneを投与して
- Comparison：投与しないのと比べて
- Outcome：
  - 血糖が下がるか
  - 糖尿病性合併症が減少するか
  - 心筋梗塞、脳梗塞が減少するか
  - 死亡が減少するか

番外編：UGDP研究（2型糖尿病最初の大規模試験）

- P: 2型糖尿病患者
- E: トルブタミドを投与して
- C: プラセボと比べて
- O: 心血管死亡が減少するか

UGDP研究の結果

- 結果
  - ト：17.6%　プ：6.0%
  - RR　2.93
    - p＝0.005
  - NNH　9人（8年間）

血糖は下がったが心血管死亡は増加した！

真のアウトカム（エンドポイント）

- 高コレステロール患者
  - 代用のアウトカム：コレステロール
  - 真のアウトカム：心筋梗塞、死亡
- 糖尿病患者
  - 代用のアウトカム：血糖、HbA1C
  - 真のアウトカム：糖尿病合併症、心血管疾患、死亡
- どうせ読むなら真のアウトカムの論文を
- 代用のアウトカムの論文を読む暇があれば、ベッドサイドへ行け

EBMの5つのステップ

1. 問題の定式化
2. *問題についての情報収集* ←
3. 得られた情報の批判的吟味
4. 情報の患者への適用
5. 1-4のステップの評価

Step2. 情報収集1

- 情報の有用性を決める3つの特徴
  - 妥当性が高く
  - 関連性が高く
  - 労力が少ない
      情報ほど有用である

ACP Journal Clubの検索画面

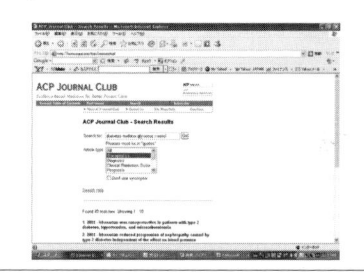

検索された論文

- Secondary prevention of macrovascular events in patients with type 2 diabetes in the PROactive Study (PROspective pioglitAzone Clinical Trial In macroVascular Events): a randomised controlled trial.
- Lancet. 2005;366:1279-89.
- 上記の論文をACPJCの要約で読もう

EBMの5つのステップ

1. 問題の定式化
2. 問題についての情報収集
3. *得られた情報の批判的吟味* ←
4. 情報の患者への適用
5. 1-4のステップの評価

まず読んでみる

- まず3分間で論文を読んでみましょう
- 隣同士読んだ内容について確認しましょう
- 周囲の人と読んだ内容について共有、ディスカッションしましょう

3つの批判的吟味

- 研究方法は妥当か
- 結果は何か
- 患者に役立つか

付録

批判的吟味パート1

研究方法は妥当か？

歩きながら論文を読む：ステップ1

- 研究方法は妥当か？
  - 論文のPECOを読む
  - ランダム化かどうか読む
- 結果は何か？
  - 一次アウトカムの結果を読む

歩きながら論文を読む：妥当か？

- PECO
  - P： Patientsから
  - E&C： Interventionsから
- アウトカム
  - Primaryという単語を探す
  - 表の1行目と脚注から

論文のPECO

- P： 心血管疾患の既往のあるII型DM患者で
- E： Pioglitazoneを投与して
- C： プラセボ
- O： 総死亡、非致死性の心筋梗塞、脳卒中、急性冠症候群、冠血管、下腿動脈に対するインターベンション、足首より近位の切断を合わせたもの（composite endpoint）

歩きながら論文を読む：妥当か？

- ランダム化
  - ACPの治療の論文はすべてランダム化
    - 左上のTherapeuticsを確認

批判的吟味パート2

結果は何か？

結果を評価する指標

- 相対指標：相対危険(Relative Risk：RR)
    - 割り算の指標
- 絶対指標：治療必要数
        (Number Needed to Treat：NNT)
    - 引き算の指標

練習問題

- 介入群での心筋梗塞の発症　20%
- プラセボ群での発症　30%
    - RRとNNTを計算してみましょう
    - RR＝0.2／0.3＝0.67
    - RRR(相対危険減少)＝1－RR＝0.33
    - NNT＝1／(0.3－0.2)＝10
- それでは隣同士組になって、2題ずつ例題を出し合って見ましょう

統計学的な有効性の判定

- 相対危険　0.6　(0.34－0.72)
- 相対危険減少　40%　(28－66)　p＝0.01
- 治療効果の判定のための2つの目安
    - 推定
        - 母集団における真の値が95%の確率で存在する範囲
    - 検定
        - 危険率が有意水準より小さければ統計学的にも有意な差
        - 通常有意水準を0.05に設定

危険率と信頼区間：読み方のまとめ

- Pの見方
    - 0.05未満なら有意差あり
- 95%信頼区間の見方
    - 上限・下限のチェック
        - 有意な差あり→治療効果の下限で評価
        - 有意な差なし→治療効果の上限で評価
    - 相対危険の場合、95%信頼区間が1を含まなければ統計学的に有意な差あり
    - 相対危険減少の場合、95%信頼区間が0を含まなければ統計学的に有意な差あり

一次アウトカムを読む

- **22%のイベントを20%に減らす**
- **相対危険減少　　9.2%　(－0.9～18)**
- 信頼区間が0を含む
    - 有意差なし
    - 治療効果の上限：18%減らすかもしれない
- 治療必要数　　50　(有意差なし)

Main Secondary Outcome

- 総死亡、非致死性心筋梗塞、脳卒中の3つを合わせたもの
    - 14%から12%に減少
- 相対危険減少　15%　(1.9－26)
    - 統計学的に有意
    - 少なく見積もると1.9%減らすにすぎない
- この結果をどう考えますか？

付録

Secondary Outcomeの落とし穴

- 総死亡
- 非致死性の心筋梗塞
- 脳卒中
- 急性冠症候群
- 冠血管、下腿動脈に対するインターベンション
- 足首より近位の切断
    - 6つから3つを選ぶ
- $_6C_3=20$
    - 20通りで取り出せば、偶然1つくらい有意に出てもおかしくない
        - 最下位チームも20回やれば1位のチームに1回くらいは勝つ

ある野球の試合で

- 2、7、8回を合わせれば3-0で日ハムの勝ち?

	1	2	3	4	5	6	7	8	9	計
日ハム	0	1	0	0	0	0	1	1	0	3
中日	1	0	3	2	0	0	0	0	X	6

Outcomeと偶然の影響

- Primary Outcome
    - 偶然の影響が最も少ない
        - 仮説検証的
- Secondary Outcome
    - Predefined（前もって計画されたもの）
        - 偶然の影響が大きくなる
    - post hoc（事後的になされたもの）
        - 仮説としては採用できるが、検証された仮説とは言えない
        - 仮説生成的解析

EBMの5つのステップ

1. 問題の定式化
2. 問題についての情報収集
3. 得られた情報の批判的吟味
4. **情報の患者への適用** ←
5. 1-4のステップの評価

批判的吟味パート3

結果は患者に役立つか？

患者シナリオ

- 60歳男性、健診で糖尿病を指摘され、外来を受診した。身長162 cm、体重70 kg、血圧144/76 mmHg
- HbA1C 7.8%、父が心筋梗塞で50代で死亡
- 心筋梗塞、脳卒中の既往、Triopathyはない
- 喫煙歴なし
- 半年間の食事運動によっても、HbA1Cは7.5%を超えたままで、薬物治療の追加を考えている

昇級・昇段試験解答（例）

シナリオ続き

- 主治医は、Pioglitazoneの追加の効果について勉強した
- そして1週後の外来である

患者への適用の公式

1. 論文の患者と目の前の患者は結果が適用できないほど異なっていないか？
2. 臨床上重要なすべてのアウトカムが評価されたか？
3. コストや害を上回る効果が期待できるか？

目の前の患者と論文の患者

- 論文の患者
  - 平均62歳、66%男性
  - 心筋梗塞、脳卒中、PCI、CABG、ACS、閉塞性動脈疾患の既往あり
  - 日本人含まれず
- 目の前の患者
  - 60歳、男性
  - 血管疾患の既往なし
  - 日本人

患者への適用の公式

1. 論文の患者と目の前の患者は結果が適用できないほど異なっていないか？
2. **臨床上重要なすべてのアウトカムが評価されたか？**
3. コストや害を上回る効果が期待できるか？

その他のアウトカム

- ACPJCから読む

Outcomes at mean 34.5 mo	Pioglitazone	Placebo	RRR (95% CI)	NNT (CI)
Primary composite endpoint	20%	22%	9.2% (−0.9 to 18)	Not significant
"Main secondary" composite endpoint	12%	14%	15% (1.9 to 26)	49 (27 to 407)
Any serious adverse event	46%	48%	4.6% (−1.1 to 9.9)	Not significant
			RRI (CI)	NNH (CI)
Heart failure	11%	8%	40% (22 to 60)	23 (16 to 38)

患者への適用の公式

1. 論文の患者と目の前の患者は結果が適用できないほど異なっていないか？
2. 臨床上重要なすべてのアウトカムが評価されたか？
3. **コストや害を上回る効果が期待できるか？**

付録

コストと害

- Pioglitazone　15 mg　　102.9円
  　　　　　　　30 mg　　192円
- 副作用
    - 心不全　8%→11%
        - RRI　40%　（22−60）
        - NNH　23　（16−38）

ロールプレイ

- 隣同士でじゃんけんです
- 勝った人が研修医、負けた人が患者です
- 次の外来で、患者さんに以下のように質問されました
    - 「血糖を下げる薬を追加してよくなるのなら、薬を飲んでみたいと思うのですが」
- 続きをロールプレイしてみてください

ロールプレイを終えて

- ロールプレイの結果について
    - 医師役、患者役、観察者の順に振り返りましょう
    - 実際の患者にどう対応したらよいのか
    - グループでディスカッションしましょう

EBMの5つのステップ

1. 問題の定式化
2. 問題についての情報収集
3. 得られた情報の批判的吟味
4. 情報の患者への適用
5. **1-4のステップの評価**　←

それぞれのステップを振り返ろう

- PECOは適切か
- 情報収集は適切か
- 批判的吟味は適切か
- 患者への対応は適切か
- 全体を振り返って

今日の復習

- EBMの5つのステップ
- PECO、真のアウトカム
- ACP Journal Club
- 歩きながら論文を読む：RCT編
- 一次アウトカムと二次アウトカム

索 引

和 文

ア

アウトカム　176, 216, 227
歩きながら論文を読む法
　, コホート研究編　137, 167, 169
　, 診断編　286
　, 治療編　101
　, メタ分析編　148, 170, 172, 208
アルファ(α)エラー　257

イ

医学情報サービス　261
医師患者間のギャップ　334
意識障害　274
異質性　250
一次アウトカム　224, 227
一日の振り返りモード　10
5つのステップ　2
1分間プレセプター　313
インフルエンザ迅速キット　110
隠蔽化　106

エ

『英辞郎』　14
エビデンスレベル　262

オ

横紋筋融解　162
オッズ(比)　144, 115

重み付け平均差　149

カ

解釈モデル　283
階層別尤度比　271
外的妥当性　301
ガイドライン　195, 261
外来診療中モード　10
カットオフポイント　271
カルシウム　244
観察研究　133
患者中心の医療の方法　334
感度　73
感度分析　254

キ

偽陰性　186
危険率　93
疑問のカテゴリー　60
95%信頼区間　92, 212
教材作成法　318
教材作成モード　12
偽陽性　111, 186

ケ

経静脈的血栓溶解療法　262
結合アウトカム　304
結合エンドポイント　224
検索戦略　179
検査後確率　115
検査前確率　114

索　引

──を見積もる方法　118
原著論文　79

◆コ

抗アルドステロン薬　301
高血圧の治療　15
交互作用　252
高コレステロール血症　218
行動科学　334
交絡因子　106, 133, 176
5Sアプローチ　80
コーチング理論　313
ごちゃ混ぜバイアス　243
骨粗鬆症　244
コホート研究　128, 142
　──を歩きながら読む法　137, 167, 169
5マイクロスキル　313
コミュニケーション　331

◆サ

サブグループ分析　251
3Xの法則　177
三重盲検　106, 215

◆シ

システマティックレビュー　144
「自然, 一般, 予後因子」　69, 128
悉皆調査　142
指導医　312
ジャーナルクラブ　11
ジャーナルレビューモード　11
重症心不全　301
術後の栄養　145
出版バイアス　157, 243
抄読会　96
　──モード　11

情報検索編　179
「初心忘るべからず」　5
「知らざるを知らずとす」　43
腎盂腎炎　179
人体実験　240
診断の3つのPECO　63, 113
診断編　110
真のアウトカム　53
心不全　282, 301
信頼区間　212
診療ガイドライン　195, 261

◆ス

推奨度（グレード）　262
スタチン　162
ステップ0　38, 41
ステップ1　2, 45, 51, 60
ステップ2　2, 75, 78
ステップ3　2
ステップ4　3
ステップ5　3, 295
スモールグループ　319

◆セ

前景疑問　48
喘息　187, 208
選択バイアス　142
全文データベース　133

◆ソ

相対危険（RR）　100, 160, 212, 241
　──減少（RRR）　91, 160, 212
相対利益　265, 268
ソクラテス法　313
粗の死亡率　135
「その週の1時間」　11, 32, 94
「その場の1分」　10, 32

「その日の5分」 10, 32, 89

タ

大規模試験 240
代用のアウトカム 53
多変量解析 135
単関節炎 46
胆石 179
胆嚢炎 179

チ

中央割付 106
虫垂炎 272
治療必要数（NNT） 149, 151, 160, 212, 259
治療編 85

ツ

痛風関節炎 47

テ

低用量利尿薬 27
伝統的な教科書 79

ト

東邦大学医学メディアセンター 195, 204, 261
糖尿病 85, 191, 224
「時々の初心」 7
特異度 73, 111

ナ

内的妥当性 301
7つのPECO 70
7つのモード 12

ニ

二次アウトカム 224, 227
二重盲検（法） 106, 214, 215

ノ

脳梗塞 262
「脳卒中治療ガイドライン」 262, 264
ノモグラム 121

ハ

肺炎 179
背景疑問 48
バイタルサイン 274
曝露 176
「曝露，交絡，アウトカム」 133
パターナリズム 334
発熱 179

ヒ

ピオグリタゾン 224
ビタミンD 244
評価 295
評価者バイアス 243
標準化平均差 209
標準検査 286
「病態生理は仮説にすぎない」 18
非劣性試験 222
「頻度，確定，除外」 65, 113

フ

ファシリテーター 319
フォレストプロット 152
副作用編 162
浮腫 282
プラセボ 214
プロボグラム 152

索 引

ヘ
米国国立医学図書館　195
ベイズの定理　115
ベータ（β）エラー　136, 252, 258
偏差値　210

ホ
ボンフェローニ補正　232

マ
マクギー　181
マグネシウム　208
マスキング　106, 214

ミ
右下腹部痛　272
3つのバイアス　214

ム
『結ぼれ』　39

メ
メタ分析　144, 159, 243
　──の論文を歩きながら読む法　148, 170, 172, 208
メタボリックシンドローム　128
メトホルミン　86

モ
元論文バイアス　243
問題の定式化　45
問答法　313

ユ
有意差検定　212
有意水準　231
優性試験　222

ヨ
よく当たる占い師　126
予後の3つのPECO　67, 128
予後編　128
四重盲検　106, 215

ラ
ランダム化，ランダム抽出　106, 135, 142

リ
臨床研究　298
　──モード　12
臨床予測指標　280

レ
レインRD　43
レビュー　145
連続変数　208

ロ
論文の書き方ガイド　306
論文の要約集　340

ワ
ワークショップ　319
　──モード　12
わかるの3段階　41

索 引

欧文

A
ABCD Score　280
ACP Journal Club　81, 171
αエラー　257

B
background questions　48
BestPractice　81
βエラー　136, 252, 258
B-type natriuretic peptide（BNP）　282

C
CAST研究　55
Clinical Evidence　81, 191
Clinical Queries　130, 196
Cochrane Library　81, 191
Comparison　51
composite outcome　304
concealment　106
Critical Appraisal Topic（CAT）　340

D
DynaMed　81, 112

E
EBM教育のコツ　312
EBMスタイルジャーナルクラブ　96
EBMの5つのステップ　2, 41
EBMのステップ0　38, 41
EBMのステップ1　2, 45, 51, 60
EBMのステップ2　2, 75, 78
EBMのステップ3　2
EBMのステップ4　3
EBMのステップ5　3, 295

Effect size　149
Essential Evidence Plus　81, 183
Evidence-Based Medicine　183
Evidence-Based Physical Diagnosis　181
Exposure　51

F
funnel plot　245
foreground questions　48
Free article　132

H
H＆P万能主義　125

I
intention-to-treat（ITT）解析　100, 108
interaction　252
Isabel Healthcare　81

J
JIKEI Heart Study　220

L
Limitsによる絞り込み　199

M
MEDLINE　195
MEGA Study　218
Minds　261, 263
My NCBI　200

N
narrative-based medicine（NBM）　334
National Guideline Clearinghouse（NGC）　262
number needed to treat（NNT）

383

149, 151, 160, 212, 259

◆O◆

on treatment解析　108
Outcome　51

◆P◆

p値　93
Patient　51
PECO　51
PECOT　75
per protocol解析　108
PMID　94, 202
prediction rule　280
prospective randomized open blinded endpoint (PROBE) study　214, 220
PubMed　94, 130, 195

◆R◆

Rational Clinical Examination　183
Related Articles　199
relative risk (RR)　100, 160, 212, 241
relative risk reduction (RRR)　91, 160, 212
ROC曲線　277

◆S◆

SHEP　16

Single Citation Matcher　94, 202
SnNout　73, 272
SpPin　73, 272
STOP-2　24
stratum-specific likelihood ratios (SSLR)　271
Studies　80
Summaries　80
Synopses　80
Syntheses　80
Systems　80
Syst-Eur　16

◆T◆

TIA　280
Type of question　75
Type of study design　75

◆U◆

UGDP研究　105
UKPDS34　97
UpToDate　81, 86

◆W◆

Weighted Mean Difference　149

● 著者紹介 ●

名郷直樹（なごう なおき）

1986年	自治医科大学卒
	名古屋第二赤十字病院研修医
1988年	作手村国民健康保険診療所
1992年	自治医科大学地域医療学
1994年	同助手
1995年	作手村国民健康保険診療所所長
	愛知県臨床疫学研究会設立
2003年	社団法人地域医療振興協会地域医療
	研修センター長
2006年	東京北社会保険病院臨床研修センター長
2011年	武蔵国分寺公園クリニック院長

主な学会活動
日本外来小児学会，日本疫学会，日本医学教育学会

主な専門領域
地域医療，家庭医療，EBMの実践，医学教育

ステップアップEBM実践ワークブック――10級から始めて師範代をめざす

2009年8月5日 第1刷発行	著 者 名郷直樹
2019年10月15日 第5刷発行	発行者 小立鉦彦
	発行所 株式会社 南 江 堂
	〒113-8410 東京都文京区本郷三丁目42番6号
	☎(出版)03-3811-7426 (営業)03-3811-7239
	ホームページ https://www.nankodo.co.jp/
	振替口座 00120-1-149

印刷・製本 真興社

Evidence-Based Medicine Practical Workbook：step-by-step guidance
© Naoki Nago, 2009

定価は表紙に表示してあります． Printed and Bound in Japan
落丁・乱丁の場合はお取り替えいたします． ISBN978-4-524-25368-5

本書の無断複写を禁じます．

JCOPY 〈出版者著作権管理機構 委託出版物〉
本書の無断複写は，著作権法上での例外を除き，禁じられています．複写される場合は，そのつど事前に，出版者著作権管理機構（TEL 03-5244-5088，FAX 03-5244-5089，e-mail: info@jcopy.or.jp）の許諾を得てください．

本書をスキャン，デジタルデータ化するなどの複製を無許諾で行う行為は，著作権法上での限られた例外（「私的使用のための複製」など）を除き禁じられています．大学，病院，企業などにおいて，内部的に業務上使用する目的で上記の行為を行うことは私的使用には該当せず違法です．また私的使用のためであっても，代行業者等の第三者に依頼して上記の行為を行うことは違法です．